Monographie AFCP N° 6

Dépôt légal : novembre 2010

I.S.B.N. : 978-2-84023-703-7
E.A.N. : 978284023703-7

Imprimé en France

Monographie AFCP N° 6

Journée de Spécialités - SOFCOT 2010

Sous la direction de

J.L. BESSE, J.A. COLOMBIER, M. MAESTRO

LES PIEDS PLATS VALGUS
Symposium 2009
Carlos MAYNOU - Eric TOULLEC

TENDINOPATHIES DU TENDON CALCANÉEN
Conférence d'enseignement
Nicola MAFFULLI - F. SPIEZIA

COMMUNICATIONS PARTICULIÈRES

avec la collaboration de

S. ABRASSART, G. ANDRAULT, R. AUGOYARD, B. BARBE, S. BENDALL, J.L. BESSE, F. BONNEL, F. BONNOMET, B. BORDET, J. BORNE, H. BOUIN, J.C. BOUSQUET, J. BRILHAULT, S. BRUNOT, F. CANOVAS, J. CAZAL, D. CHAUVEAUX, P. CHRESTIAN, J.Y. COILLARD, J.A. COLOMBIER, A. COTTEN, A. COURVOISIER, V. DARCEL, C. DERDOUS, M. EHLINGER, A. ESPIE , F. FABIÉ, O. FANTINO, C. FERRARI, B. FERRÉ, N. GASSE, A. GAZIZ, C. GLORION, M. GOLDZAK, F. GOUIN, M. HÉLIX-GIORDANINO, P. HOFFMEYER, N. KHERNANE, O. LAFFENÊTRE, A. LARGEY, F. LEIBER-WACKENHEIM, D. LEPAGE, M. MAESTRO, N. MAFFULLI, H. MAKHLOUFI , E. MASCARD, M.C. MAXIMIN, C. MAYNOU, G. MISSENARD, A.S. NERETIN, V. NOËL, L. OBERT, C. PANDEIRADA, S. PARENT, B. PARRATTE, J.B. PIALAT, D. REDFERN, P. ROSSET, F. SAILHAN, J. SALES DE GAUZY, A. SCALA, P. SERGENT, E. SIMON, P. SIMON, F. SPIEZIA, M.S. SPINELLI, V. STAQUET, E. TOULLEC, Y. TOURNÉ, E. VAN EYNDE, J. VERNOIS, L. VILLET, E.A. VOLOKITINA

SAURAMPS MEDICAL

11, bd Henri IV - 34000 Montpellier
E-mail : saurampsmedical@wanadoo.fr

Liste des auteurs

S. ABRASSART : HUG, Genève, Suisse

G. ANDRAULT : Service Chirurgie Orthopédique et Traumatologique C - CHU Pellegrin Bordeaux

R. AUGOYARD : Service orthopédie III, CHU Lapeyronie - 34000 Montpellier

B. BARBE : Service de Traumatologie-Orthopédie - Hôpital de Hautepierre - CHU Strasbourg

S. BENDALL : Sussex Orthopaedic NHS Treatment Centre, Lewes Road, Haywards Heath, RH16 4EY, West Sussex UK

J.L. BESSE : CHU Lyon-Sud - 69495 Pierre-Bénite cedex

F. BONNEL : Laboratoire Anatomie - 2, rue Ecole de Médecine - 34000 Montpellier

F. BONNOMET : Service de Traumatologie-Orthopédie - Hôpital de Hautepierre - CHU Strasbourg

B. BORDET : Imagerie Médicale du Parc, Clinique du Parc Lyon - 155 bis, bd Stalingrad - 69006 Lyon - France — Département d'Imagerie de l'appareil locomoteur, Pavillon B, Hôpital Edouard Herriot, 5, place d'Arsonval - 69437 Lyon cedex 03

J. BORNE : Imagerie Médicale du Parc, Clinique du Parc Lyon - 155 bis, bd Stalingrad - 69006 Lyon - France — Département d'Imagerie de l'appareil locomoteur, Pavillon B, Hôpital Edouard Herriot, 5, place d'Arsonval - 69437 Lyon cedex 03

H. BOUIN : Polyclinique du Tondu - 31000 Bordeaux

J.-C. BOUSQUET : Imagerie Médicale du Parc, Clinique du Parc Lyon - 155 bis, bd Stalingrad - 69006 Lyon

J. BRILHAULT : Service de Chirurgie Orthopédie et Traumatologie 1, CHU Tours - 37044 Tours Cedex 9

S. BRUNOT : Polyclinique du Tondu - 31000 Bordeaux

F. CANOVAS : Service orthopédie III, CHU Lapeyronie - 34000 Montpellier

J. CAZAL : Institut Monégasque de Médecine et Chirurgie Sportive - Im2s concept - 11 bis, Av d'Ostende - 98000 Monaco

D. CHAUVEAUX : Service Chirurgie Orthopédique et Traumatologique C - CHU Pellegrin Bordeaux

P. CHRESTIAN : Clinique Résidence du Parc - Rue Gaston Berger - 13010 Marseille

J.-Y. COILLARD : Département de chirurgie du pied, Clinique du Parc Lyon – 157, bd Stalingrad - 69006 Lyon

J.A. COLOMBIER : Clinique de l'Union - 31240 Saint-Jean

A. COTTEN ; Service de Radiologie - Ostéo-articulaire - Hôpital Roger Salengro - bd du Pr. J Leclercq - CHRU de Lille - 59037 Lille Cedex

A. COURVOISIER : Service de chirurgie infantile - Hôpital Nord - CHU Grenoble - 38000 Grenoble

V. DARCEL : Service Chirurgie Orthopédique et Traumatologique C - CHU Pellegrin Bordeaux

C. DERDOUS : Service de chirurgie d'orthopédie et de traumatologie - Centre Hospitalier Universitaire Touhami-Benflis - Route de Tazoult, Batna, 05 000, Algérie

M. EHLINGER : Service de Traumatologie - Orthopédie - Hôpital de Hautepierre - CHU Strasbourg

A. ESPIE : 14, rue du Bon Voisin - 31400 Toulouse

F. FABIÉ : Clinique Ambroise Paré 387, route de Saint-Simon 31082 Toulouse

O. FANTINO : Imagerie Médicale du Parc, Clinique du Parc Lyon - 155 bis, bd Stalingrad - 69006 Lyon

C. FERRARI : Marseille

B. FERRÉ : Institut Monégasque de Médecine et Chirurgie Sportive - Im2s concept - 11 bis, Av d'Ostende - 98000 Monaco

N. GASSE : Service d'Orthopédie, de Traumatologie, de Chirurgie Plastique, Reconstructrice et Assistance Main - EA 4268 IFR 133 INSERM I4S - Pôle Innovation et Technique Chirurgicale - C.H.U. Jean Minjoz - Université de Franche-Comté - 25000 Besançon

A. GAZIZ : Service de chirurgie d'orthopédie et de traumatologie - Centre Hospitalier Universitaire Touhami-Benflis - Route de Tazoult, Batna, 05 000, Algérie

C. GLORION : Service de chirurgie orthopédique pédiatrique. Hôpital-Necker Enfants Malades - 149, rue de Sèvres - 75015 Paris

M. GOLDZAK : Clinique de l'Union - 31240 Saint-Jean

F. GOUIN : Service de chirurgie orthopédique, CHU de Nantes, Hôtel Dieu, Place Alexis Ricordeau - 44035 Nantes Cedex 01

M. HÉLIX-GIORDANINO : Marseille

P. HOFFMEYER : HUG, Genève, Suisse

N. KHERNANE : Service de chirurgie d'orthopédie et de traumatologie - Centre Hospitalier Universitaire Touhami-Benflis - Route de Tazoult, Batna, 05 000, Algérie

O. LAFFENÊTRE : Service Chirurgie Orthopédique et Traumatologique C - CHU Pellegrin Bordeaux

A. LARGEY : Service orthopédie III, CHU Lapeyronie - 34000 Montpellier

F. LEIBER-WACKENHEIM : Service de Traumatologie-Orthopédie - Hôpital de Hautepierre - CHU Strasbourg

D. LEPAGE : Service d'Orthopédie, de Traumatologie, de Chirurgie Plastique, Reconstructrice et Assistance Main - EA 4268 IFR 133 INSERM I4S - Pôle Innovation et Technique Chirurgicale - C.H.U. Jean Minjoz - Université de Franche-Comté - 25000 Besançon

M. MAESTRO : Institut Monégasque de Médecine et Chirurgie Sportive - Im2s concept - 11 bis, Av d'Ostende - 98000 Monaco

N. MAFFULLI : Institute of Health Sciences Education - Centre for Sports and Exercise Medicine - Mile End Hospital - 275 Bancroft Road London E1 4DG - England

H. MAKHLOUFI : Service de chirurgie d'orthopédie et de traumatologie - Centre Hospitalier Universitaire Touhami-Benflis - Route de Tazoult, Batna, 05 000, Algérie

E. MASCARD : Service de chirurgie orthopédique pédiatrique. Hôpital-Necker Enfants Malades - 149, rue de Sèvres - 75015 Paris et clinique Arago - 95, Bd Arago - 75014 Paris

M.C. MAXIMIN : Clinique Résidence du Parc - Rue Gaston Berger - 13010 Marseille

C. MAYNOU : Service d'Orthopédie A, Clinique d'Orthopédie-Traumatologie, Hôpital Roger Salengro, CHRU de Lille, F-59037 Lille cedex

G. MISSENARD : Clinique Arago, 95 Bd Arago 75014 Paris et Institut Gustave Roussy - 94805 Villejuif Cedex

A.S. NERETIN : Service d'orthopédie chirurgicale #2, Chef de service Dr Ivanov G.P. — FGU "RNC VTO" académicien G.A. Ilizarov - 6, rue de M. Oulianova, Kourgan 640014 Russie

V. NOËL : Service de Chirurgie Orthopédie et Traumatologie 1, CHU Tours - 37044 Tours Cedex 9

L. OBERT : Service d'Orthopédie, de Traumatologie, de Chirurgie Plastique, Reconstructrice et Assistance Main - EA 4268 IFR 133 INSERM I4S - Pôle Innovation et Technique Chirurgicale - C.H.U. Jean Minjoz - Université de Franche-Comté - 25000 Besançon

C. PANDEIRADA : CH Brive la Gaillarde

S. PARENT : **CHU Lille** Service de Radiologie - Ostéo-articulaire - Hôpital Roger Salengro - bd du Pr. J Leclercq - CHRU de Lille - 59037 Lille Cedex

B. PARRATTE : Service de médecine physique et de réadaptation - C.H.U. Jean Minjoz - 25000 Besançon

J.B. PIALAT : Département d'Imagerie de l'appareil locomoteur, Pavillon B, Hôpital Edouard Herriot, 5, place d'Arsonval - 69437 Lyon cedex 03

D. REDFERN : Service d'orthopédie, CHU Nord, place Victor Pauchet - 80054 Amiens

P. ROSSET : Service de chirurgie orthopédique, CHU de Tours - 37044 Tours Cedex

F. SAILHAN : Service d'Orthopédie, Hôpital Cochin - 27, rue du Faubourg Saint-Jacques - 75014 Paris

J. SALES DE GAUZY : Service de chirurgie orthopédique pédiatrique - Hôpital des Enfants - 330, avenue de Grande-Bretagne - TSA 70034 - 31059 Toulouse cedex 9

A. SCALA : Clinique "ARS MEDICA" Rome, Italie

P. SERGENT : Service d'Orthopédie, de Traumatologie, de Chirurgie Plastique, Reconstructrice et Assistance Main - EA 4268 IFR 133 INSERM I4S - Pôle Innovation et Technique Chirurgicale - C.H.U. Jean Minjoz - Université de Franche-Comté - 25000 Besançon

E. SIMON : Service de Chirurgie Orthopédique et Traumatologique - CHU Cavale Blanche - Brest

P. SIMON : Centre hospitalier Saint Joseph Saint-Luc Lyon - 20, quai Claude Bernard - 69007 Lyon

F. SPIEZIA : Department of Orthopaedic and Trauma Surgery - Campus Bio-Medico University of Rome - Italy

M.S. SPINELLI : Clinique "ARS MEDICA" Rome, Italie

V. STAQUET : Grenoble

E. TOULLEC : Polyclinique du Tondu - 31000 Bordeaux

Y. TOURNÉ : 15, rue de la République - 38000 Grenoble

E. VAN EYNDE : Institut Monégasque de Médecine et Chirurgie Sportive - Im2s concept - 11 bis, Av d'Ostende - 98000 Monaco

J. VERNOIS : Sussex Orthopaedic NHS Treatment Centre, Lewes Road, Haywards Heath, RH16 4EY, West Sussex UK — Service d'orthopédie, CHU Nord, place Victor Pauchet - 80054 Amiens

L. VILLET : Service Chirurgie Orthopédique et Traumatologique C - CHU Pellegrin Bordeaux

E.A. VOLOKITINA : Service d'orthopédie chirurgicale #2, Chef de service Dr Ivanov G.P. — FGU "RNC VTO" académicien G.A. Ilizarov - 6, rue de M. Oulianova, Kourgan 640014 Russie

Qu'est-ce que l'Association Française de Chirurgie du Pied ?

Le pied et la cheville présentent une pathologie riche et complexe.
Les traitements chirurgicaux de ces pathologies se sont beaucoup développés depuis 20 ans, grâce notamment aux progrès technologiques. Les traitements proposés aux patients sont de plus en plus efficaces et de plus en plus spécifiques.

Les chirurgiens intéressés par ces pathologies se sont spontanément regroupés en 1993 pour fonder le GEP (Groupe d'Etude du Pied) qui s'est transformé en 1997 en Association Française de Chirurgie du Pied (AFCP).
Cette société savante regroupe actuellement plus de 200 membres Français, ainsi que de nombreux membres et visiteurs étrangers (Belgique, Suisse, Italie, Roumanie, République Tchèque, Maroc, Tunisie, Algérie, Liban, Argentine, Russie).
L'AFCP est devenue rapidement une des premières et des plus importantes sociétés "filles" de la SOFCOT (Société Française de Chirurgie Orthopédique et Traumatologique) car les pathologies du pied prennent de plus en plus d'importance au sein des pathologies de l'appareil locomoteur.

Cette affiliation permet à tous les chirurgiens orthopédistes d'acquérir et d'actualiser leurs connaissances dans les pathologies du pied et de la cheville ainsi que dans leurs traitements.

Les objectifs de l'AFCP sont donc multiples :

- Développer et améliorer les connaissances dans tous les domaines spécifiques du pied.
- Entretenir et stimuler les activités de recherche clinique et fondamentale.
- Assurer l'enseignement par l'organisation de congrès (Journées de printemps et journées des spécialités en Novembre), et par l'organisation du DIU (diplôme inter-universitaire) de pathologie du pied et de la cheville qui est unique en Europe, et qui regroupent 12 universités Françaises. Ce DIU s'est "exporté" dans de nombreux pays francophone comme le Maroc, le Liban puis francophile comme la Tchéquie.
- Faciliter les échanges entre les plus jeunes et les plus expérimentés en organisant le compagnonnage (fellow-ship), et en diffusant les travaux scientifiques et les publications de ses membres.
- Partager, confronter et diffuser les idées françaises vers les pays étrangers par le biais de participation à des congrès internationaux (IFAS, *International Federation of Foot and Ankle Societies)*, et par sa participation active à l'EFAS (*European Foot and Ankle society*) dont elle est un membre actif.

Néanmoins, à travers ces activités, l'AFCP reste avant tout au service des patients et elle leur fournit une information précise et validée accessible sur son site internet.

L'AFCP est une association ouverte à tous les chirurgiens orthopédistes de bonne volonté intéressés pour entretenir son enthousiasme et la faire vivre.

Docteur Michel MAESTRO
Président de l'AFCP

Les statuts de l'AFCP, modifiés en 2008, peuvent être consultés sur le site de l'AFCP http://www.afcp.com.fr/

Devenir membre de l'AFCP : les différents statuts possibles

L'association comprend des membres libres, des membres juniors, des membres associés, des membres titulaires, des membres étrangers et des membres d'honneur.
Tous les membres titulaires et associés doivent être chirurgiens orthopédistes et traumatologues et doivent être membres de la SO.F.C.O.T., quel que soit leur statut spécifique au sein de la SO.F.C.O.T.

Seuls les membres titulaires et associés :
- disposent d'une voix délibérative aux assemblées générales.
- sont reconnus officiellement sur le site de l'AFCP et peuvent être soutenus par une commission du bureau en cas de litige administratif ou judiciaire.

Les membres libres, étrangers, d'honneur et juniors ne disposent que d'une voix consultative aux assemblées générales.
Les catégories libres, associés, titulaires et juniors ne sont accessibles qu'aux ressortissants Européens

Tous les membres devront payer régulièrement leur cotisation. Le non-paiement de la cotisation entraîne automatiquement la perte du statut obtenu ; le statut ne pouvant être récupéré qu'après paiement des arriérés.

Tous les membres de l'AFCP ont accès aux pages réservées du site internet de l'AFCP et au forum de discussion qui permet de solliciter pour les dossiers difficiles l'avis des plus expérimentés d'entre nous.

Les membres libres
Ils se recrutent parmi les *docteurs en médecine* (rhumatologues, radiologues, chirurgiens orthopédistes et traumatologues, etc.) intéressés par la chirurgie du pied et de la cheville. Ils sont nommés sur simple proposition du bureau et ils participent à la vie scientifique de l'association.
Pour mémoire, il s'agit du statut "standard" de tous les membres de l'AFCP avant les changements de statuts de 2008.
Ces membres libres n'ont aucune obligation vis-à-vis de l'AFCP si ce n'est d'être à jour de leurs cotisations.

Les membres juniors
Tout praticien en formation, *non thésé, âgé de moins de 35 ans* (DES en chirurgie orthopédique, travelling fellow de la Société...) peut sur sa demande être nommé membre junior.

Les membres associés
Tout *docteur en médecine, chirurgien orthopédiste et traumatologue, membre de la SO.F.C.O.T.*, ayant démontré un intérêt pour la chirurgie du pied et de la cheville peut être admis comme membre associé de l'association. Ils sont cooptés comme membres de l'association, après avis favorable et approbation de l'Assemblée Générale de l'association (voir article 6, 2 des statuts) sans période probatoire.

Les membres titulaires

Ils doivent être Docteur en Médecine, spécialistes, pratiquant régulièrement la chirurgie du pied et de la cheville. Ils sont cooptés comme membres de l'association avec le parrainage de deux membres titulaires, après avis favorable de la Commission de titularisation et approbation de l'Assemblée Générale de l'association (*voir article 6, 2 des statuts*) et *après une période probatoire en tant que membre associé pour une durée d'au moins 3 ans.*

Ils devront justifier d'une participation active à la vie de l'association durant leur période probatoire en tant que membre associé, avec présence régulière aux congrès annuels de l'association, contribution active aux sessions scientifiques, symposium, communications particulières, et tout mode de communication et être à jour de leur cotisation.

Seuls les membres titulaires :

- Pourront éventuellement être formateur pour le DIU, et autres enseignements dispensés par l'association, sous réserve d'en avoir fait la demande et d'avoir été reconnu "membre formateur" par les bureaux de l'AFCP et du DIU.
- Pourront postuler à un poste du conseil d'administration.

La commission de titularisation est désignée par le Conseil d'Administration.

Les membres étrangers

Toute personne non ressortissante Européenne ayant démontré un intérêt pour la chirurgie du pied et de la cheville peut être admise comme membre étranger de l'association, selon les mêmes règles que les membres associés et libres.

Les membres étrangers participent seulement aux réunions et à la vie scientifique de l'association.

Les membres d'honneur

Ils se recrutent parmi les Docteurs en Médecine dont l'orientation scientifique et professionnelle peut concourir aux progrès de la chirurgie du pied et de la cheville.

Ils sont nommés sur simple proposition du bureau et ne participent qu'à la vie scientifique de l'association.

Pour tous renseignements, dossiers de candidature, contacter le Secrétaire Adjoint aux relations avec les membres de l'AFCP : Dr Bruno Ferre (brunoferre2@wanadoo.fr)

Conseil d'administration de l'AFCP
Novembre 2008 - novembre 2010
(Élection du 12 novembre 2008)

Bureau exécutif

Président
Michel MAESTRO
Im2s concept - 11 bis, Av d'Ostende - 98000 Monaco
Tél. 0037799991022 ou 1000 - Fax 0037799991038
maestrom@im2s.mc

Vice-président
Jean-Luc BESSE
CHU Lyon-Sud - 69495 Pierre-Bénite cedex
Tél. 33 (0)4 78 86 14 27 - Fax + 33 (0)4 78 86 59 34
jean-luc.besse@chu-lyon.fr
Membre de l'EFAS Scientific Committee

Secrétaire général
Jean-Alain COLOMBIER
Nouvelle Clinique de l'Union - Bd de Ratalens - 31240 St-Jean
Tél. 05 61 37 87 28
j-a.colombier@wanadoo.fr
j-a.colombier@clinique-union.fr

Trésorier
Jean-Yves COILLARD
Clinique du Parc - 115 ter, bd de Stalingrad - 69006 Lyon
Tél. 04 72 44 87 39 - Fax 04 72 44 88 85
jy.coillard@cliniqueduparclyon.com

Secrétaire adjoint (Informatique et relation avec les membres)
Bruno FERRÉ
Le Forum - 41 Rue Louis Vallière - 34300 Agde
Tél. 04 67 37 62 28
brunoferre2@wanadoo.fr

Secrétaire adjoint (Affaires générales)
Eric TOULLEC
Polyclinique de Bordeaux-Tondu - 151, rue du Tondu - 33000 Bordeaux
Tél. secrétariat 05 57 81 90 10 - portable 06 89 85 74 42
toullec.eric2@wanadoo.fr

Secrétaire aux relations avec les sociétés savantes et les tutelles
Alexandre ROCHWERGER
Hôpital La Conception - 147, bd Baille - 13385 Marseille cedex
Tél. 04 91 38 35 64
RichardAlexandre.Rochwerger@mail.ap-hm.fr

Secrétaire aux affaires réglementaires
Jean-Claude VOGT
4, rue Sainte Elisabeth - 67000 Strasbourg
Tél. 03 88 14 05 05 - Fax 03 88 14 05 06
cabinet: jean-claude.vogt@wanadoo.fr
privé: jcmpmjpc@noos.fr

Président sortant

Bernard BAUDET
6, rue des couteliers - 31000 Toulouse
Tél. 06 80 25 22 99 - clinique 05 62 13 27 39
lchaussin@capio.fr

Délégués

Relation avec l'EFAS
Yves TOURNÉ
15, rue de la République - 38000 Grenoble
Tél. + 33 (0)4 76 54 40 79 - Fax+ 33 (0)4 76 44 13 58
yves-tourne@wanadoo.fr
Membre de l'EFAS Council
Chairman de l'EFAS Education Committee

Responsable du fellow-ship (compagnonnage)
Wilfrid GRAFF
Hôpital Croix Saint Simon - 125, rue d'Avron - 75020 Paris
Tél. 01 44 64 16 40
wilfrid.graff@wanadoo.fr

Responsables des publications
Thibaut LEEMRIJSE
Cliniques Universitaires Saint-Luc - Avenue Hippocrate - 10.1200 Bruxelles, Belgique
thibaut.leemrijse@uclouvain.be

Nouvelles techniques
Barbara PICLET-LEGRE
68, rue du Commandant Rolland - 13008 Marseille
Tél. 04 01 32 66 20 - Fax 04 91 32 18 27
bpiclet@free.fr

Relations extérieures
Georges ABI RAAD
Clinique RIZK. BP 113288 - Beyrout-Liban
Tél. 00 961 1 204 197 - Fax 961 1 324 335
gvabirad at inco.com.lb

Présidents de commissions

Diplôme Inter-universitaire chirurgie pied et cheville

Georges CURVALE
Hôpital de la Conception - 13385 Marseille cedex
Tél. 04 91 38 35 64 - Fax 04 91 38 30 78
gcurvale@ap-hm.fr

Relations avec les pouvoirs publics

Olivier JARDE
Chu Nord. Place Victor Pauchet - 80054 Amiens cedex 1
Tél. 0322668310 - Fax 0322668580
jarde.olivier@chu-amiens.fr

Anciens présidents

1994-1995
Bernard VALTIN †

1996-1997

Patrice DIEBOLD
Centre de Chirurgie Orthopédique – 13, rue Blaise Pascal - 54320 Maxeville
patrice.diebold@wanadoo.fr

1998-1999

Louis-Samuel BAROUK
39, chemin de la roche - 33370 Yvrac
Tél. (0)5 56 06 03 93 - (0)6 85 04 26 02
samuel.barouk@wanadoo.fr

2000-2001
Olivier JARDE

2002-2003

Thierry JUDET
Hôpital Raymond Poincaré - 92380 Garches
Tél. + 33 (0) 147 107 700 - Fax + 33 (0) 147 107 703
th.judet @ rpc.ap-hop-paris.fr

2004-2006
Yves TOURNÉ

2007-2008
Bernard BAUDET

Sommaire

SYMPOSIUM AFCP 2009

CONFÉRENCE D'ENSEIGNEMENT

COMMUNICATIONS PARTICULIÈRES

Préface

L'essor technologique, aujourd'hui comme jamais, nous fournit les moyens d'investiguer et de traiter au mieux un des organes les plus complexe de notre économie qu'est le pied avec sa cheville.

Nous sommes encore loin des certitudes dans tous les domaines. Presque tout doit être revisité et, au besoin, repensé.

L'arthroscopie et les techniques mini-invasives sont devenues incontournables. Les techniques classiques et invasives évoluent en permanence dans leur optimisation, que ce soit en chirurgie réglée ou en traumatologie.

A côté de cet aspect purement technique, le véritable progrès ne pourra venir que par le biais des sciences fondamentales et le développement des outils d'évaluation des résultats thérapeutiques.

La technologie vient aussi au secours de l'incontournable examen clinique et de l'observation.

En effet, les outils de demain assisteront toutes les étapes du processus thérapeutique.

D'une part, pour l'étape intellectuelle de diagnostic - évaluation - indication avec :
- les logiciels experts,
- les logiciels de simulation permettant de tester les particularités individuelles,
- les techniques d'imagerie multidimensionnelles en charge et dynamiques,
- l'AQM, la baropodométrie, la dynamique inverse…

D'autre part, pour l'étape opératoire avec :
- la navigation,
- la robotisation.

En toile de fond de nos travaux doivent être inscrits les mots "Efficacité de la technique *(efficacy)*, Fiabilité du service rendu *(effectiveness)* et Faible coût pour la société *(efficiency)*".

L'année du mouvement devrait ouvrir "l'ère de l'étude du mouvement". Tout d'abord, débuter par l'enseignement de la marche qui, comme le dit justement A. Dimeglio, approfondit notre niveau de réflexion en intégrant le pied dans l'ensemble du corps en fonctionnement.

Dans cette monographie, vous trouverez beaucoup de réponses mais aussi autant de questions pour attiser votre enthousiasme.

Michel Maestro
Président de l'AFCP

Les pieds plats valgus

Symposium de l'AFCP présenté lors
de la 84ᵉ réunion annuelle de la SOFCOT
à la Journée des spécialités le 11 novembre 2009

Sous la direction du Pr Carlos MAYNOU et du Dr Eric TOULLEC

PLAN

Introduction

E. Toullec

Peu de symposium se sont intéressés au pied-plat valgus en France : la SOFCOT en 1977 (De Doncker, Lacheretz [1]), la SOO (Méary en 1969 [2], Robert en 1994 [3]) et l'AFCP en 2003 (journées de printemps de Marseille).

Il existe pourtant une augmentation des formes pathologiques, notamment aux Etats-Unis, probablement en liaison avec l'augmentation de l'obésité mais aussi du fait d'un intérêt croissant des chirurgiens orthopédistes pour cette pathologie comme le montre le nombre de publications ces dernières années. Une récente étude anglaise [4] a par ailleurs montré que 3,5 % des pieds-plats symptomatiques dans une population de femmes de plus de 40 ans étaient non diagnostiqués, justifiant l'intérêt de ce symposium.

Le pied-plat valgus est un affaissement de l'arche médiale du pied en position debout. Il s'agit d'un syndrome comportant différents tableaux morphologiques selon le valgus de l'arrière-pied et l'abduction de l'avant-pied. Sur le plan dynamique, il se caractérise par un défaut de verrouillage du médio-pied par le tendon tibial postérieur ou le couple de torsion. La marche plus lente et difficile en terrain instable devient apropulsive avec une force de progression médialisée.

L'objectif de ce travail est de décrire les éléments qui interviennent dans la faillite de l'amortissement du pied en charge puis d'exposer les moyens thérapeutiques à notre disposition.

Références

[1] DE DONCKER E, LACHERETZ M. Traitement du pied-plat statique. *Rev Chir Orthop 1977, 63 : 731-88.*

[2] MÉARY R. Symposium sur le pied-plat. *Ann Orthop Ouest 1969 ,1: 57-71.*

[3] ROBERT M. Le pied-plat de l'enfant et de l'adulte. *Ann Orthop Ouest 1994: 26p 195.*

[4] KOHLS-GATZOULIS *and al.* The prevalence of symptomatic posterior tibialis tendon dysfunction in women over the age of 40 in England. *Foot Ankle Surg 2009, 15: 75-81.*

De l'articulation talo-crurale à la Coxa Pedis ou talo-calcanéo-naviculaire

F. Bonnel

La Coxa Pédis correspond à l'articulation talo-calcanéo-naviculaire dont l'articulation sous-talienne et transverse du tarse qui sont les articulations portantes potentiellement les plus instables. Leur mode d'instabilité est tri-dimensionnel avec une résultante de type rotatoire qui est la plus difficile à stabiliser. Notre objectif est de déterminer analytiquement les composants indispensables à une bonne stabilisation de l'arrière-pied et ses répercussions à l'avant-pied.

Organisation ostéo-articulaire

Le pied fonctionne comme une chaîne articulaire fermée. Tout mouvement d'un os du pied entraîne un mouvement des os adjacents. Le pied se doit de laisser un vide avec le sol. Ce vide s'atténue-t-il : le pied est plat ; s'exagère-t-il : le pied est creux. L'assise plantaire est le fruit d'un nombre d'or : les 7 piliers osseux du pied que les parties molles plantaires étalent heureusement (fig. 1).

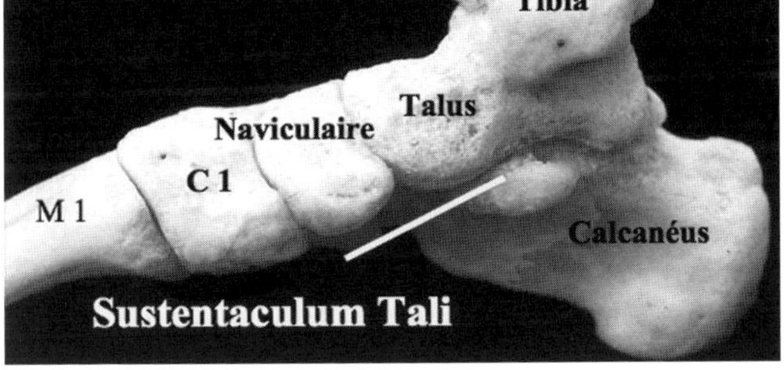

Fig. 1 : *Vue médiale du pied osseux*

Résultantes de la croissance

L'organisation du pied s'intègre dans une globalité fonctionnelle avec une cohérence spatiale qui est d'approche conceptuelle difficile en raison de nos connaissances segmentaires. Il existe autant de pieds que de variations biométriques individuelles.

La torsion globale du membre pelvien

La mise en place du complexe tibio-fibulo-talo-calcanéen est sous la dépendance d'une phase fibulaire embryonnaire et d'une phase tibiale fœtale, le talon étant bien individualisé dès le stade fœtal. Au cours de la croissance, le col du talus perd de sa rotation médiale tandis que la surface articulaire antérieure, en regard du naviculaire, modifie son orientation et s'horizontalise progressivement. De même, l'arrière-pied qui est en forte varisation au 2e mois de la vie intra-utérine (36°) poursuit son redressement. À l'âge adulte, cette varisation est très discrète, de l'ordre de 3°.

Superposition talo-calcanéenne

La superposition du talus par rapport au calcanéus est le résultat d'une croissance différentielle qui ne tolère aucune contrainte extérieure excessive ou de raté, même minime. Initialement, le talus et le calcanéus sont dans le même plan. La croissance de la fibule verticale va pousser le calcanéus qui, progressivement, se place sous le talus.

Tout dysfonctionnement est à l'origine de malformations qui se répercutent sur tout l'avant-pied. Au terme de la croissance, un certain nombre de valeurs angulaires sont mesurées avec des variations individuelles dont nous n'avons pas encore déterminé les justifications fondamentales. Pour le talus, dans le plan sagittal, l'angle moyen cervico-céphalique dans le plan horizontal (angle de déclinaison anatomique) est de 25°, l'angle de déclinaison fonctionnelle de -5° à 7° et l'angle de torsion axiale postéro-antérieure est en moyenne de 45°.

Divergence talo-calcanéenne

La superposition du talus et du calcanéus aboutit, en vue supérieure, à un angle de divergence talo-calcanéenne de 20°33 en moyenne avec une variance de 32°6 et un écart-type de 5°7. La divergence talo-calcanéenne de face est de 19° en moyenne avec une variance de 17° et un écart-type de 4°14. Dans le plan sagittal, les angles de divergence radiographique talo-calcanéenne sont de 20° à 35° et de convergence de 25° à 35°. Toutes ces valeurs sont d'interprétation difficiles car il s'agit de projections (fig. 2).

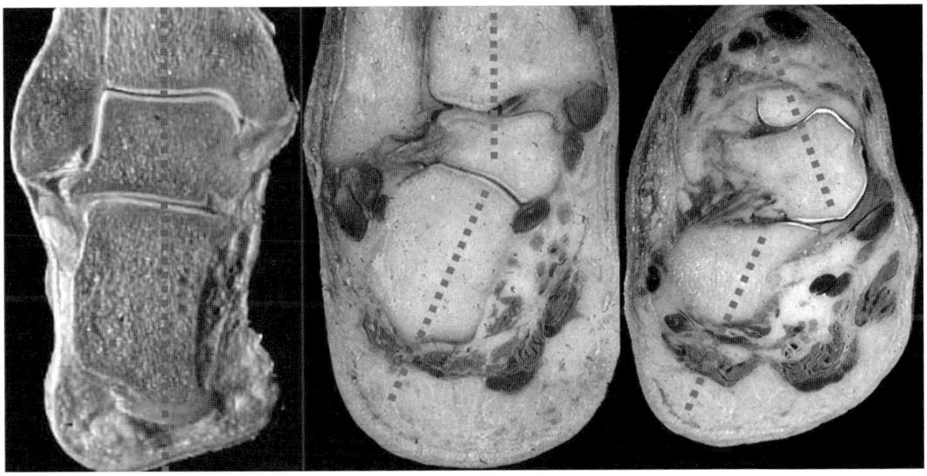

Fig 2 : *Coupes frontales de l'arrière-pied qui objectivent la superposition du calcanéus par rapport au talus de façon progressive de l'arrière-pied vers l'avant-pied.*

L'équilibre d'une balance

La croissance des os reste dépendante de son environnement musculaire. L'os forme avec le muscle une véritable poutre composite. Autour de l'arrière-pied, il règne comme l'équilibre d'une balance (triceps contre extenseurs, fibulaires contre jambiers).

Le pied abouti : composant osseux torsadés

Cadre tibio-fibulaire : structure torsadée fondamentale

La torsion du cadre tibio-fibulaire est fondamentale dans la mise en place des articulations de l'arrière-pied et, par conséquent, du comportement mécanique. Tout au long de la croissance, les forces de torsion s'équilibrent pour arriver à un compromis qui s'exprime par une disposition torsadée du tibia. Nous avons obtenu, sur une série de 100 tibias de laboratoire, trois types : ***type I*** (8 %) des cas avec un angle de torsion compris entre 5° et 10°, ***type II*** (25 %) des cas avec un angle de torsion compris entre 10° et 20, ***type III*** (67 %) des cas avec un angle de torsion compris entre 20° et 35°. Ces variations importantes vont se répercuter sur le plan fonctionnel au niveau de l'arrière-pied. Il existe une compensation entre l'angle de torsion tibiale et le valgus calcanéen (fig. 3).

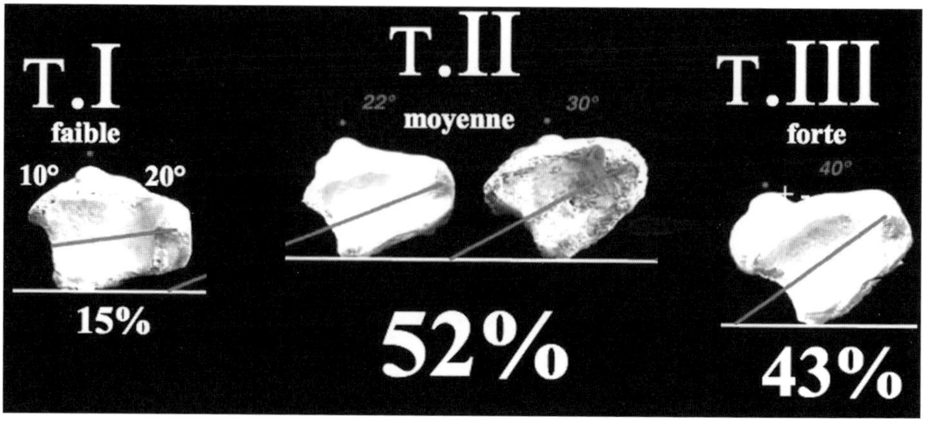

Fig. 3 : Orientation de la surface articulaire du tibia distal qui objective l'axe de rotation bimalléolaire selon 3 types.

Bloc talo-calcanéo-naviculo-cuboïdien : Stabilisation des composants articulaires

Les articulations talo-calcanéenne et transverse du tarse ont deux capsules. Les deux articulations sous-talienne et médio-tarsienne sont mécaniquement liées et réalisent ensemble l'équivalent d'une seule articulation fonctionnelle autour de l'axe de Henké. Il faut insister sur le verrouillage articulaire passif du pied en position d'éversion, sur la notion de bloc calcanéo-pédieux *(lamina pedis)* en tant qu'unité fonctionnelle ostéo-fibreuse vrillée sur elle-même en forme d'hélice.

• Articulation sous-talienne (sous-astragalienne)

L'articulation talo-calcanéenne met en présence la face inférieure du talus et la face supérieure du calcanéus. L'articulation sous-talienne fonctionne selon le principe des articulations doubles trochoïdes inversées avec un axe de travail en rotation. Entre ces deux surfaces se situent une rainure ou sinus du tarse qui donne insertion aux ligaments interosseux. Au niveau de l'articulation sous-talienne, l'axe du mouvement est orienté de 41° par rapport à la plante du pied dans le plan sagittal et de 16° par rapport à l'axe long du pied dans le plan transversal. Tout mouvement de varus s'accompagne d'adduction et, inversement, un mouvement de valgus du calcanéus s'accompagne d'un mouvement d'abduction. Les axes des articulations calcanéo-cuboïdienne et talo-naviculaire fonctionnent en même temps. Ainsi, lorsque le pied est en pronation, ces axes sont parallèles, ce qui entraîne une médio-tarsienne souple et mobile alors que lorsque le pied est en supination, ils sont convergents, ce qui le rigidifie.

Influence de la longueur différentielle du talus et du calcanéus sur la stabilité

Sur l'analyse de 70 pièces anatomiques des deux sexes :
- *la longueur totale du talus* était de 6,12 cm en moyenne (variance de 0,07, écart-type de 0,2),
- *la largeur du talus* était de 4,26 cm en moyenne (variance de 0,09 et un écart-type de 0,31),
- *la longueur totale du calcanéus* était de 8,8 cm en moyenne avec ± 6 cm (maximum 93, minimum 6,5),
- *la largeur calcanéenne* était à sa partie postérieure de 3,2 cm ± 2,80 (maximum 37, minimum 27),
- *pour le sustentaculum tali*, la largeur était de 1,5 cm.

Selon la longueur du talus par rapport au calcanéus, la morphologie du ligament calcanéo-naviculaire plantaire *(spring ligament)* est variable. Il existe une discordance entre les surfaces articulaires antérieure et postérieure dans le plan sagittal de 10,4 mm. Cette disposition permet de définir trois types :
- **type I** avec une longueur articulaire identique,
- **type II** avec une longueur du talus légèrement plus long par rapport au calcanéus,
- **type III** avec une longueur du talus plus importante.

Cette discordance est compensée par le contact de la surface antérieure du talus avec le ligament calcanéo-naviculaire plantaire et son fibro-cartilage glénoïdien. Cette disposition offre une possibilité supplémentaire dans le mouvement entre le talus et le calcanéus (fig. 4, 5).

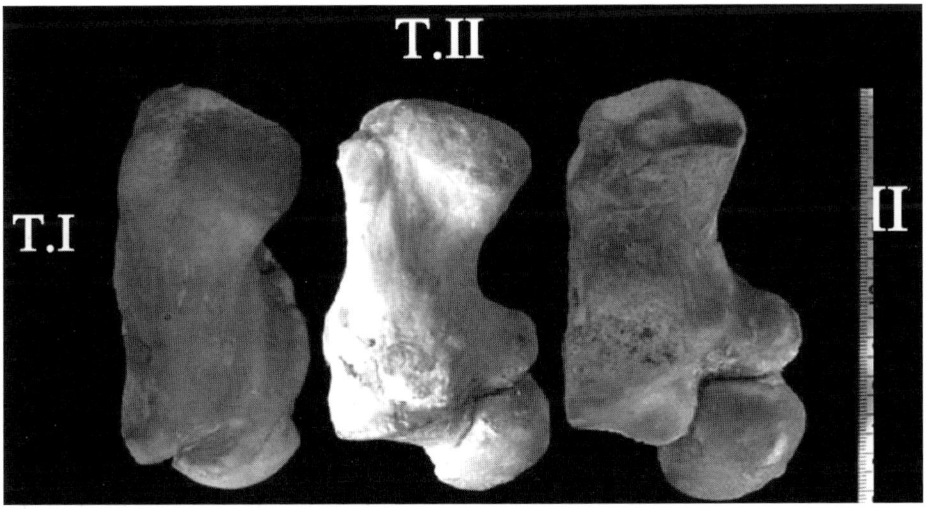

Fig. 4 : *Vue plantaire du calcanéus et du talus, destinée à mettre en évidence les différences de longueur aboutissant à trois types de blocs talo-calcanéens.*

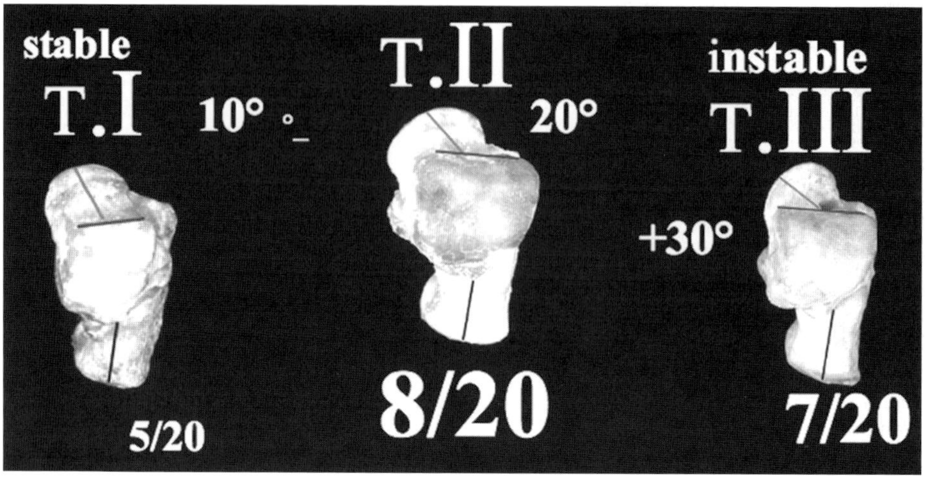

Fig. 5 : Mise en évidence de trois types anatomiques de divergence talo-calcanéenne à l'âge adulte.

Surfaces articulaires de la sous-talienne et rayons de courbures

Sur 70 pièces anatomiques, la surface articulaire supérieure antéro-médiale du calcanéus était longue, étroite, en forme de semelle, avec un étranglement en son milieu dans 12 % des cas, souvent divisée en deux surfaces articulaires séparées par une rainure étroite. Elle était unique dans 44 % et double dans 42 % des cas.

La surface postéro-latérale concave dans le plan transversal et plane dans le sens antéro-postérieur, mesurait transversalement 31 mm ± 2,50 et sagittalement 23,7 mm ± 2. La facette antéro-médiale mesurait transversalement 35 mm ± 2,70 et sagittalement 13,35 mm ± 1,50 de largeur.

Le rayon de courbure des surfaces articulaires calcanéennes était :
• *Pour la surface postérieure :*
- ***pour le type I***, un rayon de courbure dans le plan sagittal de 0 et dans le plan transversal, un rayon de courbure à concavité supérieure de 5,
- ***pour le type II***, un rayon de courbure dans le plan sagittal de 0 et dans le plan transversal, un rayon de courbure à concavité supérieure de 10,
- ***pour le type III***, un rayon de courbure dans le plan sagittal de 0 et dans le plan transversal, un rayon de courbure à concavité supérieure de 15.

• *Pour la surface antérieure calcanéenne*, dans le plan sagittal de 0 et dans le plan transversal, une courbure à convexité supérieure de 21 (fig. 6).

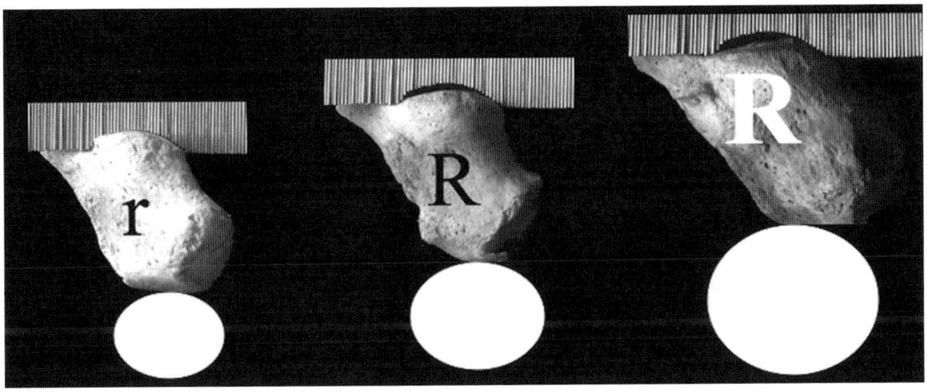

***Fig. 6** : Disposition des rayons de courbure de la surface postéro-latérale du calcanéus dans le plan transversal en trois catégories.*

Ligaments talo-calcanéens interosseux : stabilisateurs rotatoires

De tous les ligaments, c'est le ligament interosseux qui est le plus important. Nous le considérons en raison de sa disposition oblique à 45° comme un ligament croisé de stabilisation rotatoire. Ce ligament, qui constitue le principal moyen d'union des deux os, est formé de deux faisceaux, l'un antérieur et l'autre postérieur avec des trousseaux fibreux, les uns verticaux, les autres obliques, réunis en lames et entremêlés de tissu adipeux. Il limite tous les mouvements de la sous-talienne et maintient l'encastrement osseux.

• Articulation transverse du tarse

Articulation talo-naviculaire

La face antérieure de la tête du talus convexe vient s'emboîter sur la face postérieure concave du naviculaire (en avant et en haut), la facette antéro-médiale de la face supérieure du calcanéus et parfois avec le ligament calcanéo-naviculaire plantaire.

Cet os oriente la colonne médiale latéralement et en plantaire. L'axe de sa surface articulaire est soit vertical dans 40 %, soit horizontal dans 60 %. Cette différence peu connue conditionne l'amplitude du déplacement articulaire et l'instabilité potentielle de l'articulation talo-naviculaire.

Articulation calcanéo-cuboïdienne

Elle met en présence la face antérieure du calcanéus et la face postérieure du cuboïde.

La facette articulaire cuboïdienne du calcanéus occupe toute la face antérieure. Elle est orientée en avant et en dedans, triangulaire à base supérieure. Elle est convexe transversalement mais concave dans le sens vertical. Elle est surplombée par un relief osseux : le bec ou rostrum de la grande apophyse. Au niveau de l'angle supéro-médial de la face antérieure, on note une petite fossette rugueuse qui reçoit le bec du cuboïde dans les mouvements de pronation du pied. La surface articulaire postérieure du cuboïde qui est entièrement articulaire, triangulaire à base médiale, présente, dans le plan vertical, une double courbure qui s'oppose à celle de la surface calcanéenne.

Ligament Bifurqué en Y ou V (ligament de Chopart) : ligaments de couplage

Il s'insère sur le sommet de la grande apophyse du calcanéus et se termine respectivement sur le bord postérieur de l'os naviculaire et cuboïde.

Le complexe de stabilisation ligamentaire

Ligaments collatéraux du plan médial

• Ligament deltoïde

Il est composé de deux couches bien distinctes, l'une superficielle et l'autre profonde.

La couche superficielle est triangulaire (ligament deltoïde), naît du sommet tronqué ou bord inférieur de la malléole médiale, mais seulement de la lèvre latérale de ce bord et de là, ses fibres se portent en divergeant : les postérieures, qui sont les plus fortes, sur un gros tubercule que présente en bas et en arrière la face latérale du talus, les moyennes verticales, au bec de la petite apophyse calcanéenne, les antérieures, au col du talus et au naviculaire.

La couche profonde du ligament collatéral médial (tibio-talien médial) est une couche fibreuse forte, composée de trousseaux fibreux obliquement étendus de toute l'épaisseur du sommet de la malléole médiale à toute la portion du plan médial du talus qui est au-dessous de la facette articulaire ; les faisceaux supérieurs, qui sont les plus courts, sont dirigés horizontalement.

• Le spring ligament

Il est constitué de deux faisceaux avec les ligaments calcanéo-naviculaire plantaire (*spring ligament* ou ligament à ressort des auteurs français) et supéro-médial calcanéo-naviculaire.

Ligament calcanéo-naviculaire plantaire

Le ligament calcanéo-naviculaire plantaire s'insère sur le bord distal plantaire de la surface articulaire du calcanéus et se dirige vers le bord plantaire de l'os naviculaire. Selon la contrainte mécanique, il est renforcé à sa face articulaire par un fibro-cartilage.

Selon la longueur du talus et du calcanéus, on assiste à une disposition anatomique variable. Dans le ***type I*** (longueur talus calcanéus identique), le *spring ligament* est réduit ; dans le ***type II*** (la tête du talus calcanéus déborde modérément), le *spring ligament* est plus étendu ; dans le ***type III*** (la tête du talus calcanéus déborde largement), le *spring ligament* est très étendu (fig. 7).

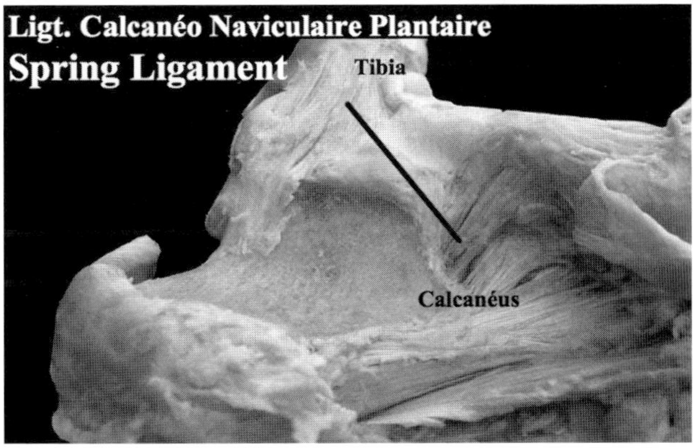

Fig. 7 : *Vue par sa face plantaire du spring ligament (calcanéo-naviculaire plantaire) qui se prolonge en latéral par le ligament calcanéo-cuboïdien plantaire.*

Ligament supéro-médial calcanéo-naviculaire

Le ligament supéro-médial calcanéo-naviculaire s'insère sur le bord médial plantaire de la surface articulaire du calcanéus et se dirige en avant et cravate la tête du talus pour se terminer sur le bord supérieur du naviculaire, selon la contrainte mécanique, il est renforcé à sa face articulaire par un fibro-cartilage. Le ligament collatéral tibial (deltoïde) se fixe sur le bord médial du *spring ligament*. La coulisse ostéofibreuse du tendon du tibial postérieur se projette en regard de l'interligne articulaire et solidarise le talus avec le calcanéus.

Ligaments du plan dorsal

Ligament talo-naviculaire dorsal

Il est tendu de la face supérieure du col du talus au niveau du collier de Farabeuf au versant postérieur du bord supérieur du naviculaire. Il reçoit des renforcements provenant des faisceaux antérieurs du ligament deltoïdien (faisceau tibio-naviculaire).

Ligament calcanéo-cuboïdien dorsal

C'est une mince lamelle fibreuse, aplatie, s'étendant de la face supérieure de la grande apophyse du calcanéus à la face dorsale du cuboïde ; il renforce la partie supéro-externe de la capsule.

Ligament calcanéo-cuboïdien plantaire

Il s'insère sur le bord antérieur et inférieur du calcanéus pour se terminer sur le bord inférieur de l'os cuboïde et se trouve en continuité avec le bord latéral du ligament calcanéo-naviculaire plantaire.

Ligaments du plan latéral

La première série fait partie principalement de l'articulation talo-crurale (articulation tibio-talo-fibulo-calcanéenne) avec trois ligaments qui s'insèrent sur la fibula et se terminent soit sur le talus ou le calcanéus (ligament talo-fibulaire antérieur, ligament calcanéo-fibulaire moyen).

Ligament talo-calcanéen latéral et ligament cervical

Le ligament talo-calcanéen latéral est pluri-fasciculaire avec un faisceau talo-calcanéen propre et un ligament antérieur parallèle avec le ligament cervical.

Ligaments plantaires

Ligament calcanéo-cuboïdien plantaire

Il s'insère sur le bord antérieur et inférieur du calcanéus pour se terminer sur le bord inférieur de l'os cuboïde et se trouve en continuité avec le bord latéral du ligament calcanéo-naviculaire plantaire.

C'est une formation fibreuse forte et nacrée, qui s'étend de la face plantaire du calcanéus au cuboïde et aux 4 derniers métatarsiens. Il est formé de deux couches fibreuses. La couche superficielle s'attache en arrière sur l'échancrure de la face plantaire du calcanéus, comprise entre les tubérosités antérieure et postérieure. Les fibres se dirigent en avant et se fixent les unes sur la crête du cuboïde et les autres sur la base des 4 derniers métatarsiens, après être passées en pont au-dessus de la gouttière du long fibulaire.

Aponévrose plantaire

L'aponévrose plantaire est de forme triangulaire et a un sommet postérieur et une base antérieure. Elle s'insère transversalement à la face inférieure du calcanéus et se dirige horizontalement en s'élargissant vers la base des orteils.

Composants musculaires : triple verrouillage

Tendon calcanéen : structure torsadée

Le système achilléo-suro-plantaire (courroie de transmission élasto-dynamique) constitue la structure qui remplit le contrat mécanique de suspension, soutènement, adhérence au sol, transmission et propulsion. La morphologie intrinsèque du tendon calcanéen est constituée de fibres torsadées du proximal en distal. L'angle de torsion est en moyenne de 15°. Cette disposition constitue le point de stabilisation rotatoire dans le plan horizontal du calcanéus. Cette action dynamique va être relayée par les ligaments interosseux talo-calcanéens et limiter la divergence du bloc talo-calcanéen.

Coulisses ostéo-fibreuses : tibial postérieur

Le changement de direction des tendons nécessite des structures de stabilisation représentées par les coulisses ostéo-fibreuses qui maintiennent à la face latérale du talus et du calcanéus, les tendons en bonne position. Ces gaines ostéo-fibreuses avec leurs tendons sont au contact de l'interligne articulaire sous-talien ; ce qui nous permet de comprendre les possibles intrications sur le plan pathologique. Chaque tendon du muscle tibial postérieur, du muscle long fibulaire et des tendons long fléchisseur des orteils et plantaire possèdent des bourses conjonctives de glissement associées à des coulisses ostéo-fibreuses de glissement.

Le triple verrouillage dynamique

Les tendons long fléchisseur des orteils, long fléchisseur de l'hallux et tibial postérieur vont se croiser dans leur trajet rétro-malléolaire, sous-malléolaire et pré-malléolaire et constituent des points de verrouillage très puissants. Si les tendons étaient strictement parallèles, ils ne pourraient pas assurer le verrouillage permanent dans les mouvements de flexion-extension de l'articulation talo-crurale et talo-naviculaire.

1er niveau
Les tendons des muscles long fléchisseur de l'hallux et tibial postérieur vont se croiser dans la gouttière rétro-malléolaire médiale. Ce croisement en X allongé permet, quelle que soit la position de l'articulation, de maintenir une tension constante de soutènement de l'arche médiale du pied et de rétropulsion du bloc calcanéo-pédieux.

2e niveau
À l'aplomb de l'articulation transverse du tarse, les deux tendons long fléchisseur de l'hallux et long fléchisseur des orteils vont se croiser et échanger constamment une expansion tendineuse de couplage mécanique. Cette disposition agit activement avec une double fonction de soutènement et de stabilisation rotatoire.

3e niveau
Le mode de terminaison des tendons du tibial postérieur et fibulaire profond à la plante du pied constitue un hamac puissant dynamique de soutènement et de stabilisation rotatoire des mouvements de pronation et supination du médio-pied.

Facteurs de stabilisation dynamiques

Tendons fibulaires, long extenseur des orteils, long extenseur de l'hallux et tibial antérieur

À la région antérieure du cou-de-pied, la zone de réflexion des tendons du muscle troisième fibulaire, des muscles du long extenseur des orteils, du long extenseur de l'hallux et du muscle tibial antérieur nécessite des bourses conjonctives de glissement et une coulisse ostéo-fibreuse représentée par un ligament annulaire antérieur disposé transversalement en V ou en Y (fig. 8).

Fig. 8 : Vue latérale des trois tendons long fléchisseur des orteils, long fléchisseur de l'hallux et tibial postérieur (triple verrouillage).

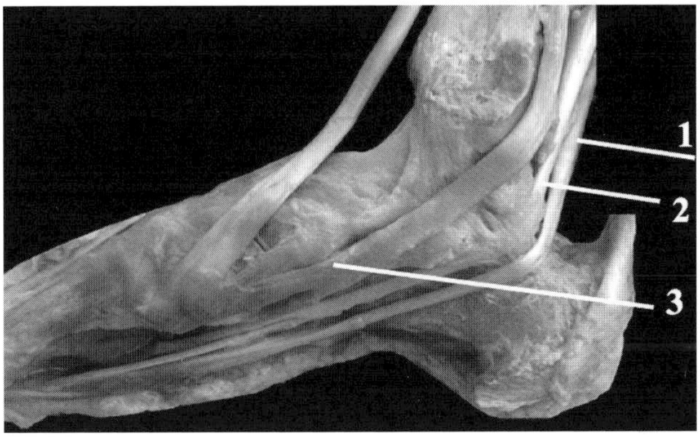

Conclusions : Incidences pathologiques

La survenue d'un pied-plat valgus dépend de plusieurs facteurs qui, une fois diagnostiqués seront pris en considération. L'organisation ostéo-articulaire a permis de mettre en évidence trois types de conséquences fonctionnelles :

- *un pied stable* avec une longueur identique du talus et du calcanéus, un petit rayon de courbure de l'articulation postéro-médiale du calcanéus et un angle de divergence faible,
- *un pied potentiellement très instable* avec la surface articulaire plus longue que celle du talus un rayon de courbure de l'articulation postéro-médiale du calcanéus élevé et un grand angle de divergence qui met la tête du talus en porte-à-faux,
- *un pied plus instable* avec une tête du talus légèrement plus longue, un rayon de courbure de l'articulation postéro-médiale du calcanéus intermédiaire et un angle de divergence modéré.

D'autres facteurs anatomiques peuvent intervenir en complément des précédentes constatations avec une asymétrie de longueur entre les colonnes médiales et latérales.

Pathobiomécanique du pied-plat

B. Ferré, M. Maestro

Introduction

Pendant la marche, le pied peut être comparé à une hélice déformable qui oscille entre l'éversion adaptative et l'inversion propulsive. Le pied-plat valgus est un ensemble d'anomalie qui rend le pied apropulsif.

Les forces en présence, les équilibres

Les forces

Seules les forces extérieures à un système agissent sur lui. Les forces internes au système s'annulent. Il existe, au niveau du pied en mouvement, deux types de forces qui sont régies par les lois de Newton.

- Les forces gravitaires

Le poids du corps est créé par l'attraction terrestre sur la masse de l'individu. La réaction du sol est désaxée par rapport au poids du corps ce qui est un des facteurs originels de l'apparition du pied-plat valgus.

- Les forces d'inerties

Le pied est en permanence soumis à des accélérations et à des décélérations d'où l'apparition de forces d'inertie. Elles sont très importantes et doivent être intégrées pour la compréhension du pied-plat.

Organisation spatiale du pied

Le pied est une structure composite qui résiste passivement à la charge. Il s'agit d'une architecture *associant :*

- *Des éléments rigides* aptes à subir des contraintes en compression (le chaînon osseux),
- *Des éléments de parties molles* aptes à contrôler des contraintes en tension.

Globalement, le pied a une forme d'hélice à deux pales, à pas très important et variable.

Les pieds fonctionnels

Il faut dissocier le pied dans un plan horizontal (longitudinal), puis dans un plan vertical et analyser les interactions entre ces différents pieds.

• Organisation longitudinale

Le pied calcanéen

En latéral, existe une structure solide d'appui au sol : le pied calcanéen qui est composé de dix os dont le calcanéus qui est l'os du talon (il compose l'étage inférieur de l'arrière-pied). Il est en contact avec le sol, du calcanéum à l'extrémité distale du cinquième rayon. Il est plus mobile à son extrémité distale que proximale. L'articulation calcanéo-cuboïdienne (en selle) inverse partiellement les mouvements des pièces osseuses qu'elle réunit impliquant que l'inclinaison du talon d'un côté induit l'inclinaison de l'avant-pied de l'autre.

Sur le pied calcanéen s'attache le tendon calcanéen et le court fibulaire et se réfléchissent les trois tendons destinés au pied talien (astragalien).

Le pied talien

Au-dessus du pied calcanéen, il est composé du talus, du naviculaire et se prolonge en avant par le premier rayon qui est son seul contact avec le sol.

Seul ce pied est en relation avec la jambe. Il est mobile sur le pied calcanéen et lui est étroitement connecté par les ligaments interosseux, par la connexion cuboïde – naviculaire et par les deuxième et troisième cunéiformes.

• **Organisation verticale** (fig. 1, 2 et 3).

Elle concerne l'arrière-pied à l'endroit où les deux pieds longitudinaux sont superposés.

Cette superposition est en porte à faux. La tête talienne est "dans le vide", sans vis-à-vis osseux, ce qui impose l'existence d'une structure fibreuse de soutient (le "spring ligament"). Cette zone d'élasticité et de faiblesse centrale est en appui en avant par le premier métatarsien et le premier orteil. Ce système instable doit être en permanence équilibré pour éviter sa dislocation puis la chute du sujet.

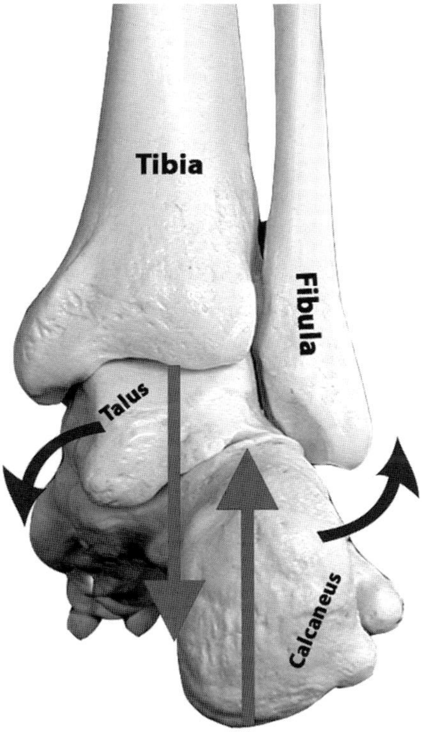

Fig. 1 : *La désaxation des forces*

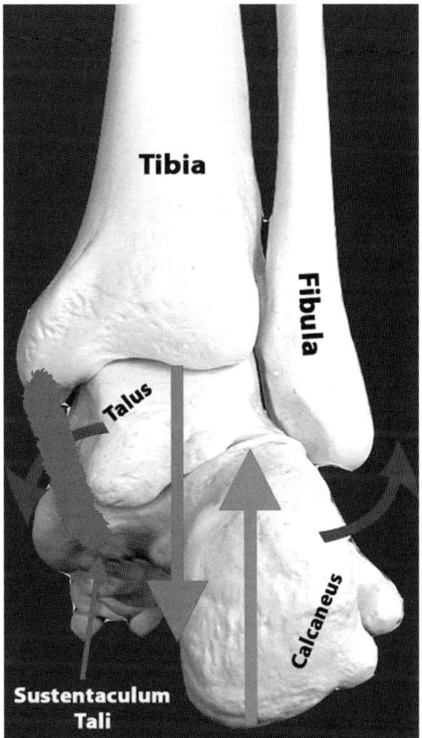

Fig. 2 : *De l'utilité du complexe ligamentaire médial*

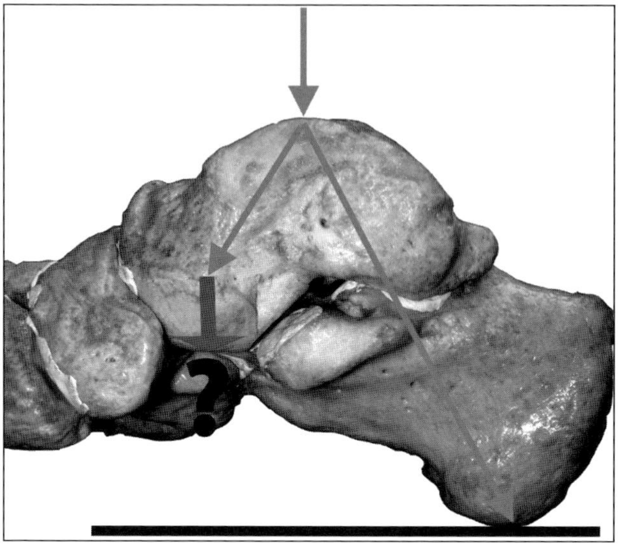

Fig. 3 : De l'utilité du spring ligament

Anatomie fonctionnelle

• Les surfaces articulaires

La forme des surfaces articulaires conditionne la trajectoire des mouvements. Elles sont complexes, à l'origine de mouvements de faibles amplitudes qui associent translation et rotation, selon des centres et des axes de mouvements instantanés multiples.

Les variabilités anatomiques

La forme définitive d'une articulation dépend des contraintes (forces) qu'elle subit, pendant la croissance. Ces contraintes dépendent des articulations sus-jacentes (du rachis lombaire à l'avant-pied).

La congruence articulaire

Elle apparaît assez faible à l'arrière-pied, le cartilage a un rôle de remplissage pour l'adaptation des surfaces articulaires.

• Les ligaments : moyens fixes d'assemblage

Le spring ligament (ligament calcanéo-naviculaire plantaire)

Il ferme l'espace libre entre la partie antérieure du sustentaculum tali et le naviculaire. Il sert de soutient à la partie de la tête talienne qui est "dans le vide". *Son atteinte pourrait être un des facteurs d'entrée (peut être même univoque) dans la déformation "pied-plat valgus"* [1].

Le ligament collatéral médial superficiel de la cheville

Cette nappe fibreuse est tendue du tibia à l'étage calcanéen. Elle comporte : en avant, un faisceau tibio naviculaire, au milieu un faisceau tibio-spring et en arrière un faisceau tibio-sustentaculum tali lequel est un levier (amplificateur) accroché au calcanéus.

Les ligaments interosseux

Ces ligaments qui unissent talus et calcanéus conditionnement la rotation axiale entre talus et calcanéus. Ils servent d'axe aux mouvements de vissage-dévissage (verrouillage-déverrouillage) du talus sur le calcanéus.

Le rétinaculum des extenseurs

Sa racine latérale s'insère dans le sinus du tarse et se confond avec l'insertion calcanéenne du ligament cervical. Cette racine transmet les forces créées par les extenseurs en avant, lorsqu'ils sont en appui sur le rétinaculum. Elles sont valgisantes.

Les ligaments talo-calcanéens postérieurs

Il s'agit de deux faisceaux fibreux qui agissent comme des butées qui limitent l'amplitude des mouvements.

Les autres ligaments

Le ligament latéral de la tibio-talienne, le ligament talo-naviculaire dorsal, le ligament en Y, le ligament calcanéo-cuboïdien inférieur, etc., ont un rôle essentiel dans la stabilisation des articulations sous et médio-taliennes.

• Les tendons : moyen d'ajustage des tensions

Les tendons, qui transmettent les forces créées par les muscles, agissent de deux manières :

- Directement par leurs insertions terminales.
- Indirectement au niveau de leurs changements de direction par réflexion sur les os qui les guident, à la manière d'une corde agissant sur une poulie (bridage articulaire).

Le tibial postérieur, les deux fléchisseurs des orteils, le tibial antérieur et le tendon calcanéen sont insérés en dedans de l'axe de Henké et sont des muscles varisants. Les extenseurs et les fibulaires sont en dehors de l'axe de Henké et sont valgisants.

Le tibial postérieur (TP)

Par son insertion sur la partie médiale et inférieure du naviculaire et par ses fibres qui se perdent dans le spring ligament, il empêche la tête talienne de tomber entre le *sustentaculum tali* et le naviculaire.

Par sa réflexion au niveau de la malléole médiale, il agit comme un puissant contrôleur de la rotation interne du tibia qui se produit lors de la mise en flexion dorsale de la tibio-talienne.

Le fléchisseur commun des orteils (FCO)

Il passe en arrière de la malléole médiale. Il s'insère à l'avant-pied sur les orteils et est en tension jusqu'à la fin de la phase propulsive.

Il a un rôle important dans la connexion arrière et avant-pied. Il est connecté (70 % des cas) au long fléchisseur de l'hallux avec lequel il est fortement synergique.

Le long fléchisseur de l'hallux (LFH)

Il s'agit d'un muscle, très puissant, polyarticulaire (huit articulations) qui est situé très proche de l'axe de la jambe.

Il est connecté à l'avant-pied et est le plus puissant connecteur entre l'avant et l'arrière-pied. Il fonctionne essentiellement en isométrie.

Trois points sont essentiels dans son agencement :

- *Son passage en arrière du tibia et sa réflexion sur le talus*
  Il est à cet endroit pratiquement situé sur la ligne verticale d'action du poids du corps. Il contribue d'une manière importante au maintien du talus sous le tibia en l'empêchant de translater en arrière. Lors de la phase finale de l'appui de l'hallux, il devient rotateur externe de la jambe.
- *Son passage sous le sustentaculum tali*
  Le long fléchisseur de l'hallux est un très puissant stabilisateur en "roulis" du calcanéus. Il joue ce rôle essentiellement pendant la phase de poussée de l'avant-pied (le "push off").
- *Son rôle de fléchisseur plantaire de la tibio-talienne*
  L'alignement du point de réflexion du LFH sous le *sustentaculum tali* avec celui situé en arrière de la malléole médiale provoque un puissant effet de flexion plantaire de la tibio-tarsienne.

Les autres tendons

Ils peuvent au cours de l'évolution avoir un rôle extrêmement important de fixation de la déformation :

- *Les fibulaires* peuvent, dans un pied-plat avéré, se rétracter et fixer la déformation, rendant impossible sa réduction tant qu'aucun geste n'est effectué à leur niveau.
- *Le tendon calcanéen* est varisant au niveau de l'arrière-pied car inséré en dedans de l'axe de Henké. Il peut néanmoins, au cours d'un valgus important du talon, voir son point d'application passer en dehors de l'axe de basculement en valgus et devenir ainsi un puissant "fixateur" de la déformation.
- *Le tibial antérieur* et les extenseurs des orteils sont insérés en avant et en dehors de l'axe de Henké. Ils freinent la chute de l'avant-pied sur le sol à partir du moment où le talon a touché le sol. Ils ont, en outre, un rôle important *via* le rétinaculum, sur le contrôle de la pronation du calcanéus par l'effet valgisant lors du choc talonnier. Le tibial antérieur, par son insertion sur le 1er métatarsien, a un rôle supinateur important de l'avant-pied, ce qui aggrave la pronation de l'arrière-pied.

Les systèmes de contrôle

Le fonctionnement du pied n'est possible qu'à la condition qu'existent de puissants moyens de contrôle de la force développée par les muscles. Cela implique l'existence d'une boucle information-action afin que tout changement dans la position, la vitesse de déplacement, l'angle, la charge du pied soient intégrés aux conditions générales du déplacement du sujet et à ses conditions d'équilibre.

Cet aspect neurophysiologique de la marche est essentiel et va beaucoup plus loin que l'analyse de la boucle mécanorécepteurs – intégration médullaire – contraction musculaire. Il faudrait, en effet, envisager dans ce chapitre tous les aspects des commandes centrales et les concepts de schémas neurologiques de marche. Nous insisterons uniquement sur l'importance fondamentale de l'examen neurologique dans la clinique du pied-plat valgus.

Fonctionnement de l'arrière-pied

La finalité du système est d'obtenir un pied propulseur adaptable à presque tous les terrains et capable de faire varier la vitesse et la direction en fonction des choix de l'individu.

La phase aérienne

Cette phase conditionne la position dans laquelle le pied va prendre contact avec le sol.

Dans un plan sagittal, la tibio-talienne qui est en flexion neutre juste avant le contact avec le sol, doit juste après le choc talonnier se porter en flexion plantaire pour assurer le contact de l'ensemble de la plante avec le sol. Pour que ce mouvement se fasse sans cisaillement, le membre inférieur doit être dans une position modérée de rotation externe dans le plan horizontal.

Dans le plan frontal, la sous-talienne doit pouvoir se mouvoir en abduction-adduction autour de l'axe de Henké [2] depuis l'inversion extrême jusqu'à l'éversion extrême. Pour que les articulations de la sous-talienne puissent se mouvoir librement, il faut une légère rotation externe.

Ces mouvements de pré-positionnement du pied dans l'espace sont sous la dépendance des articulations sus-jacentes.

La prise de contact avec le sol (choc talonnier)

C'est à ce moment que se créé le couple de force qui peut faire basculer l'arrière-pied en valgus. Il s'agit d'une phase où le "stress" s'applique au pied et où la structure doit être suffisamment rigide pour assurer la transmission de la quantité de mouvement et l'énergie à l'autre membre qui va quitter le sol.

Le pied doit intégrer un système d'amortissement pour éviter que de fortes vibrations se créent lors de l'impact et se propagent à l'ensemble du système ostéo-articulaire.

L'adaptation du pied au sol et son verrouillage

Cette phase est celle de la réponse au stress. Les transformations des rotations sont un mécanisme beaucoup plus complexe que la simple analogie mécanique "du joint homocinétique". Nous pouvons artificiellement décomposer cette phase en deux :

1) Du contact du talon au pied à plat : l'éversion (fig. 4A).

Il s'agit du court intervalle où le pied se pose à plat sur le sol.
Pendant cette phase [3], il existe une rotation interne du tibia, créée automatiquement par la dorsiflexion et une éversion de la sous-talienne (avec valgus du calcanéum). Ce dernier mouvement semble amplifié par les muscles antérieurs, qui grâce à leur contraction excentrique, contrôle la décélération de la chute de l'avant-pied, ce qui provoque une force sur le rétinaculum qui provoque ce mouvement. Les axes de la calcanéo-cuboïdienne et de la talo-naviculaire deviennent parallèles, ce qui introduit la possibilité de petits mouvements qui vont avoir un rôle d'amortissement. Il en résulte un effet d'enfoncement de la tête talienne entre sustentaculum tali et naviculaire qui sollicite le spring ligament.

2) Du pied à plat au décollage du talon : l'inversion (fig. 4B).

Sous l'effet de sa vitesse, l'individu passe au-dessus de sa cheville. Les muscles postérieurs se contractent en excentrique, ce qui entraîne la décélération de la bascule en avant du tibia, avec la stabilisation de l'arrière-pied et de la cheville. La flexion dorsale de la cheville devient maximum au moment où le pied devient le seul appui du corps. La phase aérienne du membre opposé entraîne, avec la rotation du bassin sur son axe vertical, une rotation externe du membre inférieur qui est en charge et donc du tibia, ce qui produit une inversion de la sous-talienne avec une mise en tension progressive de l'aponévrose plantaire. La contraction du tibial postérieur et des jumeaux (*via* l'Achille) augmente l'inversion de la sous-talienne, ce qui va briser l'alignement de la calcanéo-cuboïdienne et de la talo-naviculaire. Cela rigidifie le spring ligament d'où la création d'une plateforme stable et rigide qui va pouvoir supporter les forces propulsives du *push off*.

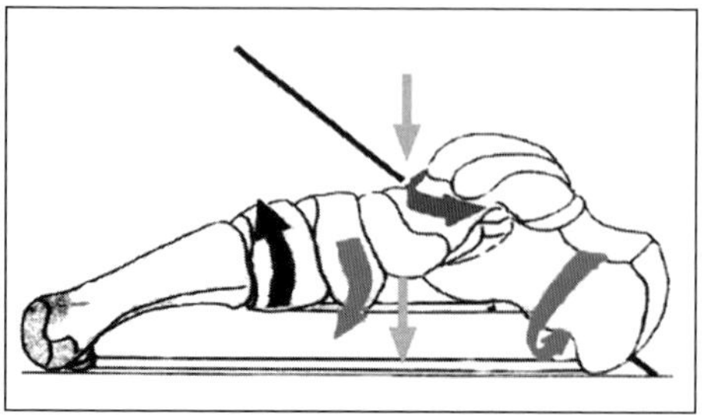

Fig. 4A *: De l'éversion*

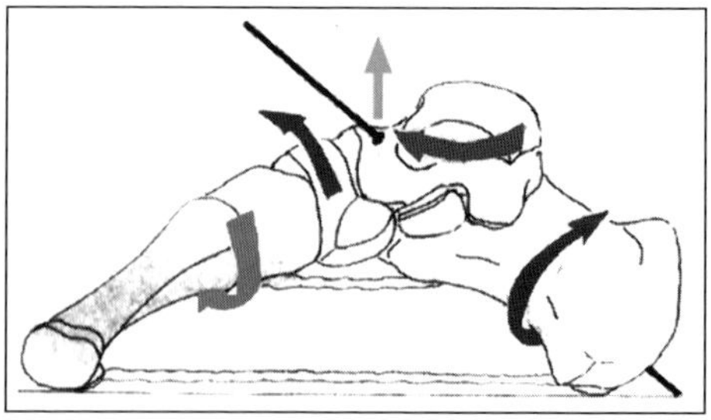

Fig. 4B *: De l'inversion*

La phase propulsive

Il existe, pendant cette phase, une continuation de la rigidification de l'arrière-pied et du médio-pied sous l'effet des fléchisseurs plantaires et du tibial postérieur. Le LFH est, à ce moment, un très puissant stabilisateur du calcanéum par son action sur le *sustentaculum tali* et un puissant fléchisseur plantaire de la tibio-talienne. La tension des structures plantaires est à son maximum, ce qui, grâce au mécanisme de treuil *(windlass mechanism),* permet la création d'une poutre médiale rigide, apte à transférer l'énergie créée par la poussée de l'avant-pied.

Genèse du pied-plat valgus

Tous les éléments stabilisant la sous-talienne peuvent faillir et être à l'origine d'une déstabilisation en valgus de l'arrière-pied. Cela augmente progressivement le porte-à-faux de l'arrière-pied qui perd ainsi progressivement sa capacité d'inversion et donc de verrouillage. Un cercle vicieux est alors enclenché. La déformation et l'impotence fonctionnelle ne peuvent alors que s'aggraver.

Conclusion

Elle sera pratique. Le pied, lors de la marche, doit en permanence se déverrouiller en éversion pour s'adapter au sol avant de se verrouiller en inversion pour supporter les forces produites pendant la phase de propulsion *(le push off)*.

L'impossibilité de se verrouiller produit un pied-plat. L'analyse, essentiellement clinique de tous les éléments, surtout médiaux, qui participent à ce verrouillage, permettra de faire le diagnostic et surtout d'évaluer le pied-plat valgus.

Le traitement est théoriquement simple : conservateur et/ou réparateur au départ, il deviendra assez vite substitutif à mesure que l'évolution rendra les lésions irréparables.

Références

[1] G. PISANI About the pathogenesis of the so-called adult acquired pes planus. *Foot and Ankle Surgery, vol 16, Issue 1, March 2010: pages 1-2.*

[2] SJ PIAZZA Mechanics of the Subtalar Joint and Its Function During Walking. *Foot Ankle Clin N Am 10 (2005): 425-42.*

[3] J SANMARCO The talonavicular and calcaneocuboid joints: anatomy, biomechanics and clinical management of the transverse tarsal joint. *Foot Ankle Clin N Am 9 (2004): 127-45.*

L'examen clinique

F. Fabié

Le pied-plat est une déformation tridimensionnelle caractérisée par un effondrement de l'arche médiale associé en proportion variable et selon les étiologies à un valgus de l'arrière-pied, une abduction et une supination de l'avant-pied.
L'examen clinique devra permettre de préciser l'étiologie du pied-plat et d'évaluer la réductibilité des diverses déformations qui le compose (talo-crurale, subtalaire, médio-pied).

L'interrogatoire

Il précise l'âge, les antécédents (traumatismes, diabète, polyarthrite rhumatoïde, pathologies neurologiques...), les circonstances de survenue, la durée d'évolution des symptômes, leur répercussion dans les activités quotidiennes ou sportives (score VTT [1]) ainsi que les traitements antérieurs.

L'inspection

Elle se fait en premier lieu sur un sujet debout.

- **De face**, l'importance de l'abduction de l'avant-pied est notée. Un hallux valgus est fréquemment associé (fig. 1a).
- **De dos**, sont quantifiés le valgus du talon et indirectement l'abduction de l'avant-pied avec le *"too many toes sign"* décrit par Johnson [2] qui est un excès de visualisation des orteils latéraux secondaire à l'hyper-abduction de l'avant-pied (fig. 1b).
- **De profil latéral**, un œdème pré-malléolaire latéral peut être le témoin d'une souffrance tibio-talienne latérale ou d'un conflit au niveau du sinus du tarse.
- **De profil médial**, la présence d'un œdème rétro-malléolaire médial témoigne d'une souffrance du tendon tibial postérieur.
  Il y a, par définition, un effondrement de l'arche médiale avec un hyper-appui sur le bord médial du médio-pied (fig. 1c).

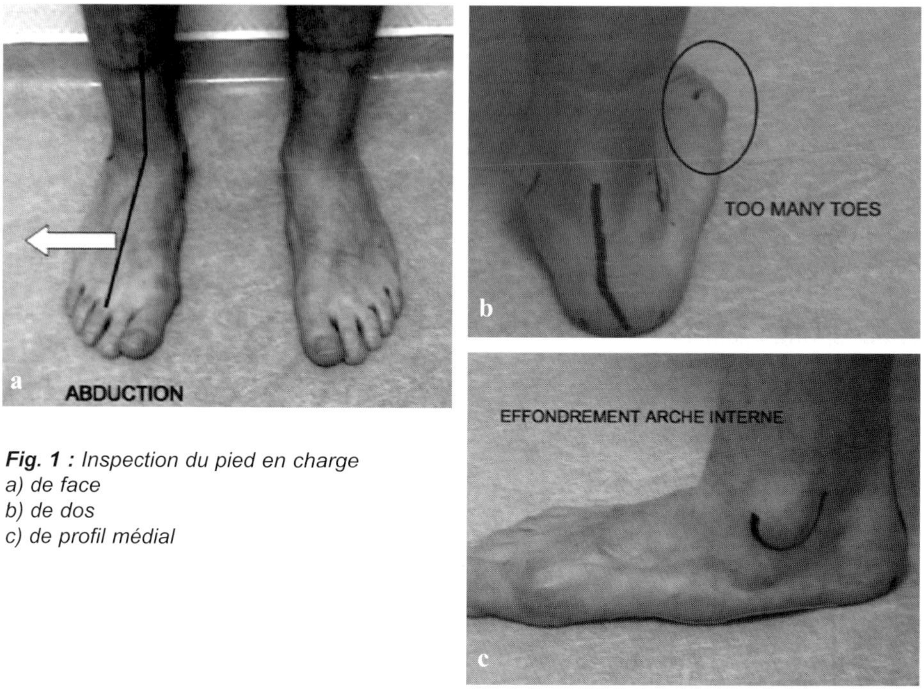

Fig. 1 : Inspection du pied en charge
a) de face
b) de dos
c) de profil médial

Les axes des membres inférieurs et le morphotype torsionnel sont notés : le genu valgum et la torsion tibiale externe excessive expliquent certains pieds-plats.

L'analyse de la supination de l'avant-pied se fait par contre sur un sujet allongé après réduction du valgus talonnier.

L'analyse de la marche révèle une marche apropulsive [4] par défaut de verrouillage du médio-pied secondaire à une insuffisance du tendon tibial postérieur et souvent un décollement précoce du talon, signe d'une brièveté des gastrocnémiens ou du tendon calcanéen.

L'analyse des chaussures révèle une usure du bord médial du talon.

La palpation

Elle repère les points douloureux, note une souffrance éventuelle du tendon tibial postérieur, recherche une rétraction du tendon calcanéen, des gastrocnémiens ou du court fibulaire.

Face médiale

La palpation du bord médial du pied doit être méthodique. Les articulations talo-naviculaire, cunéo-naviculaire et cunéo-métatarsienne sont palpées de même que la partie médiale de la tibio-talienne. L'inversion contrariée du pied (en flexion plantaire afin d'annuler l'action du tendon tibial antérieur) teste le tendon tibial postérieur qui est palpé sur tout son trajet jusqu'à son insertion sur le tubercule de l'os naviculaire. Une douleur profonde au bord plantaire du tubercule du naviculaire peut témoigner d'une souffrance du ligament calcanéo-naviculaire plantaire ou "spring ligament".

De face

Il est bien souvent nécessaire de corriger le valgus de l'arrière-pied pour révéler la supination de l'avant-pied qui est parfois évidente (fig. 2).

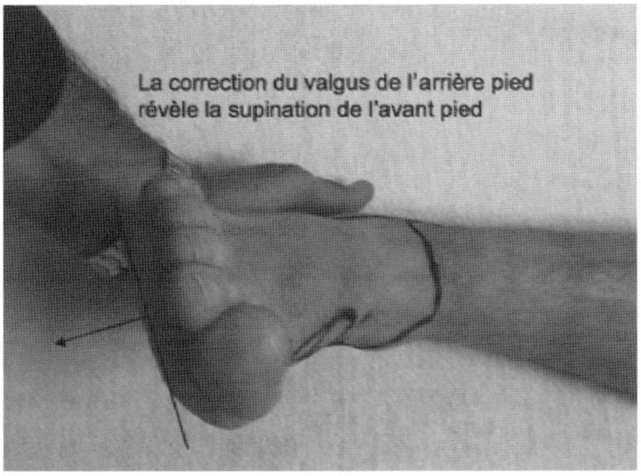

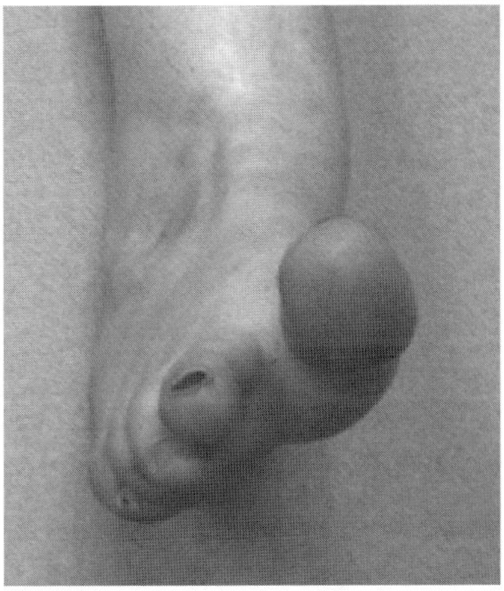

Fig. 2 : *Analyse de la supination de l'avant-pied, valgus de l'arrière-pied réduit.*

Il faut également rechercher une hyperlaxité médiale au niveau de la tibio-talienne. L'hypermobilité du 1er rayon doit être recherchée car elle peut être responsable d'une supination qui ne se révélera qu'une fois le pied en charge (fig. 3). Elle se définit comme une translation dorsale du premier métatarsien par rapport au deuxième métatarsien supérieur à 8 mm [4]. Elle peut s'intégrer dans une hyperlaxité constitutionnelle.

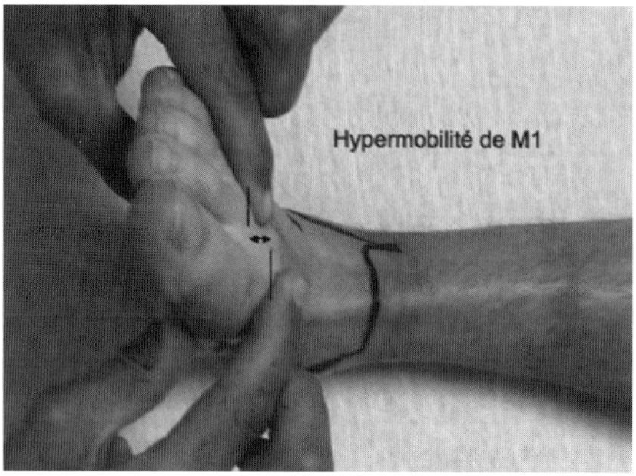

***Fig. 3** : Testing de la mobilité de la 1re cunéo-métatarsienne*

Face latérale

La palpation d'un tendon court fibulaire contracturé peut participer à l'abduction de l'avant-pied. De même, l'amélioration de la correction de l'abduction lorsque la cheville est mise en flexion plantaire (ce qui relâche le court fibulaire) traduit une tension excessive du court fibulaire.

La divergence talo-calcanéenne dans le plan axial et sagittal peut provoquer un conflit dans le canal tarsien ou le sinus du tarse qui se traduit par des phénomènes douloureux latéraux juste en avant de la pointe de la malléole latérale [4, 5].

Face postérieure

Une rétraction importante du tendon calcanéen peut favoriser le valgus de l'arrière-pied et n'être dépistée qu'après réduction de ce dernier [6].

La classique manœuvre de Silverskiold permet de faire la différence entre une rétraction isolée des gastrocnémiens et une rétraction du tendon calcanéen. L'équin est secondaire à une rétraction du tendon calcanéen lorsqu'il ne s'améliore pas genou fléchi.

Les mobilités

L'analyse des mobilités se fait en décubitus ventral, genoux fléchis afin d'obtenir le relâchement musculaire le plus complet possible. La flexion et l'extension se mesurent par rapport au bord latéral du pied et de l'axe jambier. La sous-talienne est testée cheville à angle droit afin d'inhiber l'action de la tibio-talienne.

Les tests de réductibilité

Un élément fondamental qui va conditionner le traitement du pied-plat est l'analyse de la réductibilité faisant appel à la manœuvre de réduction, aux tests de mise sur la pointe des pieds, au test d'Hintermann [7] et du *Jack test*.

- *La manœuvre de réduction* se fait en trois temps. La main gauche (pour un droitier) empaume le talon et corrige le valgus tandis que la main droite tenant l'avant-pied corrige l'abduction. Enfin, le pouce droit sur la face dorsale du 1er métatarsien réduit la supination.
- *Le test de la mise sur la pointe des pieds en appui bipodal* montre une inversion du talon et un creusement de l'arche médiale lorsque le pied-plat est réductible (fig. 4a). Parce qu'il sollicite une contraction active du tendon calcanéen, il peut montrer une inversion de l'arrière-pied y compris dans les pieds-plats contracturés. Lorsque l'arrière-pied reste en éversion, le pied-plat est irréductible (fig. 4b).
- *Le test de mise sur la pointe des pieds en appui unipodal* permet surtout de tester la fonction du tendon tibial postérieur et le *spring ligament*. Quand le patient ne peut pas se mettre sur la pointe du pied, il y a une élongation ou une rupture du tendon tibial postérieur ou du *spring ligament* (fig. 4d).
  Une tendinopathie du tendon tibial postérieur peut être éliminée lorsque l'inversion est réalisable de façon répétitive et en l'absence de douleurs (fig. 4c) [4].

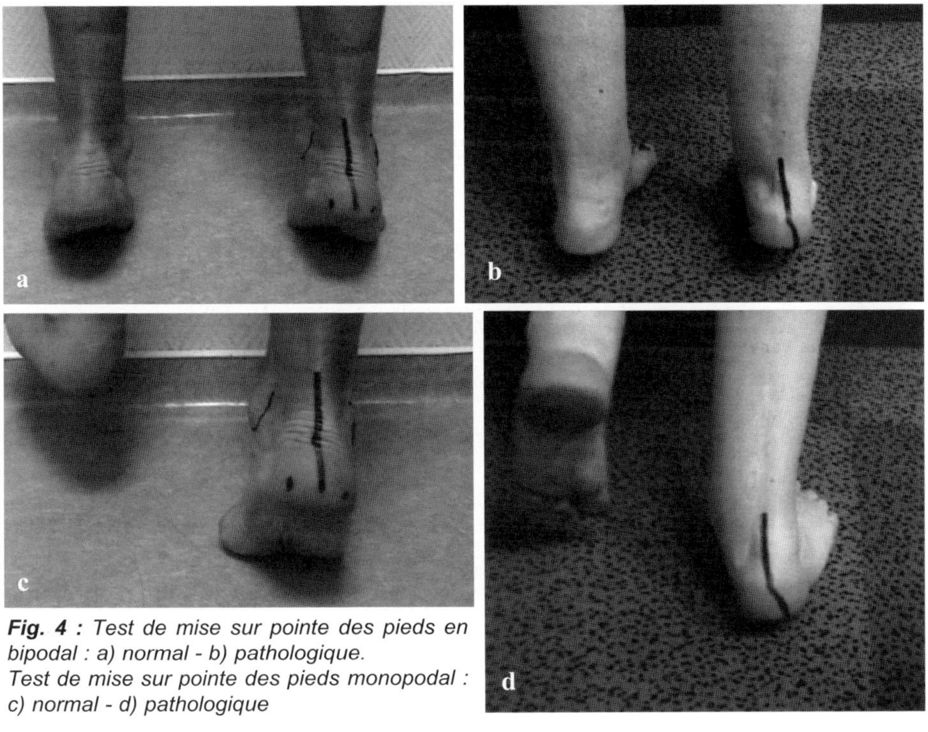

Fig. 4 *: Test de mise sur pointe des pieds en bipodal : a) normal - b) pathologique.*
Test de mise sur pointe des pieds monopodal : c) normal - d) pathologique

• *Le test d'Hintermann* [6] ou *"first metatarsal rise sign"* se réalise sur le patient en appui bipodal. L'examinateur positionné derrière le patient empaume l'extrémité inférieure de la jambe et imprime une contrainte en rotation latérale afin de réduire le valgus calcanéen et de rechausser le talus au-dessus du calcanéus. Lorsque la fonction du tendon tibial postérieur est conservée, la tête du premier métatarsien reste en contact avec le sol. Une insuffisance tendineuse se traduit par une élévation de la tête métatarsienne.

Dans l'exemple de la figure 5, le valgus de l'arrière-pied se corrige mais l'élévation résiduelle de la tête métatarsienne traduit l'irréductibilité de la supination.

La rotation externe de l'axe jambier met également en tension le long fibulaire, ce qui provoque un abaissement du 1er rayon et donc une réduction de la supination.

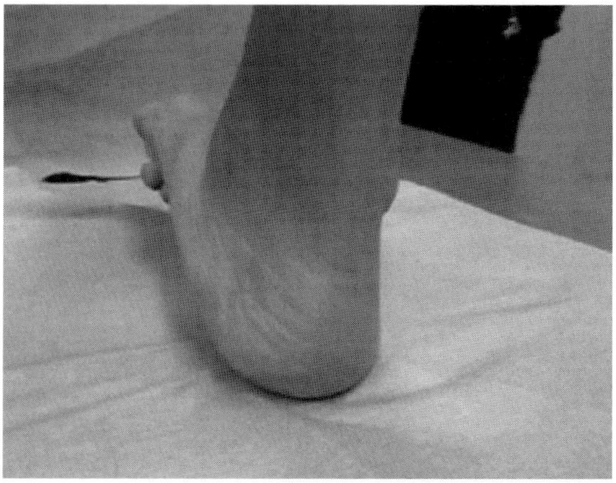

Fig. 5 : *Test d'Hinterman : supination fixée avec élévation du 1er métatartien*

• *Le Jack test* peut se faire sur un patient couché. La 1re métatarso-phalangienne est portée en flexion dorsale ce qui met en tension le long fléchisseur de l'hallux, le court fléchisseur de l'hallux, l'abducteur de l'hallux et l'aponévrose plantaire. La mise en tension de toutes ces structures provoque un creusement du bord médial et une réduction de la supination (fig. 6).

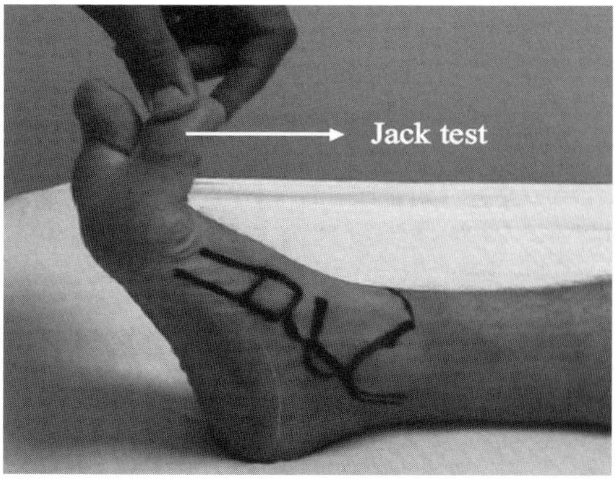

Fig. 6 : *Le Jack test par flexion passive dorsale de l'hallux creuse l'arche médiale du pied.*

Le Jack test fait sur un patient debout réduit le valgus de l'arrière-pied si le pied-plat est souple par la mise en tension du long fléchisseur de l'hallux qui passe juste en dessous du sustentaculum tali et qui le relève.
En charge, la tension du long fléchisseur de l'hallux par le valgus de l'arrière-pied peut limiter la flexion dorsale passive de la 1re métatarso-phalangienne rendant le test non réalisable. Il faut alors corriger passivement le valgus de l'arrière-pied pour pouvoir récupérer la flexion dorsale de la 1re métatarso-phalangienne. Dans certaines hypermobilités du 1er rayon, la flexion dorsale de la 1re métatarso-phalangienne n'est pas limitée du fait de la distension des muscles plantaires et du long fléchisseur de l'hallux rendant le test non interprétable.

Le test de Carroll

Le test de Carroll [8] n'est pas un test de réductibilité du pied-plat. Il permet de préciser le niveau lésionnel. L'action de l'avant-pied sur l'arrière-pied est supprimée lorsque le patient a les deux talons sur une planchette de 2 centimètres. Une amélioration du valgus de l'arrière-pied, ce qui n'est pas le cas dans cet exemple (fig. 7), traduit l'adaptation en valgus de l'arrière-pied à une supination de l'avant-pied.

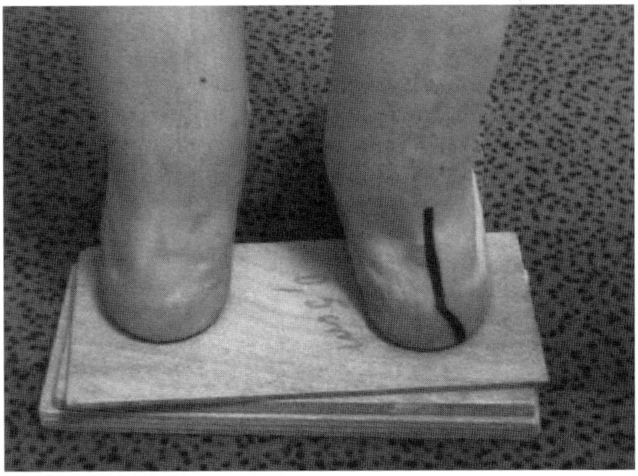

Fig. 7 : *Le test de Carol, le talon sur une planchette de 2 centimètres.*

En synthèse

Il faut d'abord chercher à réduire le valgus

S'il n'est pas réductible, on recherche une rétraction du tendon calcanéen (équin, manœuvre de Silverskiold, test en appui bi-podal qui est en général possible) et du court fibulaire ou une cause articulaire qui se traduit par une raideur de la sous-talienne et une négativité de tous les tests de réductibilité.

Une fois le valgus réduit, il faut apprécier la **supination** (vue plantaire) et tester sa réductibilité (manuellement, test d'Hintermann, *Jack test*). Il ne faut pas laisser passer une hypermobilité du 1er rayon responsable d'une supination de l'avant-pied qui ne se révélera que lorsque le patient est en charge avec parfois des signes associés de surcharge du deuxième rayon.

L'examen clinique permet aussi de préciser le niveau lésionnel

- Si le valgus se réduit au test de Carroll, il s'agit d'une adaptation de l'arrière-pied à une supination de l'avant-pied.
- Quand l'appui monopodal n'est pas possible, il y a une atteinte du tendon tibial postérieur qui peut être la cause ou la conséquence du pied-plat.
- Lorsque l'appui monopodal est possible mais que le pied reste en éversion, il peut s'agir d'une atteinte du "*spring ligament*" [9].
- Si le valgus prédomine, le problème est le plus souvent dans la tibio-talo-calcanéenne. La cause est osseuse ou ligamentaire lorsqu'il existe une hyperlaxité médiale dans l'arrière-pied.
- Si l'abduction prédomine, le problème est dans la majorité des cas dans le médio-pied.
- L'hypermobilité du 1er rayon peut se situer dans la cunéo-métatarsienne ou la cunéo-naviculaire.

Références

[1] FERRÉ B, MAESTRO M. Plaidoyer pour une standardisation des dossiers cliniques, photographiques et radiologiques pour le recueil des données en pathologie du pied. Monographie AFCP N°4 - JL Besse. *Sauramps médical 2008 : 103-122.*

[2] JOHNSON KA. Tibialis posterior tendon rupture. *Clin Orthop 1983; 177(4): 140-7.*

[3] ROBERT M, BIGA N, BRACQ H, EULRY F, LAITER N, LECONTE V, MOULIÈS D. Le pied-plat de l'enfant et de l'adulte. *Ann Orthop Ouest 1994: 26.*

[4] MEEHAN RE, BRAGE M. Adult acquired flat foot deformity: clinical and radiographis examination. *Foot Ankle Clin N Am 2003; 8: 431-52.*

[5] GIZA E, CUSH G, SCHON LC. The flexible flatfoot in the adult. Foot *Ankle Clin N Am 2007; 12: 251-71.*

[6] DIGIOVANNI CW, LANGER P. The role of isolated gastrocnemius and combined achilles contractures in flat foot. *Foot Ankle Clin N Am 2007; 12: 363-79.*

[7] HINTERMANN B, GACHTER A. The first metatarsal rise sign: a simple, sensitive sign of tibialis posterior tendon dysfunction. *Foot Ankle Int 1996; 17(4): 236-41.*

[8] CARROLL NC. Club foot. In Morrissy RT (Ed) Lowell and Winter Pediatric Orthopaedics Philadelphia, *JB Lippincott, 1990: 92-96.*

[9] TRYFONIDIS M, JACKSON W, MANSOUR R, COOKE PH, TEH J, OSTLERE S, SHARP RJ. Acquired adult flat foot due to isolated plantar calcaneonavicular (spring) ligament insufficiensy with a normal tibialis posterior tendon. *Foot Ankle Surg 2008; 14(2): 89-95.*

L'imagerie

A. Cotten

L'analyse tridimentionnelle de la déformation du pied-plat n'est pas toujours évidente du fait que les incidences réalisées ne correspondent pas aux plans de la déformation. Par ailleurs, l'affaissement de l'arche médiale ne se dépiste qu'à condition de faire des clichés sur un pied réellement en charge et non sur un pied juste posé sur le sol. Enfin, il faut éviter de faire un cliché en position de correction comme en rotation externe de jambe par exemple.

Radiographies

Elles permettent de confirmer le diagnostic et d'évaluer l'importance des différents troubles statiques du pied dans les trois plans de l'espace. Le bilan radiographique comporte au moins 4 incidences, parfois complétées d'incidences réalisées après correction du trouble statique par une talonnette ou de clichés dynamiques.

Pied de profil en charge

Il permet d'évaluer (fig. 1)

- **L'importance de l'effondrement de l'arche longitudinale médiale du pied**
  - *L'angle de Djan-Annonier* est mesuré entre la droite unissant la partie déclive du calcanéus et la partie déclive de l'articulation talonaviculaire, et la droite passant par ce dernier, et la partie déclive du sésamoïde médial. Par définition, cet angle (normalement de 120° à 130°) est supérieur à 130° dans le pied-plat.
  - *Dans le pied-plat,* l'axe du talus et l'axe du premier métatarsien ne sont plus en continuité. Il existe une cassure de cette droite, le plus souvent au niveau de l'articulation talonaviculaire, parfois plus distalement. Cette cassure, à angle d'ouverture supérieure, peut être mesurée *(angle de Méary-Toméno).*

- Dans le pied-plat, la *pente du calcanéus* (angle entre le sol et la tangente à la face plantaire du calcanéus, normalement de 20 à 25°) et l'angle d'attaque du 1er métatarsien (angle entre le sol et l'axe du 1er métatarsien, normalement de 17 à 22°) sont habituellement diminués.
- La hauteur de la colonne médiale est également diminuée (distance entre le sol et la partie déclive de l'articulation cunéo-naviculaire ou cunéo-métatarsienne).
- Un argument indirect témoignant de l'affaissement de l'arche longitudinale médiale du pied et de sa pronation est la projection antérieure de l'interligne talo-naviculaire par rapport à l'interligne calcanéo-cuboïdien, alors que ces deux interlignes sont normalement en continuité sur un pied de profil normal.

• **La divergence talo-calcanéenne est augmentée.** Il s'agit de l'angle entre l'axe du talus et l'axe du calcanéus. Cet angle est normalement de 20 à 25°.

• **Un équinisme associé.** L'angle entre l'axe du talus et l'axe du tibia, normalement de 105 à 110°, est augmenté.

Certaines étiologies de pied-plat doivent être recherchées, notamment une synostose talo-calcanéenne (signe de la roue entre le talus et le *sustentaculum tali*, col talien court, bec talaire antérosupérieur). La synostose calcanéonaviculaire est moins bien analysée sur cette incidence que sur le cliché de 3/4.

On analysera également les différents interlignes articulaires du tarse, notamment dans le cadre d'affections rhumatismales ou d'arthropathies destructrices. Enfin, on recherchera des remaniements dégénératifs, notamment de l'articulation talo-crurale.

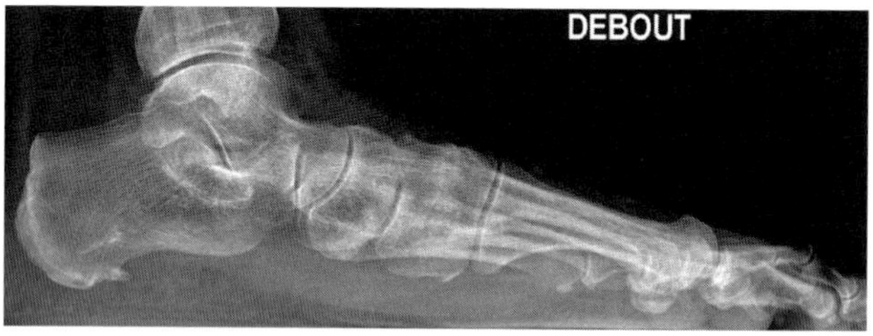

Fig. 1 : *Pied de profil en charge : recherche l'affaissement de l'arche médiale et les lésions arthrosiques parfois associées.*

Radiographie dorso-plantaire en charge (incidence bifocale)

Sur cette incidence, on mesure (fig. 2) :

• **La divergence talo-calcanéenne** (angle entre l'axe du talus et le bord latéral du calcanéus, normalement de 15 à 25°). Cette divergence est augmentée dans le pied-plat.

- **L'angle talo-métatarsien** (angle entre les axes du talus et du deuxième métatarsien).
  Cet angle augmente dans le pied-plat avec l'augmentation progressive de l'abduction de la palette métatarsienne.
- **Une perte de l'alignement de la colonne latérale**, avec apparition d'un angle entre le bord latéral du talus et le bord latéral du 5e métatarsien, démontrant également l'abduction de la palette métatarsienne.
- **La couverture de la tête du talus** (fig. 3). La subluxation latérale progressive de l'articulation talonaviculaire est responsable d'une découverture médiale progressive de la tête du talus.

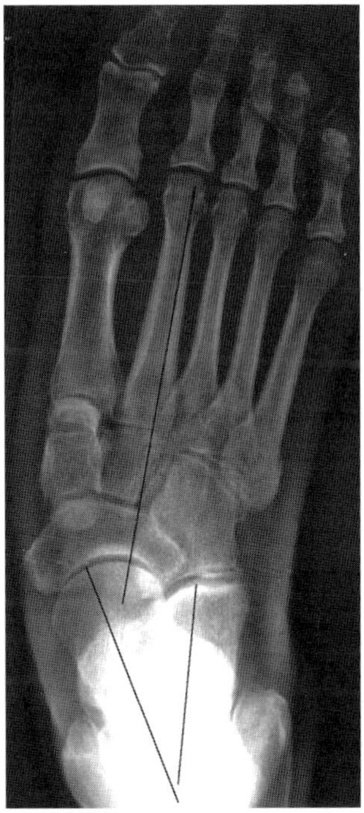

***Fig. 2 :** L'incidence dorso-plantaire en charge montre principalement l'abduction de l'avant-pied (angle talo - 2e métatarsien).*

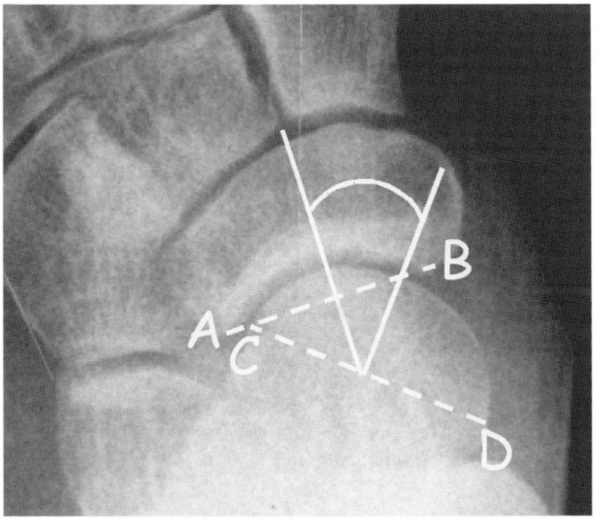

***Fig. 3 :** Mesure de la couverture talienne.*

Plusieurs méthodes de mesures ont été décrites. L'une d'entre elles consiste à tracer une droite entre les extrémités articulaires de l'os naviculaire, et une autre droite entre les extrémités articulaires de la tête du talus. A partir du point équidistant de cette dernière droite, on trace une droite orthogonale et une droite passant par le milieu de la première ligne. L'angle entre ces deux droites est l'angle de découverture de la tête du talus.

Sur cette même incidence, on peut également analyser l'angle calcanéo-cuboïdien, rechercher un hallux valgus et dépister une dysmorphie ou des remaniements microtraumatiques du bord médial du talus et de l'os naviculaire.

Cheville de face en charge avec cerclage selon la technique de Méary (fig. 4)

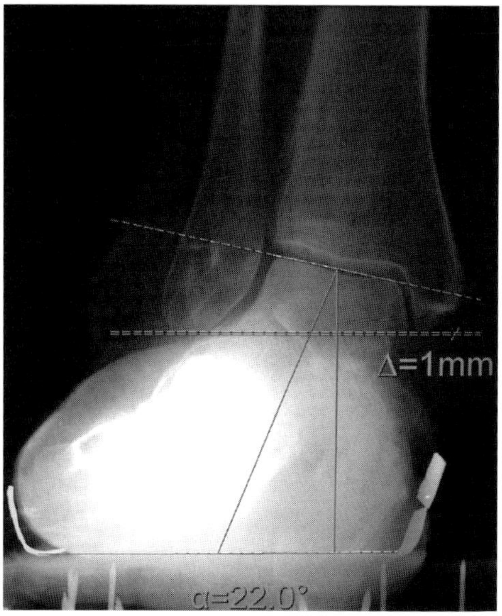

Cette incidence permet la recherche d'un valgus calcanéen avec projection anormalement médiale de l'axe du tibia (dans le 1/3 médial de la zone d'appui). Accessoirement, cette incidence permet également d'analyser l'articulation talo-crurale (remaniements dégénératifs et dysmorphiques, bascule du talus).

***Fig. 4** : L'incidence cerclée de Méary quantifie le valgus de l'arrière-pied.*

Pied de 3/4 interne (pied déroulé)

Il s'agit de la meilleure incidence pour chercher une synostose calcanéo-naviculaire complète ou incomplète. Cette incidence permet également une bonne analyse des différents interlignes du tarse antérieur, à la recherche notamment de remaniements dégénératifs débutants.

On rappellera, par ailleurs, l'intérêt d'une télémétrie des membres inférieurs à la recherche d'autres troubles de la statique associés.

Scanner (fig. 5)

Cette technique est indiquée, en seconde intention, pour rechercher ou mieux étudier une synostose de l'arrière-pied. Elle permet également une bonne analyse des arthropathies destructrices et peut détecter des remaniements dégénératifs, notamment débutants.
L'arthroscanner n'est qu'exceptionnellement réalisé dans cette indication.

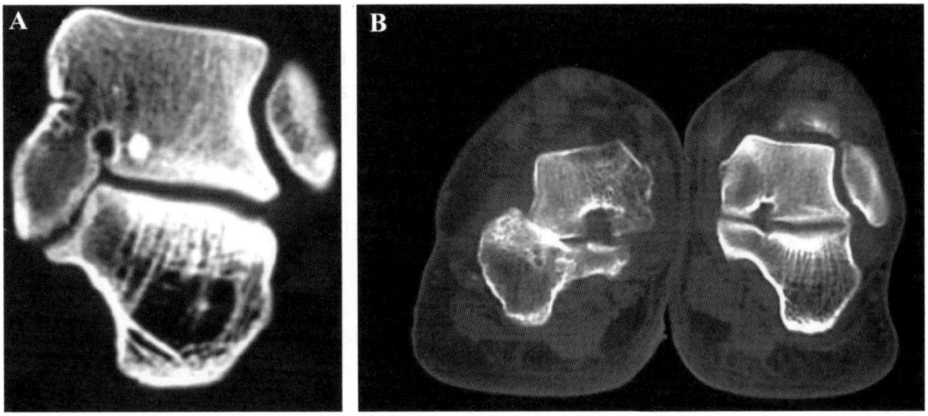

***Fig. 5** : Intérêt du scanner dans le pied-plat fixé à la recherche d'une synostose (5A) ou d'une arthrose (5B).*

IRM (fig. 6)

L'IRM représente l'imagerie de choix lorsque le clinicien souhaite un bilan global du pied et de la cheville (os, articulations, tissus mous). Les lésions du tendon tibial postérieur (rupture, amincissement, épaississement, fissuration, ténosynovite) sont particulièrement bien analysées. Le ligament de Spring ou ligament calcanéo-naviculaire plantaire peut également être bien visualisé en IRM. Ce ligament comporte 3 faisceaux :

- **Le faisceau supéro-médial**, faisceau le plus souvent lésé dans le pied-plat, bien visible sur les coupes axiales et frontales entre la tête du talus et le tendon tibial postérieur.
- **Le faisceau médio-plantaire oblique** bien visible en coupe axiale.
- **Le ligament inféro-plantaire longitudinal**, bien visible sur les coupes frontales et sagittales.

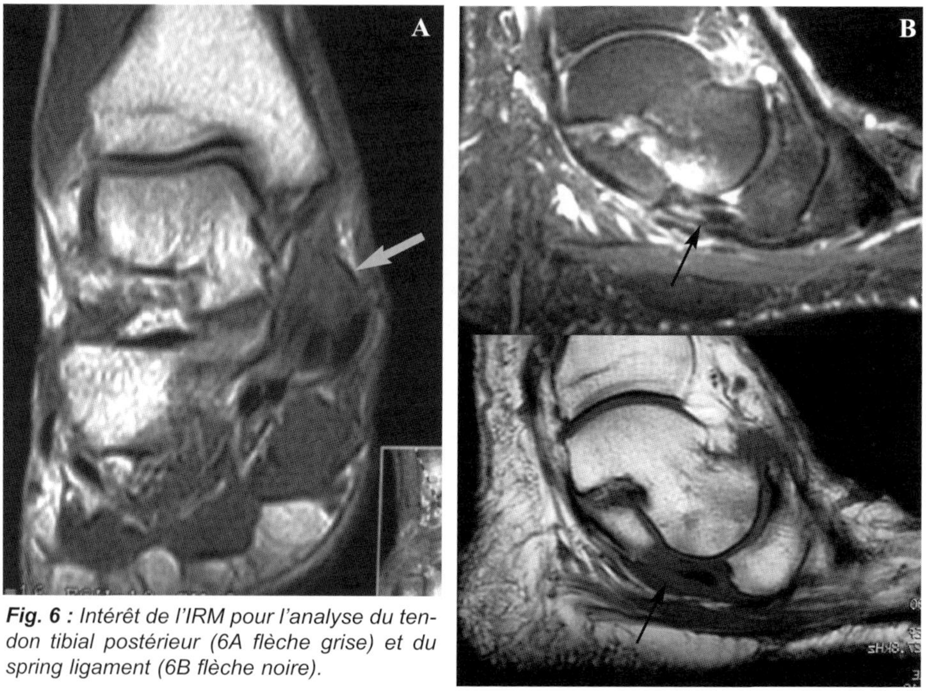

Fig. 6 : *Intérêt de l'IRM pour l'analyse du tendon tibial postérieur (6A flèche grise) et du spring ligament (6B flèche noire).*

L'IRM peut ainsi objectiver, en association ou non à une lésion du tendon tibial postérieur, une déchirure, un épaississement ou des anomalies de signal de ce ligament.

Mais cette technique d'imagerie permet un bilan beaucoup plus global : analyse de l'aponévrose plantaire, des éléments capsulo-ligamentaires du tarse, du sinus du tarse, du faisceau deltoïde, de conflits osseux (au sein du sinus du tarse ou entre la fibula et le calcanéus…).

On signalera également l'intérêt de l'IRM dans les synostoses douloureuses pour rechercher un œdème préfracturaire, non visible en scanner.

L'échographie

Cette technique d'imagerie est intéressante lorsque la question est simple et ciblée, notamment lorsqu'elle concerne le tendon tibial postérieur, le faisceau supéro-médial du ligament calcanéo-naviculaire plantaire ou le faisceau deltoïde. La résolution de cette imagerie est supérieure à celle de l'IRM.

Conclusion

Les radiographies standards restent indispensables et comportent au moins 4 incidences. En seconde intention, le scanner est indiqué pour la recherche d'une synostose ou d'une arthropathie débutante, l'IRM pour un bilan morphologique global du pied et de la cheville, et l'échographie pour une étude ciblée, notamment du tendon tibial postérieur et du faisceau calcanéo-naviculaire plantaire.

Les étiologies

E. Toullec

Un examen clinique complet et un bilan d'imagerie adapté permettent de définir le plus souvent un cadre nosologique. Trois chapitres peuvent être distingués pour faciliter l'analyse :
- les étiologies spécifiques,
- les pieds-plats juvéniles de l'adolescent ou l'adulte jeune,
- les pieds-plats trophostatiques avec lésion dégénérative du tendon tibial postérieur touchant le plus souvent la femme ménopausée.

Les étiologies spécifiques

L'anamnèse permet de dépister un grand nombre de pieds-plats qui s'intègrent dans le cadre de maladies plus générales, certaines étant congénitales, d'autres post-traumatiques. Le plus souvent, l'examen clinique révèle le caractère peu réductible du pied-plat sauf dans les hyperlaxités constitutionnelles. Le scanner est utile pour préciser la déformation et rechercher une arthrose secondaire. Des examens complémentaires sont demandés en fonction des étiologies suspectées : bilan biologique, électromyogramme, scintigraphie osseuse, IRM...

On distingue le pied-plat secondaire à une "dysmorphie osseuse ou articulaire", à une hyperlaxité articulaire ou à un déséquilibre tendino-musculaire.
Parmi les **"dysmorphies"** ou modifications de la morphologie osseuse ou articulaire, on peut citer :
- les troubles osseux liés à la croissance telles que l'agénésie ou hypoplasie congénitale du pied calcanéen, les dysmorphies osseuses de croissance du pied neurologique ou post-traumatiques, les séquelles des pieds-bots varus équins ;
- les traumatismes du pied ou de la cheville qui peuvent induire des cals vicieux ou des arthroses occasionnant des déformations fixées en valgus (tibio-tarsienne ou sous-talienne), abduction ou supination (calcanéum, col du talus, cuboïde, Chopart ou Lisfranc) ;

- les arthropathies avec destruction articulaire majeure déformante peuvent se voir dans différentes pathologies (polyarthrite rhumatoïde, maladie de Charcot) et se situer aussi à différents niveaux (Lisfranc, arrière-pied, tibio-tarsienne).

Les **hyperlaxités ligamentaires** ne sont pas toujours constitutionnelles comme dans la maladie de Marfan ou d'Ehlers Danlos mais parfois traumatiques. De diagnostic souvent tardif, ces dernières peuvent siéger à différents niveaux : rupture du ligament collatéral médial de la cheville, rupture ou arrachement du tendon tibial postérieur, rupture du *spring ligament* (TRYFONIDIS), laxité après entorse plantaire de la 1re cunéo-métatarsienne [1].

Enfin, les **déséquilibres tendino-musculaires** par atteinte fréquemment neurologique ou parfois musculaire (myopathie, tumeur) donnent des pieds-plats d'aggravation progressive.

Le pied-plat valgus juvénile

Le pied-plat valgus de l'adulte jeune est le plus souvent **idiopathique**, réductible et peu symptomatique. Il apparaît parfois très tôt dans l'enfance et persiste malgré le port fréquent d'orthèses plantaires. Il se caractérise souvent par une rétraction du tendon d'Achille ou des gastrocnémiens voire des tendons fibulaires. La raideur du couple de torsion systématiquement recherchée n'est pas obligatoirement liée à une synostose mais parfois à une rétraction tendineuse.

Malgré l'existence d'un bec dorsal du col du talus, signe indirect de **synostose**, le scanner ne montre pas toujours une vraie synostose mais parfois une impaction de la tête du talus dans la coxa pedis avec une dysmorphie de la tête du talus évoquant une hyperpression talo-calcanéo-naviculaire.

L'os naviculaire accessoire peut être consécutif soit à une traction du tendon tibial postérieur ou du *spring ligament* avec une détente du maintien tendino-ligamentaire de la talo-naviculaire, soit à une compression de la tête du talus contre l'os naviculaire expliquant les formes avec hypertrophie du tubercule naviculaire.

Le pied-plat contracturé

Le pied-plat contracturé se caractérise par une rétraction du tendon d'Achille et des tendons fibulaires avec un pied en abduction majeure fixée et une douleur du sinus du tarse. Le test de montée sur la pointe des pieds en bipodal permet de distinguer le pied contracturé simple (inversion en bipodal) de la synostose parfois associée (éversion en bipodal). La flexion plantaire de la cheville permet de détendre les tendons d'Achille et fibulaires ce qui rend le pied contracturé réductible. Le test d'élévation du 1er métatarsien n'est pas réalisable du fait de l'irréductibilité du valgus de l'arrière-pied en charge. Le Jack test en décharge montre la réductibilité de la supination de l'avant-pied.

Sur le plan radiologique, l'abduction est mesurée sur l'incidence dorso-plantaire de face. La recherche d'une dysmorphie de la tête du talus liée à la croissance doit être systématique.

Le pied-plat trophostatique

Le pied-plat acquis de la femme ménopausée, souvent en surcharge pondérale s'accompagne d'une lésion dégénérative du tendon tibial postérieur.
Il importe de distinguer les formes réductibles et fixées et de connaître l'état du tendon tibial postérieur.

Après la classification des dysfonctions du tibial postérieur de Johnson et Ström [2], Myerson [3] distingue 4 stades évolutifs intégrant le caractère réductible de la déformation :

- *Stade 1 :* lésion du tendon tibial postérieur sans déformation du pied,
- *Stade 2 :* pied-plat valgus souple avec pré-rupture ou rupture du tibial postérieur,
- *Stade 3 :* pied-plat fixé,
- *Stade 4 :* atteinte de la tibio-tarsienne.

En fait, cliniquement, la mise sur pointe des pieds en bipodal permet de distinguer la forme réductible lorsque le pied est en inversion de la forme fixée lorsque le pied est en éversion ou que le test n'est pas possible. Si le pied est réductible, on peut alors tester le tendon tibial postérieur et le spring ligament par la mise sur pointe du pied en monopodal qui montre une éversion si le tendon est défaillant. La distinction entre les stades 3 et 4 se fait davantage par la radiographie de la cheville de face parfois en stress que par la clinique.

Bluman [4] en 2007 précise le stade 2 en définissant 3 classes :

- *Classe A :* valgus de l'arrière-pied par supination de l'avant-pied souple (A1) ou fixée (A2)
- *Classe B :* abduction de l'avant-pied
- *Classe C :* hypermobilité du 1er rayon.

Dans la **classe A** (fig. 1), l'arrière-pied est en valgus en charge du fait de la **supination** de l'avant-pied. Cette supination de l'avant-pied s'analyse en vue plantaire, le patient en décubitus dorsal après correction du valgus de l'arrière-pied. La réductibilité de la supination s'apprécie par le test d'élévation du 1er métatarsien d'Hintermann et par le Jack test en décharge. Il ne faut pas oublier de rechercher un valgus de la tibio-tarsienne parfois associé (test de Caroll, radiographie en stress en valgus forcé de la cheville).
Sur le bilan radiologique, l'axe talo-2e métatarsien de face peut être normal de même que l'axe talo-1er métatarsien de profil. Par contre, le valgus est évident sur le cliché cerclé de Méary.

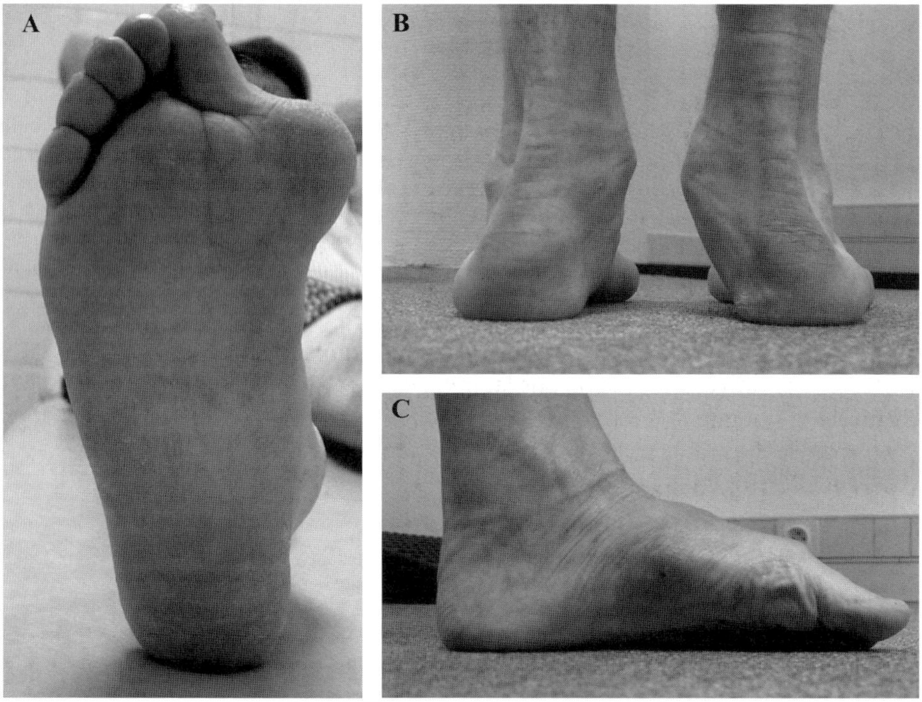

Fig. 1 : *Le stade 2A de Bluman : la supination de l'avant-pied visualisée en vue plantaire (1A) entraîne un valgus important de l'arrière-pied (1B). Le test d'Hinterman différencie les formes souples des formes fixées (1C).*

Dans la **classe B** (fig. 2), l'abduction se visualise soit en regardant la plante du pied où il existe une cassure du bord latéral, soit de l'arrière en charge *(too many toes sign)*. Le bilan radiologique montre une angulation talo-2e métatarsien de face excessive et une découverture de la tête du talus. Le profil n'est pas spécifique.

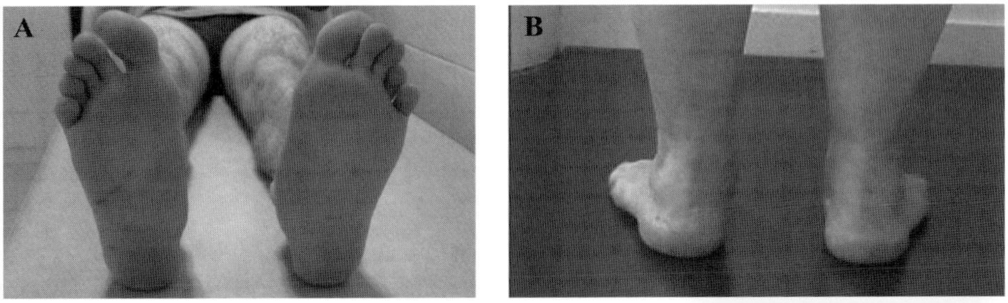

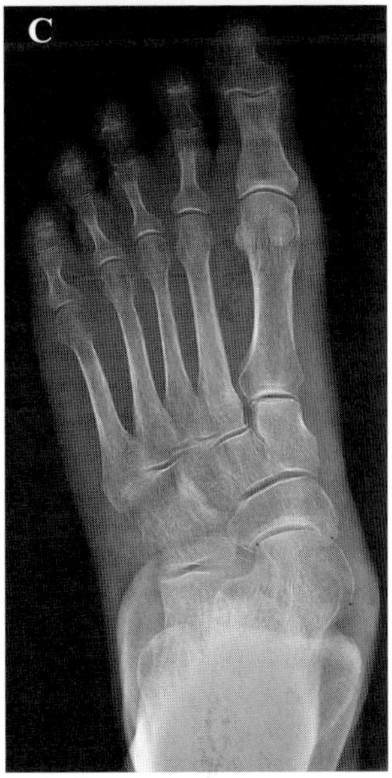

Fig. 2 : Le stade 2B de Bluman : l'abduction du médio-pied est évaluée sur la vue plantaire avec la cassure du bord latéral du pied (2A) et de dos avec le too many toes sign (2B). La mesure de l'abduction se fait sur l'incidence radiologique dorso-plantaire avec l'angle talo-2e métatarsien et la couverture de la tête du talus (2C).

Dans la **classe C** (fig. 3), il n'existe pas de supination de l'avant-pied, le patient en décubitus dorsal, l'arrière-pied réaxé mais on note parfois un durillon d'hyperappui sous la tête du 2e métatarsien ou sous l'interphalangienne de l'hallux du fait d'un métatarsus élévatus. La mobilité de la **1er cunéo-métatarsienne** testée comparativement aux rayons latéraux est significativement augmentée. Le Jack test en décharge montre un défaut de creusement par hyperflexion dorsale de la 1re métatarso-phalangienne du fait d'un étirement des fléchisseurs du 1er rayon.

Le bilan radiologique peut montrer une hypertrophie du 2e métatarsien, un bâillement plantaire ou un pincement dorsal de la 1re cunéo-métatarsienne ou de la naviculocunéenne, un écart excessif entre la base des 1er et 2e métatarsiens.

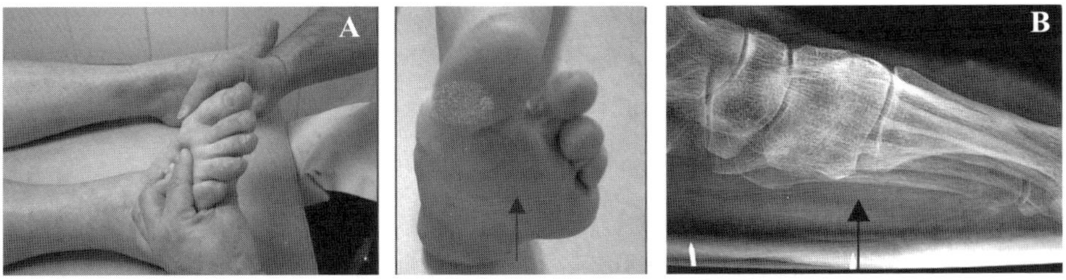

Fig. 3 : Le stade 2C de Bluman : l'hypermobilité du 1er rayon est dépistée par le test de mobilisation du 1er métatarsien par rapport aux métatarsiens latéraux (3A) et sur la radiographie de profil en charge qui montre un bâillement plantaire (3B).

En réalité, les stades ne sont pas toujours aussi différenciés et il existe des formes combinées. Les stades irréductibles 3 et 4 justifient un bilan scanographique en complément des radiographies pour préciser les articulations arthrosiques mais aussi les conséquences du glissement du talus sur le calcanéus (lésion kystique, fracture de la grande apophyse à partir de l'angle de Gisanne) (fig. 4). Il ne faut pas omettre de faire un bilan du 1er rayon et de la tibio-tarsienne dans ces stades pour ne pas passer à côté d'un stade 4 (fig. 5).

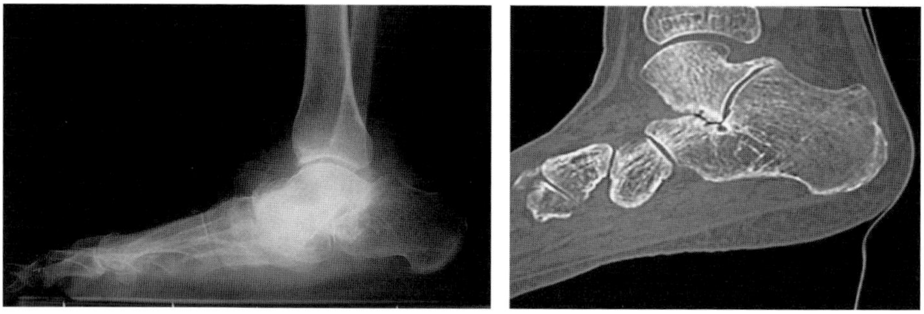

***Fig. 4** : stade 3 : arthrose subtalienne avec glissement du talus.*

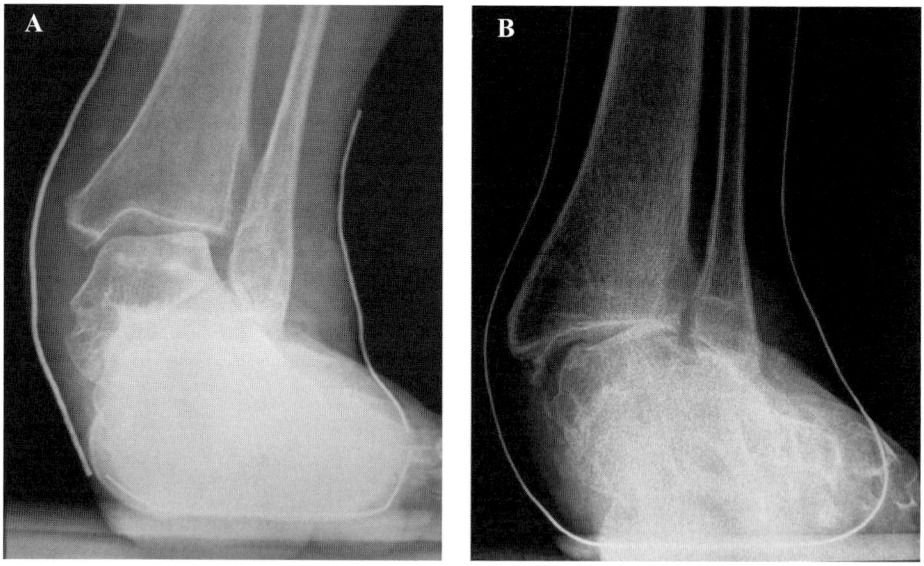

***Fig. 5** : stade 4 : atteinte tibio-tarsienne : A : laxité médiale ; B : arthrose valgisante*

Conclusion

La classification des pieds-plats valgus est difficile car il existe des lésions intriquées par leur origine et leur évolutivité.

Avant d'envisager la thérapeutique appropriée, il importe de définir la réductibilité et le siège des lésions sans oublier que la raideur n'est pas toujours articulaire (arthrose ou synostose) mais parfois secondaire à une rétraction tendineuse qui, une fois libérée, conduit à une déformation réductible.

La classification de Bluman a l'intérêt de corréler l'examen clinique aux lésions anatomiques permettant d'optimiser les propositions thérapeutiques.

References

[1] PHILBIN T, ROSENBERG G, SFERRA JJ. Complications of missed or untreated Lisfranc injuries. *Foot Ankle Clin 2003, 8 : 61-71.*

[2] JOHNSON KA, STROM DE. Tibialis posterior tendon dysfunction. *Clin Orthop 1989, 239: 196- 206.*

[3] MYERSON MS. Adult acquired flatfoot deformity: treatment of dysfunction of the posterior tibial tendon. *Instr Course Lect 1997; 46: 393-405.*

[4] BLUMAN EM, TITLE CI, MYERSON MS. Posterior tibial tendon rupture: a refined classification system. *Foot Ankle Clin. 2007 Jun; 12(2): 233-49.*

Enquête des pratiques professionnelles

M. Hélix-Giordanino

Les chirurgiens

Quarante-sept chirurgiens ont répondu à l'enquête des pratiques professionnelles dont 43 sont membres de l'AFCP.
Vingt-trois opèrent dans une structure privée, 13 en CHU, 4 dans un hôpital public et 7 ont une activité mixte.
Quarante opèrent en France, 5 en Belgique, 1 à Monaco et 1 en Suisse.
Ces chirurgiens ont en moyenne 14 ans d'expérience chirurgicale (entre 0 et 33 ans).

La chirurgie du pied constitue en moyenne 63 % de leur activité (17 font exclusivement de la chirurgie du pied et pour 5 praticiens, la chirurgie du pied représente moins de 20 % de leur activité).

Nous avons demandé aux praticiens s'ils avaient une expérience en chirurgie du pied-plat valgus :
- 37 sur 47 se considèrent expérimentés, quoiqu'un tiers seulement a acquis cette expérience grâce à une formation spécialisée.
- Les 10 chirurgiens qui se considèrent non expérimentés en pied-plat valgus ont moins de 15 ans de pratique chirurgicale.

Modalités de prise en charge

En moyenne, chaque chirurgien ayant répondu à l'enquête prend en charge 52 pieds-plats valgus par an et n'opte pour une solution chirurgicale que dans 11 cas, ce qui correspond à peu près à 2 500 pieds-plats valgus traités par an dans cette enquête et à 500 pieds-plats valgus opérés.

Le groupe de praticiens ayant moins de cinq ans de pratique chirurgicale traite en moyenne 23 pieds-plats valgus et en opère 6 par an.

Les tests cliniques spécifiques d'évaluation du pied-plat réalisés par les chirurgiens sont essentiellement des tests de réductibilité (appui bipodal sur pointes, test de Jack, test de Hintermann), l'analyse de la fonction du tibial postérieur et la recherche d'une rétraction du tendon calcanéen et du court fibulaire sont de pratique courante.

Le bilan radiographique comporte systématiquement des radiographies de cheville en charge de face et de profil, ainsi qu'un cliché de Méary.
Un cliché radiographique du pied de trois quarts, une télémétrie ou des radiographies comparatives sont plus rarement demandées.
60 % des praticiens demandent un scanner, 60 % une IRM et 53 % une échographie.

Les traitements

La douleur était le critère le plus fréquemment retenu (89 %) pour poser l'indication chirurgicale devant l'échec des orthèses plantaires (80 %) et l'instabilité à la marche (70 %).
62 % des praticiens optent pour d'autres critères telles une décompensation arthrosique, une rupture du tendon du tibial postérieur ou des difficultés de chaussage.
Parmi les nombreuses techniques chirurgicales utilisables, 89 % des praticiens citaient les arthrodèses dans leur arsenal thérapeutique, 70 % une ostéotomie de translation médiale du calcanéum, 51 % l'ostéotomie d'allongement du calcanéum de type Evans, 38 % une arthrorise faisant appel à la mise en place d'une endoprothèse (36 %), à l'intervention de Grice (8 %) ou de Cavalier (15 %).

Parmi les gestes associés, 89 % des chirurgiens réalisent parfois un allongement du tendon calcanéen ou une section des gastrocnémiens et 34 % un allongement des fibulaires.
Aucun praticien ne propose la réparation isolée du tendon tibial postérieur. Le seul transfert proposé est l'avancement du tendon du tibial postérieur par une pastille osseuse d'insertion du naviculaire et un chirurgien réalise parfois un peignage du tendon du tibial postérieur.
68 % des chirurgiens réparent le *spring ligament* si nécessaire.
51 % réalisent une ostéotomie d'abaissement du premier métatarsien et 55 % une arthrodèse entre le premier métatarsien et le premier cunéiforme.
Il existe peu de différence dans le choix des techniques pratiquées entre les chirurgiens expérimentés et les chirurgiens ayant moins de cinq ans de pratique chirurgicale.

Gestion postopératoire

L'immobilisation postopératoire se fait essentiellement par une immobilisation plâtrée (40) sans appui plutôt que par une botte de marche (21) ou une attelle de type *"Air-cast"* (10).
La durée moyenne d'immobilisation est de 42 jours et la reprise de l'appui est autorisée aux alentours de la 6e semaine. La rééducation est débutée au 53e jour en moyenne.
Des semelles sont portées à partir du deuxième mois postopératoire pour une durée moyenne de cinq mois.

Conclusion

Les praticiens ayant participé à cette enquête sont essentiellement expérimentés et ont une activité prédominante en chirurgie du pied. Ils ne voient en consultation que 52 pieds-plats valgus par an (ce qui signifie que la plupart des pieds-plats répondent favorablement au traitement orthétique et ne sont pas adressés au chirurgien) et n'en opèrent que 11 par an (ce qui confirme la rareté des indications chirurgicales).
Echographie, scanner et IRMN ne sont pas systématiques et ne sont demandés que dans un peu plus de la moitié des cas.
L'indication chirurgicale n'est portée que sur des pieds-plats résistants au traitement orthétique et se traduisant par des douleurs invalidantes parfois associées à une instabilité.

Des gestes d'arthrodèse sont privilégiés par 90 % des chirurgiens, alors que parmi les gestes conservateurs, l'ostéotomie de la grosse tubérosité du calcanéum est préférée à l'allongement de la colonne latérale.
La place prise par les vis d'expansion du sinus du tarse est importante et justifie que leur indication précise soit clairement déterminée.
Parmi les gestes sur les parties molles, l'allongement du tendon calcanéen est très diffusé.
Les gestes réalisés sur la colonne médiale sont assez fréquemment réalisés.
Le pourcentage de geste réalisé sur le spring ligament est étonnant et contribue à penser que les praticiens ayant répondu au questionnaire disposent d'une solide expérience en chirurgie du pied.

Orthèses plantaires

C. Ferrari

Introduction

Si certaines études ont montré l'absence de différence évolutive du pied-plat chez l'enfant avec ou sans orthèse plantaire [1, 2], il n'existe que très peu d'évaluations sur l'efficacité des Orthèses Plantaires (OP). Le bénéfice subjectif basé sur la satisfaction du patient est démontré par Moraros et Hodge [3] qui observaient 83 % de résultats satisfaisants à 14 semaines sur une série de 523 cas.

En 2003, Nester [4] démontrait que les orthèses plantaires anti-pronatrices entraînaient une diminution de l'amplitude de la pronation en phase de contact ainsi que de l'amplitude totale du mouvement de l'arrière-pied et une augmentation de l'amplitude maximale de l'activité EMG du long fibulaire.

Les principes techniques

Le bilan pré-thérapeutique

Avant d'entreprendre la confection de l'orthèse plantaire, un **bilan podologique** complet permet d'apprécier les caractéristiques du pied-plat. Il comprend : un interrogatoire, un examen podoscopique, une vérification des mobilités articulaires en position debout et en décubitus, une analyse des examens radiologiques et échographiques, une analyse baropodométrique en statique et en dynamique et une analyse du chaussage.

L'analyse baropodométrique consiste à quantifier la répartition des pressions plantaires et des forces exercées par rapport au sol évaluant la prédominance d'un valgus (hyperappui talonnier médialisé), d'une pronation ou d'une abduction de l'avant-pied.

En dynamique, il est important de savoir analyser la courbe d'index de force médio-latérale et la *"gait line"* qui est la trajectoire parcourue par le centre de pression lors du déroulement de la phase d'appui. Elle nous permet de "doser" la correction du valgus, de la pronation du médio-pied et de la supination antérieure.

Les techniques

Le but est de contrôler les mouvements anormaux, modifier et/ou stabiliser les déformations de façon à normaliser la marche.

Les orthèses plantaires ont un effet dynamique en modifiant l'angle du pas et en varisant le calcanéus par rapport au squelette sus-jacent lors de l'appui talonnier. Elles stabilisent le couple de torsion dans la phase plantigrade et facilitent la phase de propulsion.

Plusieurs techniques s'offrent aux podologues pour la confection des orthèses plantaires :
- La technique du **thermoformage sur mesure** est la plus adaptée dans la correction du pied-plat valgus, ces orthèses sont mécaniques, équilibrantes, confortables et résistantes.
- L'orthèse plantaire **thermomoulée** (fig. 1) est réalisée à partir de poches sous vide permettant d'obtenir une correction des axes. La manœuvre de relèvement de

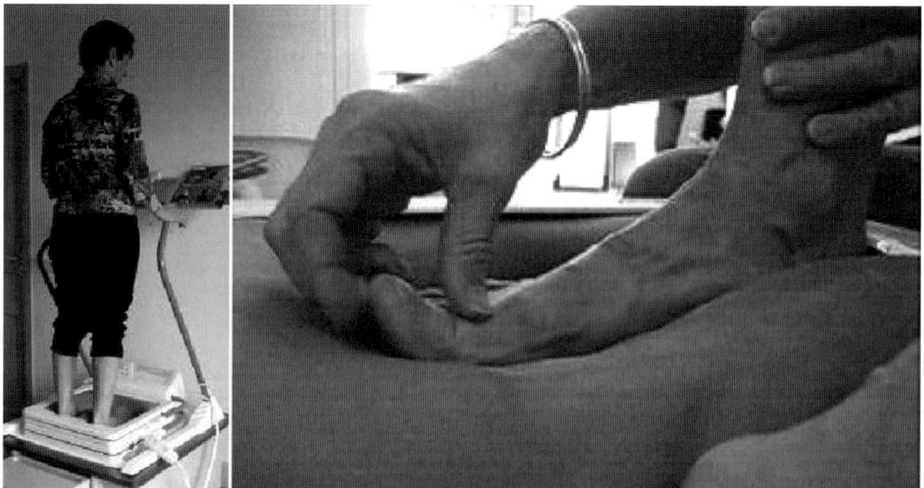

Fig. 1 : *Le thermomoulage sur mesure nécessite des manœuvres de correction des déformations réductibles du pied-plat valgus : rotation externe de jambe et flexion dorsale de l'hallux.*

l'hallux (flexion dorsale de l'hallux, rotation externe tibiale, rotation externe hanche et bassin) permet, si le valgus est réductible, de corriger l'arrière-pied et le médio-pied. Il ne faut pas entraîner une supination de l'avant-pied et éviter l'hypercorrection.

- Les orthèses en **Polyuréthane** font appel à un procédé chimique à 2 composants où la thermo-expansion sur le pied du patient assure le moulage, le dosage de l'eau permettant de gérer la souplesse. Ce matériau très résistant est parfait pour les pieds complexes fixés.

Les indications

Le bilan podologique permet de définir le type de pied-plat et de déterminer l'orientation à prendre dans la réalisation de l'orthèse plantaire. Le médecin prescripteur doit préciser la pathologie ainsi que le principe de correction ou de confort souhaité.

Pied-plat valgus réductible

Les orthèses plantaires sont stabilisatrices et correctrices avec selon la gravité de la déformation une cuvette talonnière, un élément calcanéen supinateur et une voûte rigide si la déformation est importante ou une barre rétro-capitale supinatrice et parfois un dérotateur interne en cas de marche en rotation externe excessive dans les cas moins sévères.

Pied-plat valgus contracturé

Sur ce pied partiellement fixé, la rééducation préalable pour assouplir le pied ne doit pas être oubliée.
L'orthèse plantaire tient compte du degré de réductibilité après la rééducation.

Pied-plat valgus fixé

L'orthèse plantaire en polyuréthane donne maintien et confort, dans un chaussage type sandale.

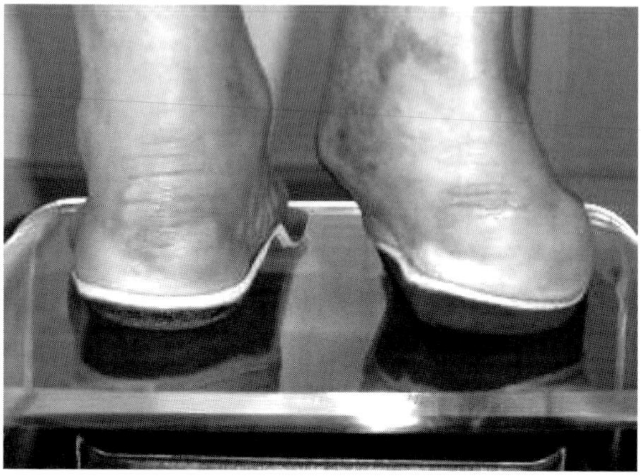

Fig. 2 : La vue des arrière-pieds sur les orthèses de dos donne une évaluation partielle de la correction obtenue (sans les chaussures).

En présence d'une contre indication chirurgicale (par exemple d'ordre cutané ou infectieux), l'orthèse plantaire de confort prend toute son importance car même en l'absence de correction du pied-plat valgus (fig. 2), on constate une amélioration de la dynamique et des appuis intéressant dans la phase de propulsion et rendant la marche possible et indolore.

- **Le conseil de chaussage**

Il dépend du degré du pied-plat valgus ainsi un pied-plat valgus léger autorise un chaussage très féminin.

La chaussure de série accepte facilement une paire d'orthèses plantaires même si la tige est basse, mais avec laçage et contrefort résistant. La semelle de la chaussure ne doit pas être molle pour supporter l'écrasement.

Pour les déformations de l'avant-pied associées, la chaussure thérapeutique de série est adaptée et bien tolérée car encore esthétique (C.H.U.P.).

La chaussure orthopédique sur mesure est malheureusement toujours peu esthétique et ne s'adresse qu'aux déformations invalidantes.

La surveillance de l'efficacité des orthèses plantaires

Le patient est revu en fonction de l'usure des orthèses plantaires et des douleurs ou tous les ans (prise en charge par la Sécurité Sociale).

L'analyse des zones douloureuses et de la marche sans oublier l'usure des chaussures permet d'orienter les corrections à envisager.

La baropodométrie nous permet d'évaluer, d'une consultation à l'autre, la correction obtenue car on connaît, grâce à l'étude de Gaillet [5], l'effet mémoire d'une orthèse plantaire sur les muscles du pied validant l'examen pieds nus.

Les clichés radiographiques sans et avec orthèse plantaire (et chaussures) peuvent aussi évaluer les corrections.

• Education thérapeutique du patient

Il faut expliquer aux patients l'intérêt de porter ces orthèses plantaires du matin au soir, les sensibiliser à la qualité du chaussage en bannissant la babouche et en adoptant des chaussures d'intérieur, leur montrer comment tester leurs chaussures et leur conseiller de les changer quand elles sont déformées.

Conclusion

Les orthèses plantaires ont un intérêt sur le pied-plat valgus dans le contrôle des mouvements anormaux et sur la douleur.

Chez l'adulte, on va faire de la prévention sur un pied-plat valgus souple, soulager les douleurs et lutter contre l'aggravation dans un pied-plat valgus fixé ; la place de l'orthèse plantaire est prépondérante avant toute intervention chirurgicale de même qu'en postopératoire où elle facilite la remise en charge et évite la supination compensatrice de l'avant-pied.

La prescription est avant tout quantitative mais elle peut être aussi qualitative en précisant les corrections ou le confort que l'on veut apporter.

Références

[1] GOULD N. *et al.* Development of the child's... *Foot Ankle 1989, 9 : 241-5.*

[2] WANGER DR *et al.* Corrective shoes and inserts as treatment for flexible flatfoot in infants and children. *J Bone Joint Surg 1989, 71A: 800-10.*

[3] MORAROS ET HODGE : "orthotic survey: preliminary results", *1993.*

[4] NESTER "Effect of foot orthoses on the kinematics and kinetics of normal walking gait", *2003.*

[5] JC. GAILLET "modifications of baropodograms after transcutaneous electric stimuation of the abductor hallucis muscle in humans standing erect". *Clinical Biomechanics 19 (2004) 1066-9.*

Prise en charge du pied-plat idiopathique de l'enfant

P. Chrestian, M.C. Maximin

Introduction

Le sujet se limitera au pied-plat valgus idiopathique de l'enfant et de l'adolescent. Les synostoses du tarse postérieur et les pieds neurologiques sont exclus. Les indications thérapeutiques sont guidées par la croissance de l'enfant.

Pied-plat valgus de l'enfant de 2 à 6 ans

La consultation est souvent faite à la demande des parents inquiets face aux troubles de la marche et de l'équilibre de leur enfant.

Le rôle de l'orthopédiste pédiatre est de confirmer le pied-plat par un examen clinique bien conduit et d'en déterminer le caractère idiopathique en ayant pris soin d'éliminer une origine neurologique, neuromusculaire ou ophtalmologique en s'entourant de l'avis autorisé de collègues neurologues.

Si nécessaire, des examens complémentaires sont réalisés pour infirmer ou confirmer le diagnostic étiologique. Une fois le diagnostic de pied-plat valgus "idiopathique" du petit enfant posé, il est possible de rassurer les parents et de mettre en œuvre le traitement rééducatif.

Le traitement n'est pas chirurgical et la kinésithérapie active globale n'est possible en général qu'à partir de l'âge de 5 ans. Avant cet âge, l'enfant n'est pas capable de participer activement aux soins de rééducation. La rééducation, avant cette date, se fait de manière passive et se rapproche d'une prise en charge de type neurologique.

Les **motifs de consultation** sont multiples. Les parents signalent que leur enfant est "pataud", maladroit, qu'il marche tel "un scaphandrier sortant de l'eau"... L'enfant peut se plaindre de douleurs au niveau du pied, parfois ascendantes au niveau du mollet. Le patient souffre de son manque de performance sportive malgré toute sa bonne volonté.

Le morphotype du patient est assez caractéristique [1] : l'enfant est court, sur des membres inférieurs très laxes avec une démarche pesante et une torsion tibiale externe.
Tout comme chez le petit enfant, il faut éliminer les causes neurologiques, neuromusculaires sans oublier les synostoses du tarse.
Le diagnostic du pied-plat valgus "Idiopathique" peut être conforté par des radiographies standards et dynamiques, sans oublier l'incidence de Méary.

Il faut toujours commencer par le **traitement orthopédique** comprenant l'association de la kinésithérapie et des orthèses plantaires qui augmentent la stabilité du pied et diminuent sa déformation.

Pour stabiliser le pied, il est possible de le contenir dans des chaussures thérapeutiques orthopédiques ou bien de le soutenir par des semelles orthopédiques. Toutefois, le chaussage doit rester léger assurant confort, protection de la plante du pied et stabilisation du talon. Il est inutile de prescrire des chaussures orthopédiques raides et montantes qui sont nuisibles car elles empêchent le patient de poursuivre son auto-rééducation proprioceptive et de renforcer sa musculature jambière.

Les **orthèses plantaires** peuvent assurer un maintien statique (soutien de la voûte plantaire purement passif) ou dynamique (semelles proprioceptives destinées à stimuler certains groupes musculaires du pied et utilisant la réflexologie plantaire).
On peut utiliser le système des orthèses plantaires classiques ou des orthèses plantaires moulées en correction.
L'expérience montre que la prescription d'orthèses plantaires adaptées améliore la statique, le contrôle de l'espace péri-corporel et la psychomotricité.
Parfois, les coques talonnières sont le seul recours pour stabiliser un arrière-pied hyperlaxe.

La **kinésithérapie** doit prendre en charge le patient dans sa globalité, le pied étant le dernier maillon du train portant. La coordination doit être particulièrement travaillée.

La rééducation fonctionnelle a une action si un travail analytique est effectué sur les muscles plantaires (saisie d'objets avec les orteils, accroche avec les ongles), renforcement des muscles intrinsèques du pied. L'action doit surtout porter sur les élongations du tendon calcanéen. La kinésithérapie analytique doit être relayée par une kinésithérapie plus globale, sautillements, franchissement d'obstacles, jeu de ballon aux pieds, travail de l'équilibre.

A partir de l'âge de 8 ans, et jamais avant, l'échec du traitement orthopédique loyalement mené peut faire discuter le **traitement chirurgical**.

Les principes de cette chirurgie sont de recentrer le pied sous le segment jambier, de réaxer les colonnes médiale et latérale afin de redistribuer les appuis plantaires, de restaurer la fonction d'amortissement et de propulsion au niveau du pied dans le cycle de la marche, la course et le sprint.

Les examens cliniques, podoscopiques et radiographiques ne sont pas spécifiques à l'enfant et permettent de choisir la technique chirurgicale la plus adaptée. La radiologie permet de déterminer le siège des déformations et leur réductibilité d'où l'importance des clichés dynamiques (sur la pointe des pieds, mobilité talo-calcanéenne, orteils relevés).

L'appréciation de la réductibilité permet de préfigurer le geste opératoire et d'en déterminer les sites d'action.

Si le pied de l'enfant de plus de 8 ans est souple et qu'il existe comme c'est souvent le cas, une brièveté du tendon calcanéen, un geste sur les parties molles (aponévrotomie des gastrocnémiens) sera associé à une arthrorise ou à une ostéotomie isolée du premier cunéiforme selon la technique de Elke Viehweger, Michel Jacquemier et collaborateurs [2].

Notre préférence et nos habitudes nous poussent vers la technique d'arthrorise avec implant du sinus du tarse de Giannini associée à la myo-aponévrotomie des gastrocnémiens. Nous considérons cette intervention comme moins grevée de complications que l'intervention de Judet (rupture de vis, effraction dans le canal tarsien ou dans la plante du pied). La technique de Giannini [3] (fig. 1) trouve ses limites chez le grand enfant et en l'absence de réductibilité des déformations et comporte des complications (algoneurodystrophies, insuffisances de correction, expulsions de l'implant).

L'arthrorise doit être protégée par le port prolongé d'une orthèse plantaire qui diminue les douleurs du médio-pied et les tensions musculaires. Les implants sont retirés au bout de deux ans.

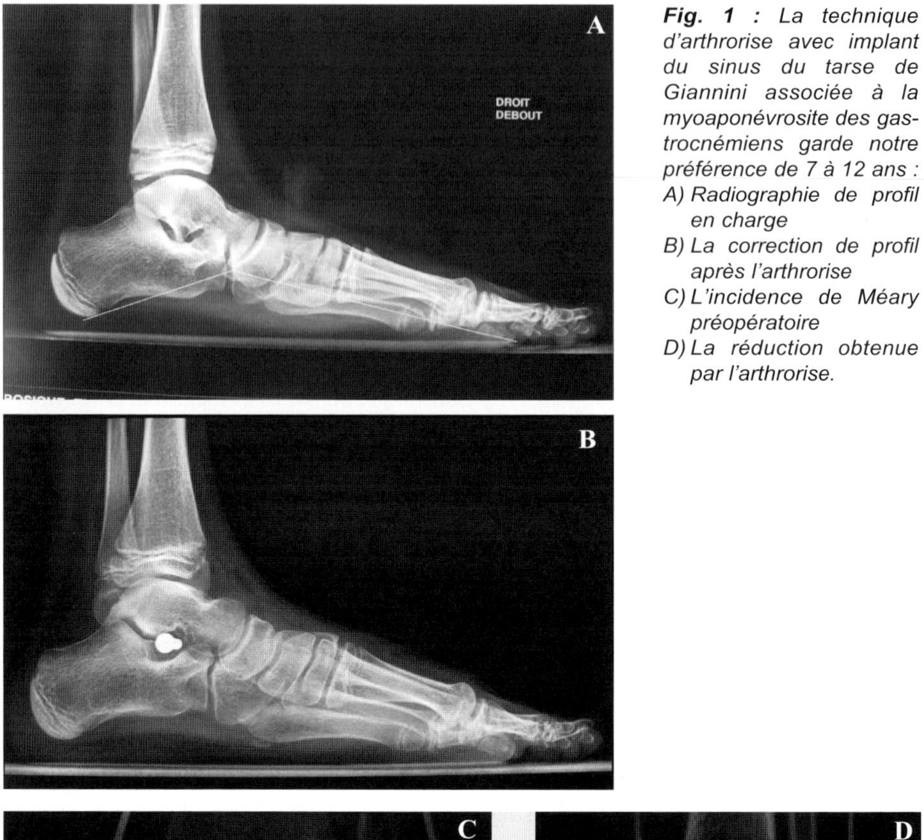

Fig. 1 : *La technique d'arthrorise avec implant du sinus du tarse de Giannini associée à la myoaponévrosite des gastrocnémiens garde notre préférence de 7 à 12 ans :*

A) Radiographie de profil en charge

B) La correction de profil après l'arthrorise

C) L'incidence de Méary préopératoire

D) La réduction obtenue par l'arthrorise.

Les arthrodèses extra-articulaires n'ont plus d'indication à cet âge car elles compromettent la fonction du couple de torsion de façon définitive.
En présence d'un pied raide, les arthrorises sont souvent dépassées et le traitement chirurgical consistera en des réorientations et allongements osseux réalisés au site de la déformation associés à une chirurgie des parties molles qui permet de minimiser les coupes osseuses et les réductions de taille du pied.

L'adolescent

La plainte fonctionnelle est centrée sur la douleur du talon et du médio-pied favorisés lors de l'entrée en lycée professionnel (position debout, métiers de service) ou lors de la pratique de certaines activités sportives (football, athlétisme).
Chez la jeune fille, la plainte fonctionnelle masque souvent une requête d'ordre esthétique (dysmorphophobie). Il faut savoir surseoir à tout geste chirurgical avant d'avoir la certitude de l'organicité des troubles.

Conclusion

Les indications du traitement du pied-plat valgus "idiopathique" sont choisies en fonction de l'âge de l'enfant et de la gravité de la symptomatologie. L'examen clinique permet de différencier les pieds raides des pieds souples.
La chirurgie n'a sa place qu'après l'âge de 8 ans et suite à une longue période d'observation et d'observance du traitement orthopédique comportant une rééducation bien conduite et un traitement orthétique adapté.
La chirurgie s'inscrit dans un vaste programme de réhabilitation et ne saurait être envisagée pour des raisons esthétiques.

Références

[1] N. KOURY Pied-plat idiopathique de l'enfant et de l'adolescent. *Cahiers d'enseignement de la SOFCOT, n° 97, 2008.*

[2] VIEHWEGER E, JACQUEMIER M, LAUNAY F, GIUSIANO B, BOLLINI G First cuneiform osteotomy alters hindfoot architecture. *Clin Orthop Relat Res. 2005 Dec; 441: 356-65.*

[3] GIANNINI BS, CECARRELI F, BENEDETTI MG, CATANI F, FALDINI C. Surgical treatment of flexible flatfoot in children a four-year follow-up study. *J Bone Joint Surg Am. 2001; 83-A Suppl 2 Pt 2: 73-9.*

Les ostéotomies d'allongement du bord latéral

J.A. Colombier, E. Toullec, A. Espie

Delwyn Evans [1], en 1975, part du principe que sur un pied normal, les colonnes médiales et latérales sont à peu près d'égale longueur. Il propose comme méthode de traitement du pied-plat valgus, l'allongement de la colonne latérale en insérant un greffon cortical dans la petite apophyse du calcanéus.

Biomécanique

L'allongement de la colonne latérale du calcanéus permet une correction dans les trois plans de l'espace : correction de l'abduction de l'avant-pied, de la divergence talo-calcanéenne, de la supination de la voûte plantaire avec, dans le plan frontal, une réduction du valgus talonnier. La longueur du pied étant fixée par l'aponévrose plantaire, l'addition d'un greffon entraîne un creusement de la voûte.

Technique

Le patient est installé en décubitus dorsal. L'incision cutanée est horizontale au-dessous du sinus du tarse. Le calcanéus est exposé après avoir récliné en dorsal le muscle court extenseur des orteils.

L'abord des tendons fibulaires est le plus souvent nécessaire. Il est réalisé au-dessus de la malléole latérale. Après ouverture de la gaine, le tendon court fibulaire est allongé selon la technique de Green.

L'ostéotomie est située dans la grande apophyse du calcanéus à 1,5 cm de l'articulation calcanéo-cuboïdienne parallèle à celle-ci. Elle est débitée à la scie oscillante et poursuivie aux ciseaux à frapper. Une broche provisoire stabilise l'articulation calcanéo-cuboïdienne pour éviter sa subluxation.

Un distracteur est mis en place dont l'ouverture progressive permet d'apprécier la réduction : varisation de l'arrière-pied, creusement de l'arche longitudinale médiale et couverture de la tête talienne. Un greffon autologue cortico-spongieux prélevé sur la crête iliaque homolatérale permet l'allongement de la colonne latérale. Une fois introduit, le greffon est stabilisé par une vis ou une plaque verrouillée (fig. 1).

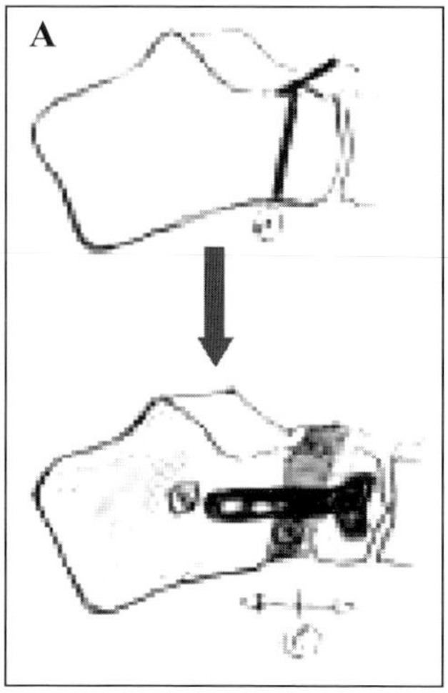

***Fig. 1** : Les principes techniques de l'ostéotomie d'allongement du calcanéum selon Evans :*
A) Le siège de l'ostéotomie à 1,5 cm de la calcanéo-cuboïdienne.
B) Le placement du greffon après écartement de l'ostéotomie.
C) L'ostéosynthèse par plaque.

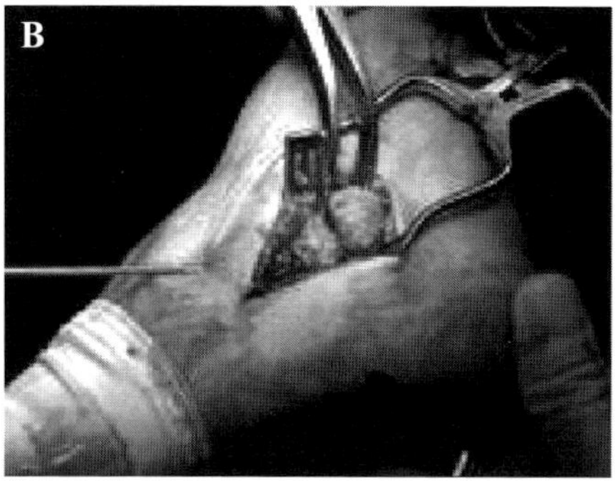

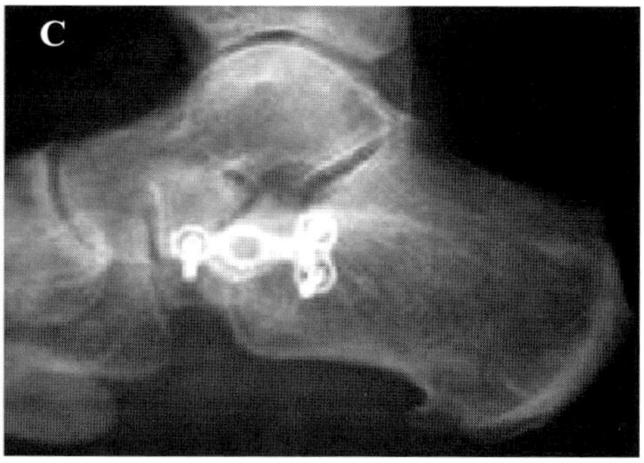

En fin d'intervention, des gestes complémentaires osseux ou sur les parties molles sont souvent nécessaires.

Complications

Elles sont peu fréquentes.

La subluxation calcanéo-cuboïdienne peut être évitée par la mise en place d'une broche temporaire dans l'articulation calcanéo-cuboïdienne.

La lésion peropératoire des tendons fibulaires ou du nerf sural doit être prévenue.

Trois difficultés sont à souligner :

- réaliser un allongement de la colonne latérale et non pas l'ouverture latérale ;
- choisir la taille adéquate du greffon ;
- éviter une ascension du fragment distal.

Suites opératoires

Une immobilisation dans une botte pédieuse est réalisée pour six semaines. La reprise de l'appui s'effectue sous couvert d'une orthèse plantaire.

Indications

L'ostéotomie d'Evans est indiquée pour la correction du pied-plat valgus réductible, particulièrement lorsqu'il existe une abduction de l'avant-pied (stade IIB de Blumann) (fig. 2). Elle n'est pas indiquée en cas de pieds-plats rigides ou arthrosiques.

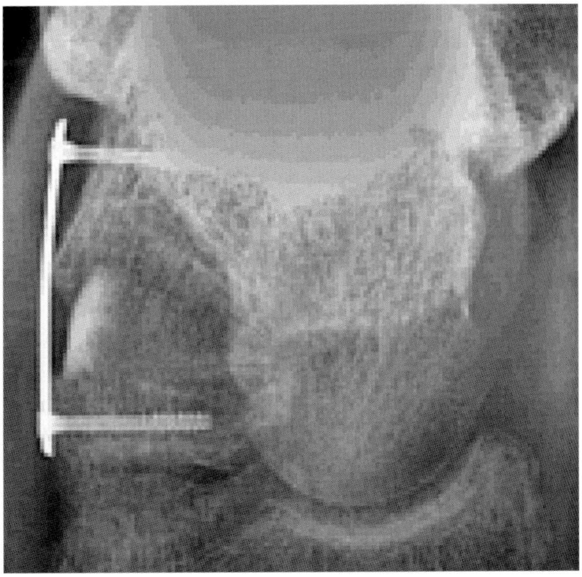

***Fig. 2** : Le trait d'ostéotomie est dirigé sur le centre de la tête du talus pour faciliter la rotation de l'os naviculaire corrigeant l'abduction.*

Résultats

Les résultats, à moyen et long terme, ont été évalués à partir d'une étude rétrospective multicentrique continue avec un recul minimum de trois ans. Les patients étaient revus par un examinateur indépendant.

Ont été inclus les patients âgés de plus de 15 ans ayant été opérés pour une correction d'un pied-plat réductible, symptomatique malgré un traitement médical, selon la technique d'Evans, entre novembre 2002 et janvier 2007. 32 pieds-plats valgus ont été revus, soit 29 patients répartis en 21 femmes et 8 hommes.

L'ostéotomie d'Evans a été systématiquement associée à l'utilisation d'une autogreffe cortico-spongieuse d'origine iliaque.

Dans 18 cas, un autre geste osseux a été associé : arthrodèse cunéo-métatarsienne (5 cas), arthrodèse cunéo-naviculaire (2 cas), ostéotomie de scarf du 1er métatarsien (4 cas), ostéotomie d'abaissement de la base du 1er métatarsien (5 cas), arthrodèse métatarso-phalangienne avec abaissement de M1 (1 cas).

Un allongement percutané du tendon calcanéen a été réalisé 19 fois. L'allongement des tendons fibulaires était quasi-systématique (31 fois sur 32). Parmi les autres gestes réalisés sur les parties molles, on peut noter : 1 ligamentoplastie du ligament latéral de la cheville au court fibulaire, 1 tendinoplastie du tendon tibial postérieur, 2 retention-sutures du tendon tibial postérieur, 1 retention-suture du ligament latéral de la cheville et 1 suture du spring ligament. Il convient de remarquer que les gestes sur le tendon tibial postérieur ont été rares (9 %). Il semble que le fait de rétablir la congruence de l'articulation talo-naviculaire avec un premier métatarsien qui se repose dans l'axe du col du talus supprime les contraintes d'étirement sur le tendon tibial postérieur.

Les critères d'analyse ont été les paramètres préopératoires cliniques (antécédents, douleur, retentissement fonctionnel, durée d'évolution) et paracliniques (radiographies standards, examens TDM, IRM ou baropodométriques).

L'évaluation a été faite avec le score de la cheville et de l'arrière-pied de l'AOFAS. Le score AOFAS moyen était de 79,8 (100-34) ; il était supérieur ou égal à 75/100 dans 24 cas.

Les vices architecturaux étaient corrigés dans tous les plans de l'espace. Les corrections angulaires étaient satisfaisantes et tout particulièrement la complète correction de l'abduction du pied avec une normalisation de la couverture de la tête talienne (tableau 1).

L'axe talo-métatarsien devient presque rectiligne sur le profil (171,2°, gain de 25,6°), l'abduction de l'avant-pied se corrige nettement (15,2° d'adduction), la tête talienne gagne 15-20 % de couverture supplémentaire et la pente talienne (mesurée sur le profil) se normalise en diminuant de plus de 10°. Paradoxalement, le valgus de l'arrière-pied ne se corrige que modérément (5° globalement, 8° dans le groupe des bons résultats) pour rester finalement à la limite supérieure de la normale.

Conclusion

L'originalité de la technique chirurgicale ne réside pas ici dans la réalisation d'une ostéotomie calcanéenne selon Evans, procédure permettant une correction tridimensionnelle des déformations et à l'efficacité parfaitement reconnue [2, 3, 4] mais

Tableau 1 : Résultats radiographiques de la série multicentrique

Angle	Incidence	Pré-op	Au recul	Différence
talus - M1	profil	148,7	169,2	+ 20,5
couverture tête talienne	face	64,8 %	79,6 %	+ 14,8
angle talus - M2	face	37,8	25,6	-12,2
pente talienne	profil	40	30	-10
angle de Djian-Annonier	profil	139,7	133,1	-6,6
divergence talo-calcanéenne	profil	47,6	40,4	-7,2
valgus arrière-pied	Méary	17,8	11,8	-6
divergence talo-calcanéenne	face	28,1	25	-3,1
pente calcanéenne	profil	16,3	19,3	+ 3
M1 - M5	face	20,3	19,6	-0,7

plutôt dans son association aux gestes appliqués aux parties molles : un allongement percutané des fibulaires a été quasi systématiquement réalisé, un allongement percutané du tendon d'Achille dans 60 % des cas alors que les gestes de réparation ou de substitution du tendon tibial postérieur ou du spring ligament ont été exceptionnels.

Le traitement chirurgical du pied-plat valgus pathologique de stade II est parfaitement réalisé et de façon reproductible par le biais de l'allongement de la colonne latérale du pied, associé à des gestes sur les parties molles, en particulier au niveau des tendons fibulaires. Cette technique est particulièrement adaptée aux pieds-plats valgus avec une importante composante d'abduction de l'avant-pied.

Références

[1] EVANS D. Calcaneo-valgus deformity. *In JBJS, pp. 270-78. Edited, 270-78, 1975.*

[2] MOSCA V. Calcaneal lengthening for valgus deformity of the hindfoot. Results in children who had severe, symptomatic flatfoot and skewfoot. *JBJS Am, 77(4): 500-12, 1995.*

[3] PHILLIPS G. A review of elongation of os calcis for flat feet. *JBJS Br, 65: 15-18, 1983.*

[4] SANGEORZAN B, MOSCA V, HANSEN S. Effect of calcaneal lengthening on relationships among the hindfoot, midfoot, and forefoot. *Foot Ankle, 14: 136-141, 1993.*

Place de l'ostéotomie de médialisation de la grosse tubérosité du calcanéus dans le traitement du pied-plat valgus de l'adulte

Y. Tourné

Introduction

L'ostéotomie de médialisation du calcanéus fait partie des ostéotomies de varisation du calcanéus. Cette technique chirurgicale décrite préalablement par Gleich en 1885 [1], remise au goût du jour par Koutsogiannis en 1971 [2], a été popularisée plus récemment par Myerson [3, 4]. Mais des variantes chronologiquement antérieures ou postérieures existent. Rose [5] combine le déplacement médial avec une rotation au niveau de l'ostéotomie du calcanéus.

Jacobs [6] a décrit une ostéotomie curviligne avec un abord antérieur par rapport aux tendons des fibulaires pour contrôler la face supérieure et plantaire du calcanéus. Le fragment postérieur est déplacé médialement et éventuellement en plantaire pour augmenter la pente calcanéenne puisqu'elle est diminuée dans les pieds-plats.

Dwyer [7] a décrit deux variantes techniques : l'une d'ouverture latérale pratiquée par voie latérale avec addition d'un greffon osseux correspondant à la varisation souhaitée, l'autre de fermeture médiale encore appelée *"reverse Dwyer"* où l'abord se fait à la face médiale du calcanéus. La morbidité importante de cette variante explique l'abandon progressif de cette technique.

En 2001, Weil et Roukis [8] ont décrit : *"the calcaneal scarf osteotomy"* qui permet d'augmenter la stabilité du déplacement médial en recréant un Z à la façon du Scarf du 1er rayon. Cette technique n'est pas sans rappeler l'ostéotomie de Malerba [9] utilisée dans le traitement du pied-creux pour diminuer le varus calcanéen par une translation valgisante.

Principes biomécaniques

Toutes ces ostéotomies ont pour but de traiter la déformation dans le plan frontal qui peut prédominer dans le pied-plat valgus, en déplaçant en dedans l'axe de l'arrière-pied par rapport à l'axe de charges prolongé par le tibia. Elles vont modifier le bras de levier du tendon d'Achille en changeant le point d'appui au niveau du calcanéus de l'axe jambier.

Le déplacement médial du calcanéus sous l'axe tibial entraîne une remise en tension du fascia plantaire permettant la restauration des forces inversantes du complexe suro-achilléo-plantaire et la diminution des contraintes sur l'arche médiale. La translation augmente les forces de flexion plantaire du long fibulaire latéral sur le premier métatarsien permettant ainsi une stabilisation et un verrouillage de l'arche médiale.

La diminution des forces valgisantes du tendon d'Achille a été mise en évidence par Niska [10]. C'est Otis [11] qui démontre les effets de diminution de tension sur les plans ligamentaires médiaux (spring ligament, ligament collatéral médial) ainsi que sur le tendon du muscle tibial postérieur.

La réparation isolée des lésions des tissus mous (*spring ligament*, ligament collatéral médial, tendon tibial postérieur), ne permet pas un réalignement satisfaisant des déformations et conduit progressivement à une perte de correction rendant ainsi à l'ostéotomie du calcanéus toute sa valeur, tant dans la correction extemporanée que dans la pérennité de la correction acquise [4].

Malerba a bien montré que l'ostéotomie de médialisation du calcanéus nécessitait une articulation sous-talienne intacte [9].

Enfin, des données baropodométriques ont confirmé que la translation du talon en dedans majorait la rotation latérale du pied.

Néanmoins, l'ostéotomie de médialisation du calcanéus corrige peu ou pas l'abduction, ce qui est, par contre, le rôle de l'ostéotomie d'allongement de la colonne latérale. Le choix du plan de correction sera dicté par le plan prédominant de la déformation. L'association des 2 plans de corrections sera parfois recommandée.

Technique de l'ostéotomie

Le patient est positionné en décubitus dorsal, le membre inférieur mis en rotation médiale pour la réalisation de l'ostéotomie. Dans la mesure où cette ostéotomie n'est jamais isolée et toujours associée à une réparation des lésions des parties molles médiales, la position en décubitus dorsal permet aussi la réalisation des gestes sur les lésions médiales (spring ligament, tendon du tibial postérieur, ligament collatéral médial...). L'allongement parfois nécessaire du système suro-achilléo-plantaire est réalisé avant l'ostéotomie.

Un garrot pneumatique est mis en place au niveau de la cuisse. Une antibioprophylaxie est réalisée. Un bloc poplité améliore la gestion de la douleur postopératoire.

Voie d'abord

L'incision est linéaire, oblique à 45°, au bord latéral de la grosse tubérosité du calcanéus, un travers de doigt en arrière du bord postérieur de la fibula.

L'incision se fait directement jusqu'au contact osseux sans dissection des plans sous-cutanés pour éviter les décollements qui exposent à des troubles de la cicatrisation, voire à une nécrose cutanée.

Le nerf sural est ainsi laissé dans la partie antérieure et supérieure de la voie d'abord.

La partie dorsale et plantaire du calcanéus est exposée à son tour et deux rétracteurs supérieur et plantaire sont positionnés délimitant ainsi la zone de l'ostéotomie.

Réalisation de l'ostéotomie

Une scie oscillante est utilisée pour réaliser cette ostéotomie qui fait un angle de 45° par rapport à l'horizontale. L'ostéotomie est débutée à la scie oscillante au niveau de la corticale latérale puis du spongieux mais l'ostéotomie de la corticale médiale est réalisée à l'ostéotome afin de ne pas engendrer de blessure des éléments vasculaires, nerveux ou tendineux qui sont accolés à la corticale médiale du calcanéus. L'orientation de l'ostéotomie correspond à l'orientation de la surface de l'articulation sous-talienne. Le périoste à la face médiale de l'ostéotomie est dégagé au bistouri ou à la rugine. Chez le sujet jeune, il est souvent très épais et va donc gêner la translation médiale de la grosse tubérosité. Pour cela, on peut utiliser un distracteur de Méary qui mis dans le siège de l'ostéotomie permet d'exposer parfaitement le périoste mis en tension par cette distraction et que l'on va pouvoir délicatement inciser.

La grosse tubérosité est ainsi libérée de ses attaches périostées médiales, dorsales et plantaires et elle peut donc être translatée d'environ 8 à 10 mm. On peut s'aider de la mise en flexion plantaire de la cheville pour améliorer la mobilité de cette grosse tubérosité mais il faut faire attention à ne pas entraîner une dislocation dans le sens cranio-caudal. Une fois la translation réalisée, on vérifie qu'il n'y a pas de mobilisation vers le haut et vers le bas de la grosse tubérosité mais uniquement une translation médiale pure. La mise en flexion dorsale de la cheville bloque le foyer d'ostéotomie par la mise en tension des parties molles.

Fixation de l'ostéotomie

Une fois cette translation assurée, elle est fixée temporairement par deux broches qui partent de la partie postérieure de la grosse tubérosité. La fixation définitive est ensuite réalisée par un système d'ostéosynthèse rigide et stable. Le système le plus utilisé est la vis. Une ou deux vis canulées sont placées à partir de la partie postérieure de la grosse tubérosité pour gagner la partie antérieure du calcanéus. Ces vis en compression peuvent être de modèles variés : vis spongieuse classique ou vis à double compression type vis de Herbert de diamètre 6,5 ou 7.

Une vis suffit, la plupart du temps, et elle doit être perpendiculaire au trait d'ostéotomie. On peut utiliser aussi deux vis divergentes pour améliorer le blocage de la rotation.

Une fois l'ostéosynthèse effectuée, le débord induit par la translation médiale de la grosse tubérosité est un peu atténué aux ciseaux à frapper ou à la râpe afin de diminuer d'éventuels conflits avec les tendons fibulaires.

Le tissu cellulaire sous-cutané est refermé sur un drainage aspiratif de type drain de Redon.

Les gestes médiaux sur les parties molles sont ensuite réalisés.

Un plâtre est confectionné pour 4 à 6 semaines, sans appui, pour permettre la consolidation de l'ostéotomie et la cicatrisation des gestes tendineux médiaux.

Impératifs techniques

Le contrôle scopique ou radiologique peropératoire est obligatoire à la fois pour évaluer l'importance de la translation, l'absence de positionnement parasite entre la grosse tubérosité et la partie antérieure du calcanéus et surtout le positionnement correct de la vis entre la partie postérieure translatée et la partie antérieure dans laquelle la vis va se fixer. Ainsi, des clichés rétro-tibial, de profil et de Broden permettent d'évaluer tous les temps opératoires depuis la réalisation de l'ostéotomie jusqu'à sa fixation en passant par la translation (fig. 1). En effet, des difficultés techniques peuvent apparaître au cours de cette ostéotomie qui doit rester une ostéotomie simple à réaliser. Elle peut entraîner, si le montage n'est pas stable, une perte de correction, voire l'irritation du nerf tibial postérieur lorsque la vis se retrouve en dedans de la partie antérieure du calcanéus, mais aussi des atteintes de l'articulation sous-talienne si la vis trop longue vient en conflit avec le cartilage de l'articulation sous-talienne, voire des retards de consolidation lorsque la compression ou la stabilité du montage n'est pas suffisante.

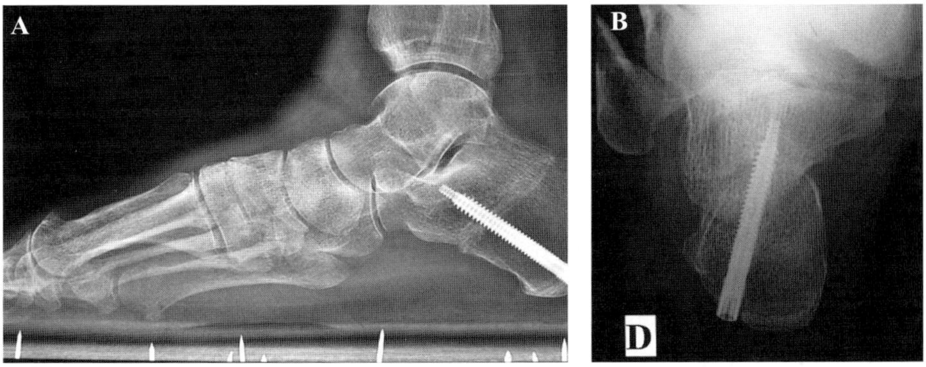

Fig. 1 : Le trait d'ostéotomie et le déplacement de la grosse tubérosité ainsi que la position des vis sont contrôlés par la radiographie de profil (1A) et surtout l'incidence rétro-tibiale (1B).

Des améliorations techniques dans la procédure ont été proposées pour limiter le risque de mal positionnement du matériel.

La chirurgie assistée par ordinateur (CAO) permet la réalisation correcte de l'ostéotomie et le positionnement des vis en évitant leurs erreurs de positionnement.

L'utilisation des plaques de décalage variable 6, 8 ou 10 mm quantifie la médialisation de la grosse tubérosité et évite les erreurs de positionnement des vis postérieures. L'inconvénient potentiel de cette plaque est d'augmenter l'épaisseur sous-cutanée et d'augmenter éventuellement les conflits avec les tendons fibulaires. Par contre, son avantage indéniable est sa facilité de pose qui évite les pièges du vissage sur un grand axe du calcanéus, réduit dans sa largeur par le décalage de l'ostéotomie.

Résultats

Les complications sont rares.
Les pseudarthroses sont exceptionnelles du fait de la bonne vascularisation du calcanéus et de la stabilité du montage. Mais il faut se méfier des déformations sus-jacentes en varus et rotation médiale du squelette jambier qui peuvent perturber la consolidation osseuse.
Les lésions des parties molles médiales occasionnées lors de l'ostéotomie n'ont pas été quantifiées dans les séries rapportées mais restent classiques et facilement maîtrisables par la rigueur du geste chirurgical.

Dans aucune des séries de la littérature, les résultats de l'ostéotomie de translation médiale ne sont dissociés de ceux réalisés conjointement au niveau des structures tendineuses que ce soit le *spring ligament*, le ligament collatéral médial et surtout le tendon du tibial postérieur.

Les résultats fonctionnels et radiologiques sont majoritairement bons. Myerson rapporte 90 % de bons et très bons résultats précoces [3, 4, 12]. Au plus long recul, les séries rapportent 85 % de bons et très bons résultats [13, 14, 15, 16].
Mais l'importance de la déformation initiale (valgus majeur et effondrement de l'arche médiale) minore ces résultats et rend nécessaire l'adjonction de gestes osseux complémentaires d'ostéotomie ou d'arthrodèse [17].
L'évolution des effets biomécaniques de l'ostéotomie sur les articulations tibio-talienne et sous-talienne reste inconnue. L'intégrité de ces articulations doit rester un pré-requis à sa réalisation.

Indications

L'ostéotomie de médialisation de la grosse tubérosité du calcanéus est indiquée dans les stades 1 mais surtout 2 de la classification de Bluman [18], sur une déformation réductible, souple et sans lésions arthrosiques.
Elle sera toujours associée à une réparation des parties molles médiales : suture du spring ligament, réinsertion et plastie du ligament collatéral médial et renfort ou remplacement du tendon du tibial postérieur défaillant par le tendon du fléchisseur commun des orteils.
Elle pourra être complétée par un allongement de la colonne latérale ou une arthrodèse de la colonne médiale selon les troubles architecturaux associés.
Elle sera contre-indiquée quand la sous-talienne est arthrosique, au profit d'une double arthrodèse médio et sous-talienne.

Conclusion

L'ostéotomie de médialisation de la grosse tubérosité du calcanéus est une technique chirurgicale fiable et reproductible à proposer dans le traitement du pied-plat valgus de l'adulte lorsque ce dernier est souple, non arthrosique, avec une déviation prédominante dans le plan frontal et toujours associée aux gestes réparateurs des lésions des parties molles médiales, dominées par l'atteinte de gravité variable du tendon du tibial postérieur. Elle sera discutée à l'allongement de la colonne latérale en fonction du type de déformation, mais parfois associée à ce dernier ou à d'autres gestes osseux spécifiques.

Références

[1] GLEICH A. Beittzagzur operative plattsfussbehandlung. *Arch Klin 1893; C358.*

[2] KOUTSOGIANNIS E. Treatment of mobile flat foot by displacement osteotomy of the calcaneus. *J Bone Joint Surg Br. 1971 Feb; 53(1): 96-100.*

[3] MYERSON MS, CORRIGAN J. Treatment of posterior tibial tendon dysfunction with flexor digitorum longus tendon transfer and calcaneal osteotomy. *Orthopedics. 1996 May; 19(5): 383-8.*

[4] MYERSON MS. Adult acquired flatfoot deformity. Treatment of dysfunction of the posterior tibial tendon. *J Bone Joint Surg 78A: 780-792, 1996.*

[5] ROSE GK. Pes planus. In Jahss MH., editor. Disorders of the foot and ankle. Medical and surgical management, vol. 1, 2nd edition, *Philadelphia: WB Saunders; 1991. p. 892-920.*

[6] JACOBS AM, OLOFF L, VISSER HJ. Calcaneal osteotomy in the management of flexible and non flexible flatfoot deformity: a preliminary report. *J Foot Surg 1981 Summer; 20(2): 57-66.*

[7] DWYER FC. The present status of the problem of pes cavus. *Clin Orthop Relat Res 1975 Jan-Feb;(106): 254-75.*

[8] WEIL LS Jr, ROUKIS TS. The calcaneal scarf osteotomy: operative technique. *J Foot Ankle Surg. 2001 May-Jun; 40(3): 178-82.*

[9] MALERBA F, DE MARCHI F. Calcaneal osteotomies. *Foot Ankle Clin N Am 2005, 10, 523-40.*

[10] NISKA M, PARKS B, CHU I *et al.* The contribution of the medial osteotomy to the correction of flatfoot deformities. *Foot Ankle Int. 2001; 22; 278-82.*

[11] OTIS JC, DELAND JT, KENNEALLY SM *et al.* Medial arch strain after displacement calcaneal osteotomy: an in vitro study. *Foot Ankle Int 1999; 20; 222-6.*

[12] MYERSON MS, CORRIGAN J, THOMPSON F, SCHON LC. Tendon transfer combined with calcaneal osteotomy for treatment of posterior tibial tendon insufficiency: a radiological investigation. *Foot Ankle Int. 1995 Nov; 16(11): 712-8.*

[13] GUYTON GP, JENG C, KRIEGER LE, MANN RA. Flexor digitorum longus transfer and medial displacement calcaneal osteotomy for posterior tibial tendon dysfunction: a middle-term clinical follow-up. *Foot Ankle Int. 2001 Aug; 22(8): 627-32.*

[14] HOCKENBURY RT, SAMMARCO GJ. Medial sliding calcaneal osteotomy with flexor hallucis longus transfer for the treatment of posterior tibial tendon insufficiency. *Foot Ankle Clin. 2001 Sep; 6(3): 569-81.*

[15] WACKER JT, HENNESSY MS, SAXBY TS. Calcaneal osteotomy and transfer of the tendon of flexor digitorum longus for stage-II dysfunction of tibialis posterior. Three- to five-year results. *J Bone Joint Surg Br. 2002 Jan; 84(1): 54-8.*

[16] LEE MS. Posterior calcaneal displacement osteotomy for the adult acquired flatfoot. *Clin Podiatr Med Surg. 2005 Apr; 22(2): 277-89.*

[17] CATANZARITI AR, LEE MS, MENDICINO RW Posterior calcaneal displacement osteotomy for adult acquired flatfoot. *J Foot Ankle Surg. 2000 Jan-Feb; 39(1): 2-14.*

[18] BLUMAN EM, TITLE CI, MYERSON MS. Posterior tibial tendon rupture: a refined classification system. *Foot Ankle Clin 2007 Jun; 12(2): 233-49.*

Place de l'arthrorise dans le pied-plat valgus de l'adulte

A. Scala, M.S. Spinelli

Introduction

La revue récente de la littérature sur le pied-plat valgus de l'adulte a permis de bien cataloguer les différents stades de cette pathologie et de préciser la place de l'arthrorise par rapport aux autres options chirurgicales. En pratique, l'indication doit être réservée aux stades II de la classification de Bluman donc aux pieds-plats réductibles et non arthrosiques.

L'arthrorise doit être considérée comme un geste chirurgical de support des éléments capsulo-ligamentaires médiaux et est rarement utilisée comme complément des ostéotomies du calcanéum.

Historique

L'idée de l'arthrorise dérive de l'intervention de Grice utilisée dans les années 60 sur le pied-plat valgus spastique. Le but de l'intervention était d'obtenir une vraie arthrodèse extra-articulaire de la sous-talienne. Recaredo Alvarez en 1970 et Burutaran en 1973 eurent l'idée de limiter les mouvements de la sous-talienne déviée en valgus et en pronation au moyen d'une vis implantée devant la sous-talienne postérieure. Depuis cette époque, nombre d'implants ont vu le jour, de forme et de composition variable parfaitement analysés dans la revue de Needelman en 2005.

On distingue actuellement deux types d'arthrorise :
- les arthrorises extra-articulaires qui vont être implantées dans le calcanéum et devant la sous-talienne (calcanéal stop),
- les endoprothèses intra-articulaires introduites à l'intérieur du sinus du tarse dont certaines bénéficient d'une capacité d'expansion favorisant leur stabilité.

L'objectif des arthrorises subtalaires par endoprothèses est de corriger la déformation du pied-plat en restaurant les rapports anatomiques du talus sur le calcaneus par verrouillage du couple de torsion, limitation de la subluxation médiale du talus et de l'éversion de la sous-talienne et correction du valgus du calcanéus.

Certains auteurs soulignent le déclenchement d'un arc réflexe d'origine proprioceptive qui s'ajoute à l'action purement mécanique de l'endoprothèse (fig. 1). Par ce mécanisme réflexe, l'endoprothèse parvient à solliciter les muscles qui creusent l'arche médiale du pied.

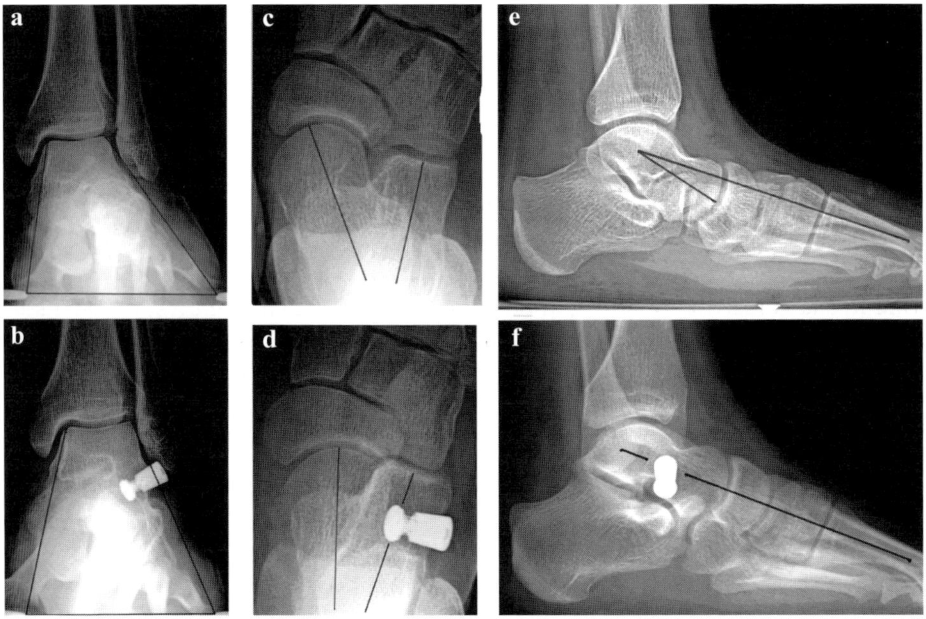

***Fig. 1 :** Endoprothèse de Viladot*

a) Le cliché de Meary montre la déviation en valgus de l'arrière-pied.

b) Le cliché de Meary après l'implant. On remarque la réduction du valgus de l'arrière-pied. A noter que l'implant n'est pas complètement contenu dans le sinus du tarse. Pourtant, la correction est très bien maintenue. Ceci pourrait confirmer que l'arthrorise déclenche un arc réflexe neurologique (proprioception) qui favorise la contraction des muscles qui creusent l'arche médiale du pied.

c) Le cliché dorso-plantaire du médio-tarse montre la divergence entre le talus et le calcanéum. Le talus est orienté médialement.

d) Après l'implant sur le cliché dorso-plantaire du médio-tarse, on remarque la réduction de l'angle de divergence.

e) Le cliché de profil montre la divergence entre le talus (orienté vers le sol) et le premier métatarse. A noter l'os naviculaire qui est superposé au cuboïde (affaissement de l'arche médiale du pied).

f) Après l'implant sur le cliché de profil, on remarque que le talus est aligné au premier métatarse. On remarque aussi que l'os naviculaire n'est plus superposé au cuboïde (creusement de l'arche médiale du pied).

Le patient est installé en décubitus dorsal, un garrot est gonflé à la racine de la cuisse. L'incision cutanée est limitée et centrée sur le sinus du tarse.
Il faut éviter de blesser le nerf péronier superficiel et d'ouvrir la gaine des tendons fibulaires. L'évidement du sinus du tarse doit être limité, il faut éviter de délabrer les ligaments cervicaux et interosseux du sinus du tarse lors de l'introduction du levier de correction et des implants. Certains auteurs conseillent toutefois de réséquer le tissu adipeux afin de supprimer les terminaisons nerveuses qu'il contient pour prévenir la survenue de douleurs nerveuses liées au contact avec l'endoprothèse.

Les manœuvres réductionnelles sont facilitées par un ancillaire adapté qui permet de réduire le valgus du talon, la subluxation médiale du talus (creusement de l'arche médiale) et la correction de la supination de l'avant-pied.

L'implant PROSTOP dont nous avons l'expérience, prévoit une broche qui traverse le canal tarsien afin de parfaire la position de l'endoprothèse tout en prenant garde de pas léser les structures médiales du pied.

Une fois la correction obtenue, la taille de l'implant est choisie de sorte qu'il soit stable dans le sinus du tarse. Il ne doit pas donner l'impression d'être expulsé au moindre mouvement de l'arrière-pied mais ne doit pas être surdimensionné au risque de modifier les rapports articulaires de la sous-talienne.

Chaque phase de l'intervention doit être suivie par un cliché radiographique pour évaluer la correction obtenue et pour vérifier le placement de l'implant.

Pour être considéré correctement placé, l'implant doit :
- ne pas déborder du côté latéral du talus, en avant de l'apophyse externe (toit du sinus du tarse),
- ne pas déborder la marge de la paroi latérale du calcanéum (côté inférieur du sinus du tarse),
- ne pas dépasser la moitié de la projection radiologique du col du talus.

On peut l'associer à des gestes sur l'arche médiale (transfert du fléchisseur commun des orteils) ou à une ostéotomie du calcanéus.

La présence d'un équinisme, genou étendu et après réduction manuelle du valgus calcanéen requiert la réalisation d'un allongement d'Achille de préférence avant la mise en place de l'endoprothèse.

Suites postopératoires

Une gouttière plâtrée postérieure est confectionnée pour une durée de trois semaines avec interdiction d'appui suivi d'une remise en charge progressive protégée par la gouttière pendant les trois semaines suivantes. A cette phase initiale succédera un programme de réhabilitation dont les points cardinaux sont la déambulation en piscine, la kinésithérapie passive et active du cou du pied opéré, la récupération de la force musculaire et de la proprioception. Des orthèses plantaires de soutien de l'arche médiale du pied seront portées pendant six mois.

Indications

L'arthrorise est indiquée dans le pied-plat valgus réductible et souple de stade II de la classification de Bluman après échec d'un traitement conservateur prolongé. Il n'y a pas d'indication dans le pied-plat valgus contracté ou fixé.

Les avantages sont d'obtenir une correction importante avec un geste mini-invasif et avec très peu de risques chirurgicaux.

Pour certains auteurs, cette technique présente un intérêt chez des patients à risque en cas d'ostéotomie (personnes âgées, terrain vasculaire).

Complications

Les **douleurs du sinus du tarse** sont fréquemment rapportées dans la littérature. Ainsi, R. Viladot a relevé 6 cas sur 19 opérés (31.5 %) six mois après l'intervention, Needelman 11 cas sur 28 opérés (39 %). A l'origine de ces douleurs, ont été identifiés :

- la taille incorrecte ou l'inexacte position de l'implant.
- la formation de débris (implant en polyéthylène ou en silastic).
- la présence de granulome du sinus du tarse à cause du matériel résorbable mal toléré.
- le déplacement de l'implant.
  Aussi, certains auteurs prévoient systématiquement l'ablation de l'implant 1 à 2 ans après l'intervention.
- les infections ou douleurs transitoires sur l'incision chirurgicale.
- la blessure du nerf péronier superficiel.

Les contre-indications

- L'arthrose de la sous-talienne et du médio-tarse, séquelles traumatiques de la sous-talienne.
- L'infection.
- La désaxation ou troubles torsionnels graves des membres inférieurs.
- Le pied-plat valgus fixé ou peu réductible.
- La laxité ligamentaire sévère (type Marfan).
- Le pied "serpentin" (pied convexe).

Conclusions

Après plusieurs années d'utilisation de cette technique, les différents auteurs ont développé des modèles d'endoprothèse de conceptions biomécaniques différentes, des techniques chirurgicales appropriées avec des dispositifs ancillaires fiables, des indications toujours plus précises, des critères d'exclusion toujours plus stricts.

Dans le respect des contre-indications précédemment énoncées, l'arthrorise par endoprothèse peut être considérée comme une méthode efficace pour le traitement chirurgical du pied-plat valgus de l'adulte de stade II.

Références

[1] PINNEY SJ, SHELDON S. Lin: Current Concept Review: *Acquired Aduld Flatfoot Deformity, Foot Ankle Int.*

[2] NEEDELMANN RL Current topic review: subtalar arthroereisis for the correction of flexible flatfoot, *Foot Ankle Int., 2005; 26: 336-46.*

[3] VILADOT R, PONS M, ALVAREZ F, OMANA J Subtalar Arthroereisis for Posterior Tibial Tendon Dysfunction, *Foot Ankle Int., 2003, Vol. 24-8.*

[4] VILADOT A Surgical treatment of the Child's flat foot. *Clin. Orthop. 283: 34-38, 1992.*

[5] GIANNINI S, GIANNINI M, CECCARELLI F. Il Trattamento del piede piatto infantile mediante endortesi ad espansione, *G.I.O.T., 11,3, 1985.*

[6] GIANNINI S, CECARELLI F, BENEDETTI MG, FALDINI C. La protesi di sottoastragalica, *G.I.O.T., 33, 2007.*

[7] PISANI G. Trattato di chirurgia del piede, Patologia ortopedica, *Ed. Minerva Medica, Torino 1990.*

[8] GRICE DS. An extra-articular arthrodesis of the subastragalar joint for correction of paralytic flat feet in children, *J bone Joint Surg Am. 1952 Oxt; 34 A(4): 927-40.*

[9] SCALA A. Tendinopathies of the Ankle joint, *Operative Techniques in Sports Medicine, Vol.5, N° 3 (July), pp 157-169, 1997.*

[10] VAN AMAN, SCOTT E, SCHON, LEW C. Subtalar Arthroereisis as Adjunct Treatment for Type II Posterior Tibial Tendon Deficiency, *Techniques in Foot & Ankle, Vol. 5(2), pp. 117-125, June 2006.*

[11] BLUMAN EM, MYERSON MS. Stage IV posterior tendon rupture. *Foot Ankle Clin. 2007Jun; 12(2): 341-62, viii.*

[12] BLUMAN EM, TITLE CI, MYERSON MS. Posterior tibial tendon rupture: a refined classification system. *Foot Ankle Clin. 2007 Jun; 12(2): 233-49.*

Techniques chirurgicales sur l'arche médiale

S. Parent, C. Maynou, V. Staquet

Les techniques chirurgicales portant sur l'arche médiale dans le pied-plat valgus (PPV) sont multiples. Elles ont pour but de corriger l'affaissement de l'arche médiale qui peut survenir à différents niveaux (talo-naviculaire, cunéo-naviculaire, cunéo-métatarsienne). Elles peuvent être réalisées isolément ou en complément d'un geste de correction sur l'arrière-pied, par exemple si la correction du valgus calcanéen démasque une supination irréductible de l'avant-pied.

Gestes sur les parties molles

Gestes isolés sur le Tendon Tibial Postérieur (TTP) [1, 2, 3]

Un geste isolé sur le TTP n'est envisageable que dans le stade I du PPV caractérisé par l'absence de déformation de l'arche médiale et de l'arrière-pied et correspondant à une ténosynovite du TTP sans rupture tendineuse.

Un traitement médical doit toujours être privilégié comprenant le repos, AINS, glaçage, physiothérapie et port de semelles orthopédiques avec coin supinateur postérieur et soutien de voûte interne pour diminuer les contraintes sur le TTP.

Dans certains cas, une immobilisation plâtrée de 4 à 6 semaines peut être instaurée si la douleur est importante et entraîne une boiterie.

En cas d'échec du traitement médical, une synovectomie chirurgicale peut être envisagée essentiellement à but antalgique, voire préventif pour éviter la rupture tendineuse et l'effondrement de l'arche médiale.

• Synovectomie du tendon tibial postérieur

Le patient est installé en décubitus dorsal, un garrot pneumatique à la racine de la cuisse. L'incision cutanée médiale débute en arrière de la pointe malléolaire et s'étend distalement jusqu'à l'insertion naviculaire. La gaine tendineuse est ouverte laissant fréquemment sourdre du liquide synovial témoin de l'inflammation tendineuse.

L'exploration tendineuse révèle une hypertrophie tendineuse ou un tendon œdématié comportant des adhérences synoviales.

La synovectomie est étendue jusqu'à la région rétromalléolaire, permettant le dépistage de lésions fissuraires intratendineuses fréquemment situées à la face profonde du tendon ou d'une avulsion tendineuse près de son insertion naviculaire. Le geste se limite donc en une synovectomie, une adhésiolyse et une tubulisation du tendon si nécessaire. Un os naviculaire accessoire peut compliquer l'atteinte du TTP et être responsable d'une douleur irritative par frottement sur le bord médial du pied. Dans ce cas, il faut réaliser l'exérèse dans le même temps opératoire. Le plus souvent, la dissection du TTP dans le sens des fibres permet son ablation. Il est rarement nécessaire de désinsérer le TTP qui est ensuite réinséré par une ancre osseuse (technique de Kidner).

La gaine est soigneusement refermée au fil résorbable. Les plans sous-cutanés et cutanés sont fermés sur drainage aspiratif.

Une botte en résine bivalvée permet la poursuite des soins locaux, un appui modéré est autorisé dès les premiers jours postopératoires. Au-delà de la troisième semaine, la botte peut être ôtée et le patient est autorisé à reprendre progressivement ses activités.

Ces gestes isolés sur le TTP donnent des résultats limités et habituellement faillissent à restituer une fonction normale car l'articulation médio-tarsienne ne se verrouille pas correctement et le tendon d'Achille et le tendon tibial antérieur gardent un moment valgisant.

Ainsi, peut-il être conseillé d'associer à la synovectomie un transfert tendineux au fléchisseur commun des orteils et une reconstruction des freins capsulo-ligamentaires médiaux dans les stades I et *a fortiori* dans les stades II débutants.

Transfert du fléchisseur commun des orteils [4]

Il a l'avantage d'être réalisé par la même voie d'abord que l'exploration du TTP. De plus, son sacrifice ne laisse pas de séquelles fonctionnelles car il est suppléé par le court fléchisseur des orteils.

Le patient est installé en décubitus dorsal, un garrot est gonflé à la racine du membre inférieur.

L'incision cutanée médiale est étendue de la région rétromalléolaire à la partie médiale de l'articulation cunéo-métatarsienne en suivant la face dorsale du tendon abducteur de l'hallux.

Le muscle abducteur de l'hallux est récliné vers le bas pour exposer l'espace situé entre le court fléchisseur et le premier métatarsien.

Les tendons longs fléchisseurs de l'hallux et fléchisseurs commun des orteils sont repérés et disséqués jusqu'au nœud de Henry puis suturés au fil résorbable réalisant une ténodèse distale. La nécessité de cette ténodèse distale est discutée par certains auteurs du fait des nombreuses interconnections entre les deux tendons.

Le tendon fléchisseur commun est libéré en amont à la face postérieure du tendon tibial postérieur puis sectionné au ras de la ténodèse distale et récliné vers la partie proximale de la voie d'abord.

L'os naviculaire est repéré au besoin à l'aide d'un contrôle radiographique peropératoire et un orifice osseux de diamètre 3,5 à 5 mm est foré de dorsal en plantaire dans la partie médiale de l'os naviculaire. Le tunnel osseux ne doit pas être trop latéral afin de ne pas perdre l'effet inversant du transfert.

Le tendon fléchisseur commun est passé dans le tunnel osseux de plantaire en dorsal, pied en inversion et suturé au périoste osseux, voire au tendon tibial postérieur si l'insertion naviculaire de ce dernier a pu être conservée.

S'il existe une rupture ou une détente importante du plan ligamentaire médial, un débridement des berges et une réparation ligamentaire seront réalisées avant le transfert tendineux.

La partie proximale de la gaine du tendon tibial postérieur est ensuite fermée puis le plan sous cutané est suturé sur drainage aspiratif.

Une botte en résine en position de légère inversion, voire avec un petit équinisme est confectionnée pour une durée de 4 semaines sans appui.

A la quatrième semaine, une nouvelle botte amovible est confectionnée pied à angle droit avec autorisation d'appui progressif.

Une rééducation douce est autorisée entre la 4e et la 8e semaine.

L'immobilisation est ôtée à la fin du 2e mois et un travail de renforcement du transplant est débuté.

Transfert d'un hémi-tibial antérieur selon Cobb [5]

L'intérêt de cette technique réside dans l'affaiblissement de la force varisante et supinatrice du tendon tibial antérieur. De ce fait, elle s'adresse prioritairement aux patients ayant un pied-plat valgus de grade II avec supination importante de l'avant-pied.

La technique nécessite deux voies d'abord : Une voie d'abord médiale déjà décrite pour l'exploration du TTP et une voie d'abord antérieure en regard du tendon tibial antérieur. Le tendon tibial antérieur est abordé par une courte incision de 2 à 3 centimètres environ 5 centimètres au-dessus du rétinaculum des extenseurs. Le tendon est divisé en deux au bistouri et la partie latérale du prélèvement est libérée distalement aussi loin que possible.

L'insertion distale du tendon tibial antérieur est abordée au niveau du 1er cunéiforme, puis une pince longue est introduite par l'incision distale et récupère la partie latérale de la division tendineuse.

Un orifice de 4,5 mm est foré dans le 1er cunéiforme de dorsal en plantaire et la partie libre du transplant tendineux est passée dans l'orifice puis tirée vers la partie proximale de l'incision pour être suturée au tendon tibial postérieur.

La suture est réalisée en flexion plantaire sous tension. Les sutures sont réalisées au fil résorbable et non résorbable de calibre N° 0 ou 1.

Réparation du spring ligament [6, 7]

Le ligament calcanéo-naviculaire plantaire est tendu du sustentaculum tali à l'os naviculaire et est situé en dedans du TTP. Il contribue au maintien de l'arche médiale avec le TTP et représente un véritable frein à la découverture médiale du talus en l'empêchant de plonger en bas et en dedans.

La réparation du *spring ligament* se fait par la même voie d'abord que pour le TTP. La réparation est réalisée au fil résorbable ou non résorbable après avoir récliné le TTP. La rupture isolée du spring ligament a été décrite dans les accidents sportifs chez des patients jeunes. Il s'agit là de la seule indication de réparation isolée du spring ligament. Dans le pied-plat valgus, sa réparation isolée est insuffisante et n'est envisagée qu'en complément d'autres gestes osseux ou tendineux.

Conclusion des gestes sur les parties molles

Les gestes isolés sur le TTP ont des indications très limitées.

Le renforcement du TTP par le fléchisseur commun des orteils apporte un bénéfice symptomatique mais ne permet qu'une correction limitée des déformations car le fléchisseur commun des orteils ne possède que 30 % de la force du TTP. Dans les formes précoces d'insuffisance du TTP, le transfert peut suffire à limiter l'affaissement de l'arche médiale. Par contre, dans les formes plus tardives, il est très souvent nécessaire d'associer un geste osseux sur l'arrière ou le médio-pied.

Un geste de réparation du *spring ligament* doit également être associé s'il est rompu mais si la reconstruction des freins capsuloligamentaires médiaux rétablit une correction initiale satisfaisante les résultats à long terme sont décevants.

Ainsi, l'association d'une réparation du *spring ligament* et d'un transfert tendineux du fléchisseur commun a été défendue par Gazdag avec de bons résultats sur les douleurs mais la plupart des patients gardaient une déformation résiduelle avec une arche qui restait plate et un valgus calcanéen supérieur au côté contro-latéral illustrant ainsi les limites de ces techniques.

L'arthrodèse cunéo-métatarsienne (fig. 1) [8]

L'arthrodèse cunéo-métatarsienne est indiquée dans le pied-plat valgus en cas d'arthrose cunéo-métatarsienne, d'hallux valgus associé ou pour corriger l'angle du talus par rapport au premier métatarsien.

L'arthrodèse cunéo-métatarsienne est presque exclusivement réalisée en complément d'autres gestes dans la correction du pied-plat valgus. En effet, elle peut, comme l'ostéotomie de Cotton, corriger une supination de l'avant-pied après correction du valgus calcanéen.

L'arthrodèse cunéo-métatarsienne nécessite une voie d'abord médiale en regard de l'articulation, en dedans de l'extenseur de l'hallux. L'avivement des surfaces articulaires peut se faire par curetage ou simplement par coupes osseuses pour permettre l'orientation du métatarsien par rapport au talus. Le bon positionnement de l'orientation du 1er métatarsien est essentiel pour éviter un déséquilibre des têtes métatarsiennes à l'origine de métatarsalgies.

L'arthrodèse cunéo-métatarsienne est un geste peu enraidissant sur la mobilité du pied quand elle est réalisée seule et présente l'avantage par rapport à l'ostéotomie de Cotton de ne pas nécessiter de prise de greffon.

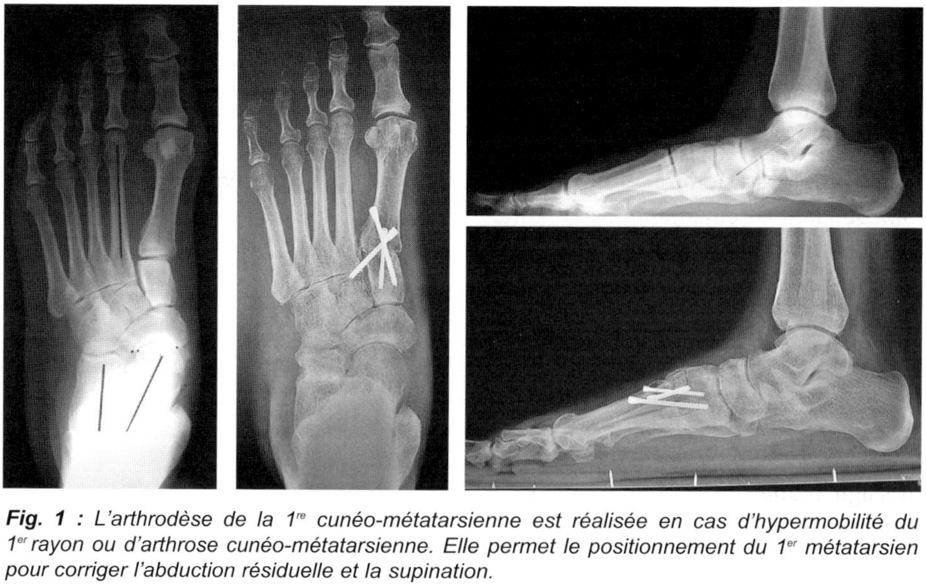

***Fig. 1** : L'arthrodèse de la 1re cunéo-métatarsienne est réalisée en cas d'hypermobilité du 1er rayon ou d'arthrose cunéo-métatarsienne. Elle permet le positionnement du 1er métatarsien pour corriger l'abduction résiduelle et la supination.*

L'arthrodèse cunéo-naviculaire

L'arthrodèse cunéo-naviculaire est réalisée presque exclusivement en cas d'arthrose cunéo-naviculaire associée au pied-plat valgus. La cassure au niveau de l'arche médiale est le plus souvent située sur les articulations adjacentes aussi ce geste permet difficilement la correction d'une supination résiduelle de l'avant-pied.

Ostéotomie du cunéiforme médial de Cotton [9]

L'ostéotomie de Cotton est réalisée après correction du valgus calcanéen s'il persiste une supination irréductible de l'avant-pied.

L'ouverture du cunéiforme médial va permettre de redonner l'appui sous la première tête métatarsienne, de verticaliser l'axe du 1er métatarsien et de corriger l'axe du talus par rapport au 1er métatarsien.

Cette ostéotomie préserve les surfaces articulaires et la mobilité du 1er rayon et peut aisément être associée à des gestes d'arthrodèses sur le médio ou l'arrière-pied.

La voie d'abord est médiale en regard du cunéiforme entre les tendons extenseurs de l'hallux et tibial antérieur. Les articulations adjacentes cunéo-métatarsienne et cunéo-naviculaire sont repérées à l'aiguille. L'ostéotomie est réalisée à la scie oscillante et achevée à l'ostéotome.

L'ouverture du cunéiforme est maintenue par une autogreffe prélevée aux dépens de la crête iliaque ou d'un fragment d'ostéotomie du calcanéus. L'épaisseur du greffon nécessaire est en général de 4 à 6 mm. L'ostéosynthèse est faite par agrafe si besoin car le montage est très souvent autostable.

Les suites postopératoires nécessitent le port d'une botte plâtrée avec cheville à 90° pendant 6 semaines.

Certains auteurs préfèrent la soustraction plantaire du 1er cunéiforme qui évite le recours au greffon.

L'ostéotomie de l'os naviculaire selon Barouk

Il s'agit d'une ostéotomie de soustraction à base plantaire pour corriger l'affaissement de l'arche médiale et interne afin de diminuer l'abduction de l'avant-pied.

L'ostéotomie du naviculaire peut avantageusement être associée à une ostéotomie d'addition du calcanéus. En effet, cette association évite la prise d'un greffon pour l'ostéotomie d'Evans, le greffon étant pris au niveau de l'os naviculaire.

Conclusion

Les critères de choix qui doivent permettre de privilégier un geste d'arthrodèse ou d'ostéotomie sur l'arche médiale sont nombreux et fonction :

- *Du patient :* un âge avancé et une obésité font préférer un geste d'arthrodèse.
- *Du bilan radio clinique :* L'arthrose impose un geste d'arthrodèse ainsi que la non-réductibilité de la déformation et l'hypermobilité du 1er rayon. A l'inverse, si la déformation est réductible, l'ostéotomie aura notre préférence.
- *De considérations techniques :* Une qualité osseuse médiocre fera préférer la réalisation d'une arthrodèse. La nécessité de prise de greffon doit être prise en compte pour les gestes d'ostéotomies d'addition. Enfin, la présence d'arthrodèses sur l'arrière ou le médio-pied incite à réaliser un geste conservateur sur l'arche médiale.

Références

[1] JOHNSON KA. Tibialis posterior tendon rupture. *Clin Orthop 1983 ; 177: 140-49.*

[2] MR EDWARDS. Tibialis Posterior Dysonction. *Current Orthopaedics, Volume 22, Issue 3, June 2008 :185-92.*

[3] LOWELL SCOTT WEIL J^r^ Outcomes for surgical correction for stages 2 and 3 tibialis posterior dysfunction. *The Journal of Foot and Ankle Surgery, Volume 37, Issue 6, November-December 1998 : 467-71.*

[4] NEIL J FELDMAN. In situ tibialis posterior to flexor digitorum longus tendon transfer for tibialis posterior tendon dysfunction: A simplified surgical approach with outcome of 11 patients. *The Journal of Foot and Ankle Surgery, Volume 40, Issue 1, January-February 2001: 2-7.*

[5] KNUPP M, HINTERMANN B. The Cobb procedure for treatment of acquired flatfoot deformity associated with stage II insufficiency of the posterior tibial tendon. *Foot Ankle Int. 2007 Apr; 28(4): 416-21.*

[6] GAZGAG AR. Rupture of the Posterior Tibial Tendon. Evaluation of Injury of the spring ligament and clinical assessmentof tendon transfer and ligament repair. *J Bone Joint Surg 1997. 79A(5): 675-81.*

[7] MEAGAN M. JENNING. The Effects of Sectioning the Spring Ligament on Rearfoot Stability and Posterior Tibial Tendon Efficiency. *The Journal of Foot and Ankle Surgery 2008, 47(3): 219-24.*

[8] ATTILIO AVINO. The Effect of the Lapidus Arthrodesis on the Medial Longitudinal Arch: A Radiographic Review. *The Journal of Foot and Ankle Surgery, Volume 47, Issue 6, November-December 2008: 510-4.*

[9] DANIEL YARMEL. The cotton Osteotomy: A Technical Guide. *The Journal of Foot and Ankle Surgery, Volume 48, Issue 4, July-August 2009: 506-12.*

Les arthrodèses

V. Staquet

Les arthrodèses sont des techniques classiques dans la prise en charge chirurgicale du pied-plat valgus, principalement indiquées en cas de dégénérescence arthrosique ou d'irréductibilité des déformations. Les différentes arthrodèses disponibles sont l'arthrodèse médio-tarsienne, l'arthrodèse talo-naviculaire, l'arthrodèse sous-talienne isolée, la double arthrodèse sous-talienne et médio-tarsienne, l'arthrodèse tibio-talo-calcanéenne ou encore la panarthrodèse de l'arrière-pied.

Ces arthrodèses peuvent être associées à des gestes tendineux, ligamentaires, osseux ou articulaires en fonction du type de la déformation, du retentissement sur les articulations sus- et sous-jacentes ou des difficultés ou constatations rencontrées au cours de l'intervention.

L'arthrodèse médio-tarsienne

Trois composantes de la déformation caractéristique du pied-plat valgus (abduction, supination et affaissement) prennent naissance dans le médio-pied, ce qui justifie, pour Harper [1], de privilégier les gestes de correction dans cette région.

L'arthrodèse médio-tarsienne associe le blocage des articulations talo-naviculaire et calcanéo-cuboïdienne. Elle permet alors un blocage complet du couple de torsion, une diminution des contraintes sur le tendon tibial postérieur et le plan capsuloligamentaire médial et stoppe ainsi l'affaissement de l'arche médiale. Ces données s'appuient sur les travaux de Steinhaüser [3, 4, 5] et ceux de Thomas et Moeni [2].

L'intervention se fait en décubitus dorsal. Il est préférable de préparer de principe la crête iliaque homolatérale en cas de nécessité d'une greffe osseuse autologue. L'intervention nécessite habituellement deux voies d'abord, antéro-médiale et latérale, centrées sur chacun des interlignes concernés. Après réduction manuelle du valgus et de la divergence talo-calcanéenne, un clou transplantaire calcanéo-talien

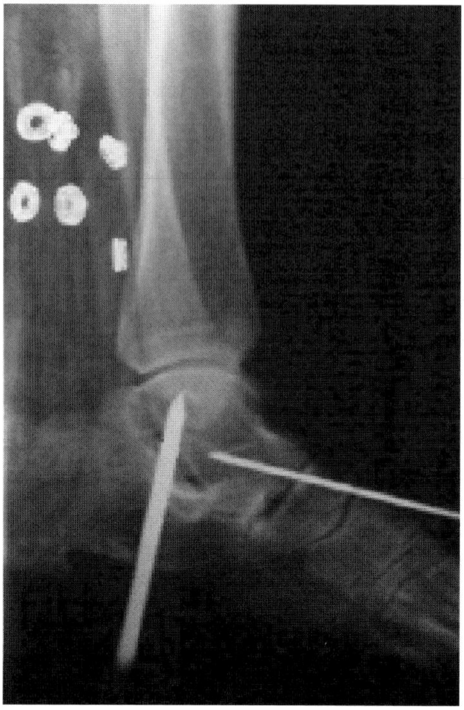

Fig. 1 : L'embrochage temporaire de la sous-talienne avant l'arthrodèse du médio-pied.

(fig. 1) est introduit afin de maintenir la correction de la déformation. Un allongement du tendon achilléen, réalisé en percutané, est alors souvent nécessaire pour faciliter la correction du valgus et la récupération d'une flexion dorsale per et postopératoire d'au moins 5°.

Puis, après avivement des interlignes articulaires, l'abduction et la supination du médio-pied sont corrigées manuellement. Les interlignes sont alors fixés en position de réduction, ce qui permet d'ôter le clou transplantaire. Les suites opératoires nécessitent une immobilisation sans appui de six semaines en moyenne.

Une tarsectomie peut également être réalisée dans le même temps opératoire.

La résection d'un coin osseux à base plantaire et interne permettra d'optimiser la correction respectivement du plat et de l'abduction. Sa réalisation est néanmoins techniquement plus difficile et la difficulté d'affronter parfaitement les tranches de section expose à un risque plus élevé de pseudarthrodèse.

Les résultats sur la douleur sont souvent satisfaisants mais la correction du plat est partielle comme le montrent nos résultats récemment publiés [6]. La mobilité en inversion-éversion est totalement supprimée mais les amplitudes en flexion dorsale et plantaire sont peu entravées. De plus, la dégradation des articulations de voisinage, à long terme, est certaine mais modérée et souvent asymptomatique.

Cette intervention est ainsi proposée sur un pied-plat au stade II, c'est-à-dire en cas de réductibilité des déformations, principalement en cas d'arthrose débutante ou modérée, d'âge supérieur à 65 ans, en cas d'hypermobilité médio-tarsienne ou enfin lorsque la déformation prédomine dans la région médio-tarsienne.

L'arthrodèse talo-naviculaire isolée (fig. 2)

L'arthrodèse talo-naviculaire isolée, dans le pied-plat, est proposée par Harper [1, 7], Elboar [8] et Fogel [9]. La technique chirurgicale est sensiblement identique et permet l'arthrodèse en bonne position après réduction manuelle des déformations. C'est une technique plus rapide qui ne nécessite qu'une seule voie d'abord cutanée. Néanmoins, pour Baxter [10] et Harper [1, 7], des douleurs sur le bord latéral du pied peuvent persister par mobilité calcanéo-cuboïdienne résiduelle.

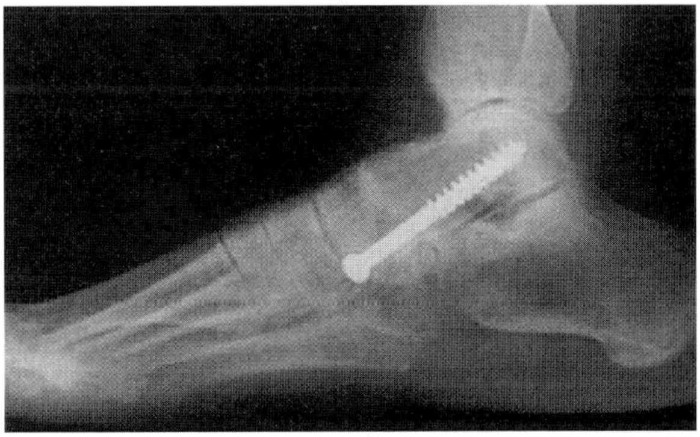

Fig. 2 : L'arthrodèse talo-naviculaire isolée.

Ses indications sont les mêmes que l'arthrodèse médio-tarsienne, c'est-à-dire devant un pied-plat réductible avec arthrose talo-naviculaire débutante sans dégradation arthrosique calcanéo-cuboïdienne.

La double arthrodèse médio-tarsienne et sous-talienne

La double arthrodèse, ou triple des Anglo-Saxons, associe le blocage de l'interligne sous-talien et celui du Chopart dans sa globalité. Elle reste, dans le cadre du traitement du pied-plat, une intervention difficile où il est impératif de corriger les déformations en évitant les arthrodèses *in situ*.

Deux voies d'abord latérale et antéro-médiale sont le plus souvent réalisées. Néanmoins, certains n'ont recours qu'à une voie : soit latérale pure, la difficulté étant d'exposer suffisamment la tête du talus, soit dorso-latérale comme l'a décrit Sangeorzan [11], soit médiale pour Myerson [12] ou Diebold, un release latéral percutané étant alors effectué pour libérer, allonger les tendons fibulaires et faciliter ainsi la correction de l'abduction.

L'allongement du tendon achilléen est encore ici le plus souvent nécessaire afin d'optimiser la réduction des déformations et la récupération d'une flexion dorsale satisfaisante.

Le premier temps opératoire consiste en la réduction du valgus calcanéen. Elle nécessite habituellement une libération talo-calcanéenne élargie et l'allongement du tendon achilléen. Bennett [13] propose l'avivement asymétrique de l'interligne sous-talien avec une résection osseuse médiale plus importante pour faciliter la récupération d'un valgus calcanéen physiologique. Un cliché radiologique cerclé de Méary peropératoire est alors nécessaire afin de vérifier l'absence d'hypercorrection du valgus ou la persistance d'un valgus résiduel important, ce qui expose à un retentissement sur l'articulation tibio-talienne.

La correction de la divergence talo-calcanéenne, de la verticalisation du talus et du glissement antérieur éventuel de ce dernier (fig. 3) est alors réalisée et nécessite souvent le recours à une greffe osseuse, le plus souvent autologue d'origine iliaque.

L'arthrodèse sous-talienne en bonne position après réduction du valgus fait alors souvent apparaître la supination du médio et de l'avant-pied. Celle-ci expose à un hyper appui sur le bord latéral du pied et sur le cinquième métatarsien. La recherche d'un appui plantigrade peropératoire est alors primordiale et la supination est corrigée par dérotation dans l'interligne talo-naviculaire et, au besoin, par des résections osseuses asymétriques qui exposent, néanmoins au risque de pseudarthrodèses en raison des difficultés peropératoires rencontrées pour affronter correctement les surfaces alors avivées. La fixation se fait par vissage ou agrafage sans différence statistiquement significative pour Kadakia [14].

La correction de la supination peut être aussi optimisée par la réalisation d'une arthrodèse de la première articulation cunéo-métatarsienne. Une hypermobilité de la première articulation cunéo-métatarsienne est, en effet, souvent retrouvée dans

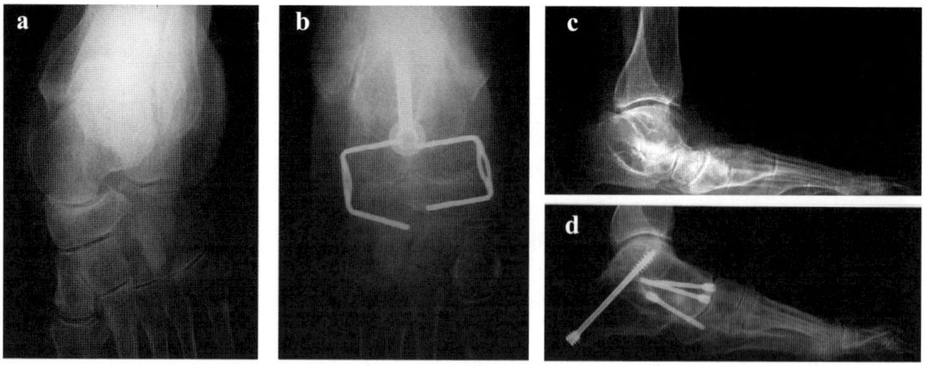

Fig. 3 : L'arthrodèse sous-talienne et médio-tarsienne avec correction de la déformation dans les 3 plans de l'espace reste le gold standart du traitement chirurgical des stades 3. Sur l'incidence dorso-plantaire, on note que la subluxation médiale de la tête du talus (a) est complètement corrigée (b). De profil en charge, l'affaissement de l'arche médiale et du calcanéus (c) sont rétablis par la double arthrodèse (d).

les pieds-plats évolués. Un testing peropératoire est recommandé en pré et surtout en peropératoire. Ainsi, en cas d'hypermobilité et/ou de supination persistante, l'arthrodèse de cette articulation réalisée en flexion plantaire pour corriger la supination et l'élevatus du premier métatarsien est recommandée. Elle expose néanmoins à des métatarsalgies de transfert par accourcissement indirect du premier métatarsien.

L'abduction de l'avant-pied peut, dans certains pieds-plats, être prédominante et s'avérer difficile à corriger. Un allongement des tendons fibulaires peut parfois suffire à optimiser la correction de cette abduction, comme le préconise Myerson [12] ; ce geste peut être fait par *release* percutané. Cependant, en cas d'abduction majeure, l'allongement de la colonne latérale associé à la double arthrodèse est préconisé ; l'arthrodèse de l'interligne calcanéo-cuboïdien est alors réalisée avec interposition d'un greffon iliaque, comme l'ont proposé Horton, Olney [15] et Evans [16].

La double arthrodèse sous-talienne et médio-tarsienne, dans le traitement du pied-plat, est donc une intervention difficile. La prise en charge nécessite une analyse préopératoire précise de la déformation afin de proposer les gestes les plus adaptés. Néanmoins, une évaluation peropératoire est primordiale : il est, en effet, nécessaire de vérifier, cliniquement et au moyen de clichés radiographiques peropératoires, la bonne correction du valgus, de la divergence talo-calcanéenne et du plat ainsi que la restauration d'un appui plantigrade. Un testing des articulations tibio-talienne et cunéo-métatarsienne doit être effectué pour dépister des instabilités à ce niveau, pour adapter sa prise en charge et associer, au besoin, des gestes ligamentaires, tendineux et/ou ostéoarticulaires.

La double arthrodèse est indiquée préférentiellement lors de la prise en charge du pied-plat de stade III, c'est-à-dire en cas de déformations fixées irréductibles. Elle est aussi indiquée dans certaines étiologies telles que la synostose calcanéo-naviculaire, l'obésité (devant le risque de récidive), les antécédents neurologiques et les rhumatismes inflammatoires chroniques (polyarthrite rhumatoïde) de même que certaines séquelles post-traumatiques.

L'arthrodèse sous-talienne isolée

Elle a été popularisée et défendue, dans le traitement du pied-plat, par Stephens [17], Johnson [18] et Kitaoka [19]. Son principe biomécanique s'appuie sur la correction d'une déformation située principalement au niveau de l'articulation sous talienne antérieure ; la correction de la subluxation antérieure et médiale du talus permet alors une diminution de l'allongement de la colonne médiale caractéristique du pied-plat valgus.

L'intervention peut être menée par voie médiale ou latérale en fonction des habitudes du chirurgien. La divergence talo-calcanéenne doit alors être corrigée ; pour Stephens [17], cette réduction peut être facilitée et optimisée par la réalisation d'un vissage temporaire entre l'apophyse antérieure du calcanéum et la tête du talus (large screw technique).

Un allongement du tendon achilléen est souvent nécessaire pour les raisons déjà évoquées ; l'association d'un transfert du tendon fléchisseur commun des orteils avec réparation du spring ligament a été proposée par Johnson [18] afin de restaurer la balance et l'équilibre musculaire entre inverseurs et éverseurs.

L'arthrodèse sous-talienne isolée est indiquée en cas de pied-plat réductible de stade II en l'absence d'arthrose médio-tarsienne, préférentiellement en cas d'arthrose sous-talienne débutante, de synostose talo-calcanéenne ou d'obésité, devant le risque de récidive du valgus. Elle reste contre-indiquée en cas de déformation fixée, de supination d'avant-pied supérieure à 15° ou en cas d'hypermobilité de l'interligne de Chopart, facteur de récidive et d'échec.

La prise en charge du pied-plat de stade IV

Le pied-plat de stade IV associe une déformation fixée et une atteinte de l'articulation tibio-talienne. Ce retentissement est secondaire à une distension progressive et inéluctable du plan ligamentaire médial et du spring ligament qui est responsable d'un tilt tibiotalien latéral et d'une laxité médiale. On distingue le stade IVa où le tilt reste réductible, le stade IVb en cas de tilt irréductible et/ou d'arthrose tibiotalienne et même, pour Bohay [20], un stade V caractérisé par une fracture de fatigue de la malléole latérale.

- *La correction de la distension ligamentaire médiale peut se faire selon différentes techniques.* La retente isolée du complexe ligamentaire médial par réinsertion transosseuse (tunnels intra-osseux, ancres) est, pour Bluman et Myerson [21], source d'échec et de résurgence du tilt.
  Il est alors préférable de procéder en une véritable reconstruction ligamentaire par transfert tendineux du fléchisseur commun des orteils, du fléchisseur propre de l'hallux (Bohay), d'une bandelette de tendon achilléen ou encore du tendon long fibulaire pour Deland [22]. Le recours à des allogreffes semble être, pour Myerson [21], une alternative fiable.
  Un geste isolé sur le ligament collatéral médial est indiqué uniquement en cas de stade IVa en association, bien évidemment, à une double arthrodèse sous-talienne et médio-tarsienne sous-jacente.

- *Lors de la prise en charge chirurgicale du pied-plat au stade IV*, les différentes arthrodèses disponibles sont l'arthrodèse tibio-talo-calcanéenne et la panarthrodèse de l'arrière-pied.
  Ces gestes permettent, généralement, de retrouver un appui plantigrade satisfaisant. Néanmoins, il s'agit de gestes lourds, avec une morbidité importante. Pour Myerson [21], Mann et Chou [23], si ces interventions sont indiquées en cas de stade IVb ou d'instabilité multiple (médiale et latérale) tibio-talienne, elles exposent souvent à des douleurs résiduelles et à une fonction globale altérée de l'avant et de l'arrière-pied. Il est donc probablement préférable d'inciter la prise en charge chirurgicale du pied-plat avant que la déformation ne retentisse sur l'articulation tibio-talienne, véritable facteur de moins bons résultats à court et à long terme.

- *La mise en place d'une arthroplastie totale de cheville peut être proposée en cas de pied-plat de stade IV, sous certaines conditions.* Il s'agit alors d'une intervention difficile nécessitant deux temps chirurgicaux distincts et séparés de quelques mois.
  . *Dans un premier temps*, l'intervention associe la réalisation d'une double arthrodèse sous talienne et médio-tarsienne permettant de corriger les déformations de l'arrière et du médio-pied à une reconstruction du ligament collatéral médial de l'articulation tibio-talienne en cas de tilt réductible.
  . *Le deuxième temps* consiste alors en la mise en place de l'arthroplastie de cheville au bout de quelques mois après cicatrisation, consolidation des arthrodèses sous-jacentes et vérifications de la bonne correction clinique et radiologique des axes. Cette prise en charge est donc indiquée en cas de pied-plat valgus compliqué d'arthrose tibiotalienne avec tilt réductible. Pour Sangeorzan et Hall [24], les risques de défauts d'alignement restent néanmoins importants et exposent à des malpositions d'implants, source d'échec et de faillite rapide de l'arthroplastie.

Conclusion

De nombreuses techniques d'arthrodèses sont disponibles lors de la prise en charge chirurgicale du PPV de l'adulte.

En cas de **pied-plat fixé non réductible au stade 3**, le recours à une double arthrodèse semble peu discutable avec gestes associés en fonction.

En cas de **pied-plat réductible au stade 2**, une arthrodèse médiotarsienne ou talonaviculaire isolée peut être proposée en cas d'arthrose, d'âge avancé ou d'hypermobilité médio-tarsienne.

En cas d'obésité ou de PR, le recours à une double arthrodèse ou à une arthrodèse sous-talienne isolée est préférable en raison du risque de récidive du valgus calcanéen.

Dans tous les autres cas, devant un pied-plat réductible, les gestes conservateurs associant transferts tendineux et ostéotomies doivent être privilégiés.

En cas de stade 4, plusieurs options se discutent :
- Si le tilt est irréductible ou qu'il existe une instabilité multiple, la panarthrodèse ou l'arthrodèse tibio-talo-calcanéenne sont conseillées.
- Si le tilt est réductible et qu'il n'existe pas d'arthrose tibio-talienne, l'association d'une double arthrodèse à une reconstruction ligamentaire interne peut être envisagée.
- Si le tilt est réductible et en présence d'une dégradation arthrosique tibio-talienne, la mise en place d'une prothèse de cheville peut s'envisager mais dans un deuxième temps après double arthrodèse et reconstruction ligamentaire. Pour d'autres, la panarthrodèse reste alors la solution de sécurité.

Références

[1] HARPER CM. Talonavicular arthrodesis for the painful adult flat foot. *Foot Ankle Int, 1996, 17(11), 658-61.*

[2] THOMAS JL, MOEINI R, SOILEAU R. The effects on subtalar contact and pressure following talonavicular and midtarsal joint arthrodesis. *J Foot Ankle Surg, 2000, 39(2), 78-88.*

[3] COPIN G, MADONIA G, TAVAN A. L'Arthrodèse médio-tarsienne de Steinhaüser. In Cheville et arrière-pied, 15e cours international de pathologie de techniques chirurgicales et de technologie de rééducation. *Juin 1997, 202-3.*

[4] STEINHAÜSER J. Die arthrodesen der Chopart'schen gelenklinie. Beitrag zur operativen behandlung schwerer Füssdeformitäten im erwachsenalter. *Ferdinand Enke Editeur, Stuttgart, 1978.*

[5] STEINHAÜSER J. Le rôle de l'interligne de Chopart dans la correction chirurgicale des déformations graves du pied de l'adulte. *Med Chir Pied, 1987, 3, 2, 59-78.*

[6] STAQUET V, MEHDI N, NAUDI S, MAYNOU C, MESTDAGH H. Long-term midtarsal arthrodesis for the flatfoot in adults. *Rev Chir Orthop, 2007, 93, 469-77.*

[7] HARPER CM. Talonavicular arthrodesis for the acquired flat foot in the adult. *Clin Orthop, 1999, 365, 65-8.*

[8] ELBAOR JE, THOMAS WH, WEINFELD MS, POTTER TA. Talonavicular arthrodesis for rheumatoid arthritis of the hindfoot. *Orthop Clin North Am, 1976, 7, 821-6.*

[9] FOGEL GR, KATOH Y, RAND JA, CHAO EY. Talonavicular arthrodesis for isolated arthrosis: 9,5 year results and gait analysis. *Foot Ankle Int, 1982, 3, 105-13.*

[10] CLAIN M, BAXTER D. Simultanéous calcanéocuboid and talonavicular fusion. *J Bone Joint Surg, 1994, 76B, 133-6.*

[11] SANGEORZAN JB, SMITH D, VEITH R, *et al.* Triple arthrodesis using internal fixation in treatment of adult foot disorders. *Clin orthop 1993; 294: 299-307.*

[12] JENG, VORA, MYERSON. The medial approach to triple arthrodesis. Indications and Technique for management of rigid valgus deformities in high-risk patients. *Foot Ankle Clin N Am, 10 (2005), 515-21.*

[13] BENNET G, GRAHAM CE, MAULDIN DM. Triple arthrodesis in adults. *Foot Ankle 1991; 12(3): 138-43.*

[14] KADAKIA, HADDAD. Hindfoot arthrodesis for the adult acquired flat foot. *Foot Ankle Clin N Am, 8 (2003), 569-94.*

[15] GA, OLNEY BW. Triple arthrodesis with lateral column lenghtening for treatment of severe planovalgus deformity. *Foot Ankle Int 1995; 16(7): 395-400.*

[16] HORTON EVANS D. Calcaneovalgus deformity. *J Bone Joint Surg 1975; 57B: 270-8.*

[17] STEPHENS HM, WALLING AK, SOLMEN JD, *et al.* Subtalar repositional arthrodesis for adult acquired flat foot. *Clin orthop 1999; 365: 69-73.*

[18] JOHNSON KA, STROM. Tibialis postérior tendon dysfunction. *Clin Orthop, 1989, 239, 196-206.*

[19] KITAOKA HB, PATZER GL. Subtalar arthrodesis for posterior tibial tendon dysfunction and pes plano valgus. *Clin Orthop 1997; 345: 187-94.*

[20] BOHAY DR, MD, FACS, ANDERSON JG. Stage IV posterior tibial tendon insufficiency: the titled ankle. *Foot Ankle Clin N Am, 8 (2003), 619-36.*

[21] BLUMAN EM, MYERSON MS. Stage IV posterior tibial tendon rupture. *Foot Ankle Clin N Am, 12 (2007), 341-62.*

[22] DELAND JT, DE ASLA RJ, SEGAL A. Reconstruction of the chronically failed deltoid ligament: a new technique. *Foot Ankle int 2004; 25(11): 795-9.*

[23] CHOU LB, MANN RA, YASZAY B *et al.* Tibiotalocalcaneal arthrodesis. *Foot Ankle Int 2000; 21(10): 804-8.*

[24] HALL C, AGEL J, HANSEN S, *et al.* Complications in the treatment of stage IV adult-acquired flatfoot. Presented at the american orthopaedic foot and ankle 22nd summer meeting. *LaJolla(CA), July 14-16, 2006.*

Conclusion

C. Maynou

Si le pied-plat valgus de l'adulte se définit par une déformation caractérisée par une perte partielle ou complète de l'arche longitudinale médiale du pied, il s'agit en fait d'une déformation tridimensionnelle qui associe à l'affaissement de l'arche médiale une déformation dans le plan frontal caractérisé par le valgus calcanéen et une déformation dans le plan transversal ou axial déterminée par une abduction de l'avant-pied. Ces diverses déformations sont d'importance relative variables, expliquant les difficultés du traitement chirurgical.

L'anatomie fonctionnelle nous apprend la multiplicité des facteurs de stabilité, impliquant des structures capsulo-ligamentaires, musculo-tendineuses, osseuses et articulaires. Les sites d'actions possibles des divers traitements chirurgicaux seront donc nombreux. Les études biomécaniques nous confirment l'interdépendance fonctionnelle des diverses structures anatomiques impliquées, l'origine de la déformation est débattue et la chronologie et l'évolutivité lésionnelle sont discutées, de sorte qu'il faudra savoir faire le geste adapté au moment le plus opportun. Les critères décisionnels conduisant au choix chirurgical sont nombreux, et parmi eux, nous distinguerons essentiellement la tolérance fonctionnelle, les associations lésionnelles, l'importance et la réductibilité des déformations et enfin, les diverses étiologies auxquelles nous pouvons être confrontés. Le traitement chirurgical du pied-plat valgus sera donc un traitement à la demande qui prendra en compte ces divers paramètres.

De nombreuses études ont démontré la fréquence de cette pathologie qui, fort heureusement, reste fréquemment asymptomatique. Les pieds-plats symptomatiques et souples répondent, dans la majorité des cas, à un traitement médical bien conduit. La priorité doit être donnée au traitement médical et tout particulièrement au traitement orthopédique. Les orthèses correctrices, associant fréquemment un soutien de voûte interne et un coin varisant postérieur, seront d'autant plus efficaces que la déformation est souple et réductible. Les orthèses de compensation ont pour objectif de soulager les patients présentant un pied-plat valgus fixé par l'interposition d'un matériau s'adaptant à la déformation.

Ces corrections améliorent la répartition des contraintes et procurent un effet antalgique.

L'efficacité de ces orthèses compensatrices est toutefois inconstante, conduisant bon nombre d'auteurs à conseiller la correction chirurgicale du pied-plat avant d'aboutir à la fixité des déformations.

L'interrogatoire du patient est fondamental, permettant de préciser l'âge de début de la déformation, les antécédents familiaux, l'évolution de la symptomatologie et les traitements préalablement réalisés. Cet interrogatoire permettra d'identifier certaines pathologies tels un diabète, des antécédents traumatiques, un rhumatisme inflammatoire, ou des séquelles neurologiques. La plupart de ces étiologies comportent des lésions ostéo-articulaires qui feront préférer dans une large majorité des cas, la réalisation d'une arthrodèse. Certaines étiologies spécifiques, telle l'existence d'un cal vicieux épiphysaire par épiphysiodèse post-traumatique, peuvent répondre favorablement à la réalisation d'une ostéotomie supra-malléolaire.

Les associations lésionnelles et la réductibilité des diverses déformations nécessitent un examen clinique rigoureux et méthodique qui précisera les signes fonctionnels en sachant que la douleur reste le maître symptôme le plus fréquemment rapporté par les patients. Ces douleurs ont une topographie préférentiellement médiale, rétro et sous-malléolaire, liée à l'atteinte du tendon tibial postérieur et la mise en tension des structures capsulo-ligamentaires médiales. Une rupture tendineuse peut se traduire par une douleur brutale avec aggravation rapide de la déformation. Les déformations prononcées peuvent conduire à l'apparition de douleurs sur le versant latéral lié à un conflit calcanéo-fibulaire, à une souffrance du sinus du tarse ou des tendons fibulaires. L'inspection du pied appréciera les trois principales composantes du pied-plat valgus que sont l'effondrement de l'arche médiale, l'éversion de l'arrière-pied et l'abduction de l'avant-pied. Un hallux valgus associé est fréquemment observé. La fonction du tendon tibial postérieur est testée en inversion du pied et par la possibilité de réaliser une montée sur la pointe du pied en appui unipodal (Heel Rise Test).

Cette évaluation sera complétée par la manœuvre de Hintermann. L'examen clinique sera complété par l'évaluation de la réductibilité lésionnelle concernant le valgus calcanéen, l'équinisme talo-crural et la supination de l'avant-pied. Au terme de cet examen clinique, on peut schématiquement distinguer deux situations, soit le pied-plat est souple et réductible conduisant à discuter la réalisation de gestes conservateurs, soit le pied-plat est fixé amenant à privilégier des gestes d'arthrodèse.

Le bilan radiographique complète l'examen clinique et doit comporter quatre incidences de base qui permettent de confirmer le diagnostic, d'évaluer l'importance des déformations et de dépister certaines étiologies spécifiques. Les radiographies dorsoplantaires du pied en incidence bifocale en charge, permettent la mesure de la divergence talocalcanéenne antéro-postérieure, le calcul de l'angle talo-métatarsien et l'évaluation de la couverture de la tête du talus. L'incidence de profil en charge confirmera l'effondrement de l'arche médiale par la mesure de l'angle de Djian-Annonier. Cette incidence de profil en charge autorise par ailleurs nombre de mesures complémentaires, tels l'angle talo-premier métatarsien, l'angle talo-calcanéen, la mesure de la pente calcanéenne et de l'angle d'attaque du premier métatarsien, la hauteur de la colonne médiale et de l'angle tibio-talien. Les clichés de cheville de face en charge avec cerclage ou clichés cerclés de Méary permettent de quantifier le valgus calcanéen, l'adjonction d'un coin varisant postérieur évaluant la réductibilité de ce valgus. L'incidence de 3/4 interne, ou déroulé du pied, dépiste l'existence d'une synostose calcanéo-naviculaire ou d'éventuelles lésions arthrosiques débutantes. Des clichés dynamiques en abduction-adduction, varus-valgus ou flexion-extension de l'avant-pied, permettent de dépister une hypermobilité du rayon médial ou une laxité constitutionnelle. Ce bilan radiographique permet ainsi d'identifier certaines étiologies, telles les synostoses, de dépister des arthropathies de niveau variable qui conduiront à privilégier le principe d'un traitement chirurgical par arthrodèse. En l'absence de lésions ostéo-articulaires, l'analyse et la quantification des déformations permettront d'orienter le geste conservateur.

L'analyse tomodensitométrique est essentiellement utilisée pour le dépistage et la caractérisation des synostoses du tarse, voire la mise en évidence de certaines arthropathies débutantes. L'échographie et l'IRMN permettent l'analyse des parties molles péri-articulaires évaluant tout particulièrement la continuité et la trophicité du tendon tibial postérieur, d'éventuelles lésions du compartiment capsulo-ligamentaire médial (ligaments deltoïdes, *spring ligament*). Si les examens échographiques et IRMN ne sont pas de pratique systématique, ils permettent une analyse complète des structures tendineuses et aident à la compréhension des phénomènes douloureux pouvant conduire à la réalisation de gestes complémentaires.

Le traitement chirurgical ne vit que des échecs d'un traitement médical prolongé et bien conduit, notamment dans les pieds-plats valgus réductibles. Il vise à assurer l'indolence en permettant le réalignement de l'arrière-pied et le rétablissement de l'arche médiale qui conditionnent la pérennité du résultat thérapeutique. Les options chirurgicales sont nombreuses et dictées par l'examen clinique, les examens complémentaires et le terrain.

Les souffrances du tendon tibial postérieur (ténosynovite ou rupture partielle) sans déformation ou avec une déformation en valgus minime (inférieur à cinq degrés) répondent favorablement au traitement médical. L'IRMN ou l'échographie y prennent toute leur valeur en dépistant les lésions tendineuses. Les indications chirurgicales y sont rares, des gestes de ténosynovectomie ou de réparation du tendon tibial postérieur isolé doivent être limités et un renfort au fléchisseur commun des orteils mérite fréquemment d'être considéré.

Les lésions de stade 3 de la classification de Blumman se caractérisent par un valgus calcanéen fixé plus ou moins associé à des déformations, elles-mêmes fréquemment fixées de l'avant-pied. Rentrent dans ce cadre, les pieds plats arthrosiques, les pieds-plats synostosiques, les pieds-plats neurologiques, ou les pieds-plats fixés par insuffisance du tendon tibial postérieur. Ces stades 3 répondent favorablement à la double arthrodèse associant un blocage de l'articulation subtalaire et de l'interligne de Chopart sous réserve de corriger les déformations et notamment le valgus calcanéen et l'effondrement de l'arche médiale.

Un allongement du tendon calcanéen, une arthrodèse avec effet d'allongement calcanéocuboïdienne, voire une arthrodèse tarso-métatarsienne, peuvent participer à l'optimisation de la correction chirurgicale. Le choix de la voie d'abord sera déterminé par l'importance de la déformation et la nécessité d'une correction importante du valgus de l'arrière-pied. Ainsi, une double voie d'abord latérale et médiale classique peut être privilégiée si le valgus n'est pas trop prononcé. Dans le cas contraire, et notamment s'il est nécessaire de corriger un valgus calcanéen majeur par résection médiale, l'utilisation d'une voie médiale exclusive peut être privilégiée.

Dans tous les cas de figure, la double arthrodèse *in situ* doit être proscrite car elle peut conduire à terme à une dégradation de l'articulation talo-crurale sus-jacente (stade 4 de Blumann). La souffrance talo-crurale peut se traduire par une simple bascule du talus sous la mortaise tibiale sans pincement articulaire (stade 4A). Dans ces cas, la panarthrodèse de l'arrière-pied peut être discutée bien que des techniques alternatives consistant à réparer le ligament collatéral médial soit également proposées.

L'évolution peut malheureusement se faire vers une dégradation arthrosique de l'articulation talo-crurale conduisant à un pincement articulaire complet. Dans ces cas, la panarthrodèse sera fréquemment privilégiée bien que certains auteurs aient discuté la mise en place d'une arthroplastie de cheville après réaxation de l'arrière-pied.

S'il existe un relatif consensus pour la prise en charge des stades 1, 3 et 4, il n'en est pas de même pour les pieds-plats valgus de stade 2 qui correspondent à des pieds-plats souples, non arthrosiques qui offrent de nombreuses possibilités thérapeutiques.

Les pieds-plats valgus de stade 2 peuvent être traités par ostéotomie calcanéenne avec transfert du fléchisseur commun des orteils (intervention de Myerson), par allongement de la colonne latérale telle que décrite par Evans, par arthrodèse de l'interligne de Chopart après réduction du valgus calcanéen ou par la mise en place d'une vis d'expansion du sinus du tarse.

La place de chaque intervention reste à déterminer et est encore débattue, les associations thérapeutiques sont possibles et l'attitude ne doit pas être uniciste.

En pratique, si la déformation en valgus est dominante, la translation médiale du calcanéus est privilégiée. Si l'abduction de l'avant-pied domine le tableau clinique, l'allongement de la colonne latérale prend toute sa place, enfin, s'il existe une hyperlaxité constitutionnelle, la réalisation d'une arthrodèse de l'interligne de Chopart offre probablement les meilleures garanties d'une stabilisation pérenne. Il faut toutefois être vigilant quant aux lésions associées, telle une supination résiduelle de l'avant-pied ou une instabilité du rayon médial qui pourront nécessiter un abaissement de la colonne médiale ou une arthrodèse complémentaire de l'arche médiale. Une rétraction du tendon calcanéen peut mériter un allongement complémentaire, au même titre qu'une contracture des tendons fibulaires. Une rupture du spring ligament peut justifier une suture du plan capsulo-ligamentaire médial, et enfin un hallux valgus associé peut bénéficier d'une réaxation contemporaine.

En conclusion, le pied-plat valgus est une pathologie complexe à caractère tridimensionnel, répondant fréquemment favorablement à un traitement médical et orthétique bien conduit. Les indications chirurgicales doivent être mesurées et nécessitent un bilan clinique et radiologique précis. Les techniques chirurgicales sont nombreuses et seront associées à la demande en prenant en compte toutes les déformations et les lésions anatomiques dépistées. La place respective des diverses interventions dans les pieds-plats souples de type 2, reste à déterminer et nécessite la réalisation d'une étude randomisée que nous nous proposons de réaliser dans les années à venir.

CONFÉRENCE D'ENSEIGNEMENT

Achilles Tendinopathy

N. Maffulli, F. Spiezia

Introduction

The Achilles tendon is a common source of disability in many athletes due to continuous prolonged intense functional demands imposed on it. The prevalence of Achilles tendinopathy is about 11% in runners, 9% in dancers and less than 2% in tennis players [1-4].

Tendinopathy is a clinical condition characterised by pain and swelling in and around degenerative tendons, arising from overuse [5]. The condition is not only restricted to athletes. 25-30% of those affected are nonathletes who may lose significant numbers of working days and have a massive financial impact on society by adding substantially to workers compensation costs [6]. The management of Achilles tendinopathy lacks evidence-based support, and tendinopathy sufferers are at risk of long-term morbidity with unpredictable clinical outcome [7].

Anatomy

The confluence of the gastrocnemius and soleus muscles forms the Achilles tendon. The gastrocnemius is more superficial and originates from two heads above the knee. The soleus is anterior to the gastrocnemius and originates below the knee. The plantaris muscle, present in approximately 90% of the population, has a short muscle belly of 7-10 cm, arises just below the lateral head of gastrocnemius, and has a long slender tendon that runs medial to the Achilles tendon.

There are two bursae at the calcaneal insertion of the Achilles tendon. A subcutaneous bursa lies superficial to the tendon and the skin, and a retrocalcaneal bursa lies between tendon and the calcaneum.

The Achilles tendon derives its sensory nerve supply from the nerves of the attaching muscles and cutaneous nerves, in particular the sural nerve [8, 9].

The cells in a normal Achilles tendon are well organised. Tenocytes and tenoblasts form up to 95% of the cellular element of the tendon. [10] Specialised fibroblasts, the tenocytes, appear in transverse sections as stellate cells, possibly due to the uniform centrifugal secretion of collagen [11]. Tenoblasts have variable shapes and sizes, and are arranged in long parallel chains [12].

Collagen constitutes about 90% of tendons protein, or approximately 70% of the dry weight of a tendon [9]. The collagen fibres are tightly packed in parallel bundles [13]. Type I collagen is the commonest; it forms 95% of tendon collagen, and is held in parallel bundles by small proteoglycan molecules [11]. Elastin accounts for only about 2% of the dry mass of tendon [9] and can undergo up to 200% strain before failure.

Aging significantly decreases tendon glycosaminoglycans and increases collagen concentration [14]. Acute exercise increases type I collagen formation in peritendinous tissue [15].

From a histological viewpoint, tendinopathic areas are characterised by tendinosis. Tendinosis is intratendinous non-inflammatory collagen degeneration with fibre disorientation, relative absence of functioning tenocytes, scattered vascular ingrowths and increased interfibrillar glycosaminoglycans [7, 9, 16, 17]. Areas affected by tendinosis show variation in cellular density, probably depending on the duration of symptoms. Some areas of the tendon may contain fatigued tenocytes which have lost their reparative ability [7, 18, 19]. A typical finding in tendinosis is the increase in the amount of interfibrillar glycosaminoglycans, which may explain the reduced interfiber cohesion of collagen bundles [16]. Microscopically the collagen fibres are disrupted, disorganised and lacking reflectivity under polarised light (fig. 1). This is associated with an increase in the amount of mucoid ground substance [20].

Paratenonitis, an inflammation of the paratenon only, generally occurs in the early phases of tendinopathy, and may present as "peritendinitis crepitans" due adhesion between the tendon and paratenon [21].

Tendons receive their blood supply at three places: the musculotendinous junction, along their length from the surrounding connective tissue, and at the bone-tendon junction [22]. Although it is common believed that the Achilles tendon may be poorly vascularised in the mid-portion [22], Astrom *et al.* [23], using laser Doppler flowmetry, showed that there is even blood flow throughout the Achilles tendon, apart from the distal insertion. They also showed that blood flow was higher in women and in symptomatic tendinopathy patients comparing to control. However, tendon blood flow reduces with increasing age.

Tendons and ligaments have 7.5 times lower oxygen consumption comparing to skeletal muscles [24]. Dynamic loading of the Achilles tendon accelerates inflammatory activity and metabolism of lipid and carbohydrate in the peritendinous region [25].

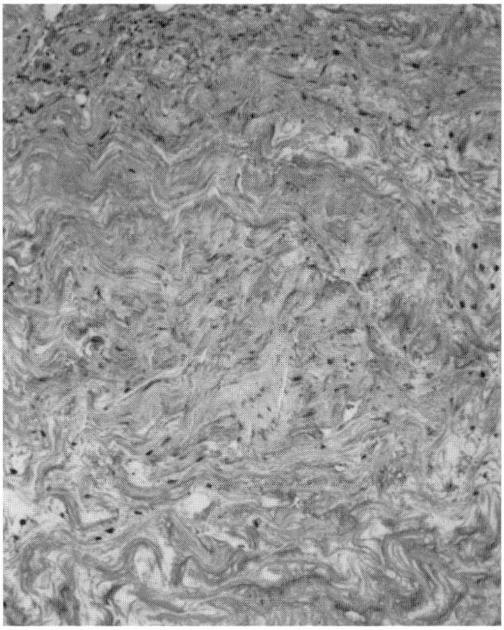

***Fig. 1** : Histological appearance of advanced Achilles tendinopathy. Note the hypercellularity, the disorganization of the matrix, and the disruption of the collagen bundles.*

Etiology

The etiology of Achilles tendinopathy remains unclear. There are various theories linking tendinopathies to overuse injuries, poor vascularity, genetic makeup, gender and endocrine or metabolic factors [7, 26].

Excessive loading of the Achilles tendon during vigorous training activities is regarded as the main pathological stimulus that leads to tendinopathy [6], possibly as a result of imbalance between muscle power and tendon elasticity. The Achilles tendon may respond to repetitive supra-physiological overload by either inflammation of its sheath, or degeneration of its body, or a combination of both [27]. Intensive eccentric repetitive loading of the Achilles tendon may affect collagen cross-linking, extracellular tendon matrix and vascularity.

Tendinopathy has been attributed to a variety of intrinsic and extrinsic factors. Tendon vascularity, gastrocnemius-soleus dysfunction, age, gender, body weight and height, pes cavus deformity and lateral ankle instability are common intrinsic factors. Changes in training pattern, poor technique, inadequate warm-up and stretching prior to training, previous injuries, footwear and environmental factors like training on hard, slippery or slanting surfaces are extrinsic factors [6, 21, 26, 28].

Detailed history helps to identify the onset and possible contributing factors in a painful Achilles tendon. The duration of pain and its relationship to various activities should be documented. The clinical grading of the pain associated with tendinopathy can be useful especially when combined with visual analogue scales. However, these scales also have limitations [29]. In athletes, it is crucial to know the frequency and the intensity of training. Errors in training technique should be recognized. A common training error associated with tendinopathy is an abrupt change in the exposure to load or use: such transition risk has been well described, and may represent either an exhaustion of soft tissue cellular adaptation or a mechanical failure response to the rapid ramp up of load affecting the matrix integrity [30]. Finally, the clinician should ask about previous treatment received.

Mild Achilles tendinopathy presents as pain 2 to 6 cm proximal to the tendon insertion after exercise. As the pathological process progresses, pain may occur during exercise. In severe cases, the pain interferes with activities of daily living [31]. There is good correlation between the severity of the disease and the degree of morning stiffness [21]. Runners classically report pain at the beginning and at the end of their training session, with a pain-free period in the central part of their training session [32].

Clinical examination is the best diagnostic tool. Both legs are exposed from above the knees and the patient examined while standing and prone. The foot and the heel should be inspected for any malalignment, deformity, obvious asymmetry in the tendons size, localized thickening, Haglund heel and any previous scars (fig. 2). The Achilles tendon should be palpated for tenderness, heat, thickening, nodule and crepitation [4]. The tendons excursion is estimated to determine any tightness. The “painful arc” sign helps to distinguish between tendon and paratenon lesions. In paratendinopathy, the area of maximum thickening and tenderness remains fixed in relation to the malleoli from full dorsi- to plantar-flexion, whereas lesions

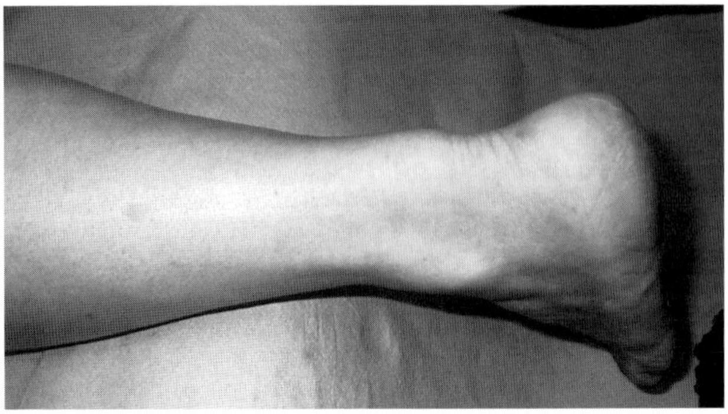

***Fig. 2** : Typical nodule in Achilles tendinopathy. It is easily appreciated with the patient prone, and is located 2-6 cm proximal to the tendon insertion on the calcaneum.*

within the tendon move with ankle motion [33]. There is often a discrete nodule, whose tenderness significantly decreases or disappears when the tendon is put under tension [34, 28].

Imaging

Although plain soft tissue radiography is no longer the imaging modality of choice in tendon disorders, it still has a role in diagnosing associated or incidental bony abnormalities. Magnetic resonance imaging (MRI) provides extensive information about the internal morphology of tendon and the external anatomy. It is a useful tool to evaluate the various stages of chronic degeneration and differentiation between paratendinopathy and tendinopathy of the main body of the tendon. Areas of mucoid degeneration in the Achilles tendon are shown at MRI as high signal intensity zone on T1 and T2 weighted images.

MRI is superior to ultrasound (US) in detecting incomplete tendon rupture [35, 36]. However, due to the high sensitivity of MR imaging, the data should be interpreted with caution and correlated to the patient symptoms before making any recommendations [26]. Although ultrasonography is operator-dependent, it correlates well with histopathologic finding (fig. 3) [37]. Many authors regard it as a primary imaging method. Thickening of the Achilles tendon is easily detected with both methods. Only if US remain unclear, an additional MR study should be performed and, together with the clinical diagnosis, indications for surgery can be made more efficiently [38]. One of the main advantages of US over other imaging modalities is the interactive facility, which helps reproducing symptom by transducers compression and concentrate on the pathologic area [39]. Although US can demonstrate alterations in the Achilles tendon with high specificity and sensitivity it has, like MR imaging, a relatively high incidence of false positive findings [26, 40].

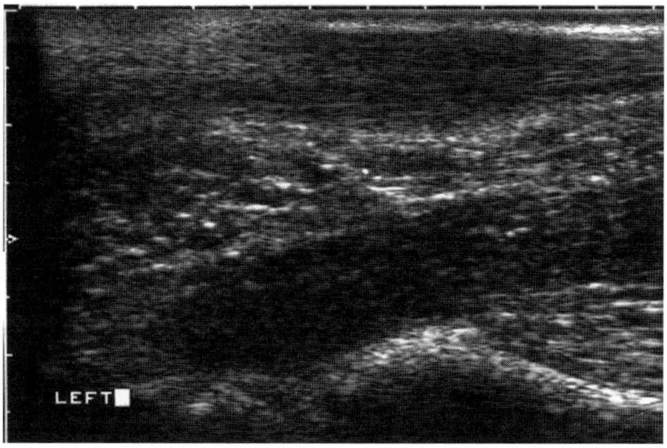

***Fig. 3** : Pre-operative ultrasound scan of the patient whose histological appearance is shown in figure 1. Note the widening of the Achilles tendon and the intra-tendinous disorganization.*

At present, management of tendinopathy is more an art than a science [41]. Over the years, various treatment programs have been tried. Most of them essentially follow the same principles. However, very few randomised prospective, placebo, controlled trial exist to assist in choosing the best evidence-based treatment.

In chronic tendinopathy, the results of treatment are less predictable [42-44]. Therefore, it is important to encourage the athletes to follow a correct training program [45] and to educate them to seek medical advice at the early stages to prevent tendinopathy in the first place.

• Non-Operative Treatment

Up to 98% success have been reported following comprehensive non-operative protocols including rest, anti-inflammatory drugs, physiotherapy and orthoses [46].

Complete abstention from running and weight bearing sporting activities is often recommended in the acute phase, while in mild tendinopathy relative rest or modified activities are prescribed, with reduction of the running distance or the training duration [47]. Collagen fibers repair and remodelling is stimulated by tendon loading. Therefore, complete rest of an injured tendon is counterproductive.

Deep friction massage is regarded as a most important technique to break down adhesions in paratendinopathy [48]. In chronic tendinopathy, this should be accompanied by stretching to restore tissue elasticity and reduce the strain in the muscle tendon unit with joint motion.

Eccentric loading of fatigued muscle may lead to microtrauma, which trigger Achilles tendinopathy with paratendinopathy [46]. Therefore, eccentric strengthening of the gastrosoleus muscle complex and loading of the Achilles tendon is important for both prevention and management of chronic tendinopathy [49-51].

A heel lift of 12-15 mm is another widely recommended treatment for Achilles tendon pain [46], but Lee *et al.* [52] advocated heel lifts of 1.9 to 5.7 cm to relax the calf muscles, and decrease the tension on the Achilles tendon during normal level walking.

Cryotherapy (e.g. icing) promotes tendon healing by reducing the metabolic rate of tendon and decreasing the extravasations of blood and protein from the new capillaries found in tendinosis [53].

Various forms of electrotherapy are commonly used for the management of tendinopathy, with very little evidence to substantiate their efficacy [54]. Theoretically, ultrasound decreases swelling in the acute inflammatory phase and improves tendon healing [54, 55]. US increases both the tensile strength and the energy absorption capacity of the tendons in rabbits, and may expedite healing in surgically repaired Achilles tendon [56]. US also stimulates collagen synthesis in tenoblasts and cell division during periods of rapid cell proliferation [57] Owoeye *et al.* [58] used low-intensity, pulsed galvanic currents on tenotomized rats Achilles tendons. They showed that the group treated with anodal current withstood significantly greater loads than the group treated with cathodal current or healed normally (i.e., without stimulation).

Although Read and Motto [59] found that local injection of the Achilles tendon with steroids have no deleterious effect on outcome, there is insufficient evidence comparing the risks and benefits of corticosteroid injections in Achilles tendonitis [60, 61]. Intratendinous injections of steroid in animal studies showed reduction in tendon strength with a potential risk of rupture for several weeks following injection [26, 60, 62, 63].

Several other drugs such as low dose heparin, glycosaminoglycan and aprotinin have been used in the management of peri- and intra-tendinous pathology [64, 65].

• Operative Treatment

Surgery is recommended to patients in whom non-operative management has proved ineffective for at least six months [24-45]. 5% of the patients with Achilles tendon problem fail to respond to conservative treatment and eventually require surgical intervention [66-70]. Pavvola *et al.* [68] in a prospective long-term follow up study showed that the prognosis of patients with acute-to-sub chronic Achilles tendinopathy treated non operatively is favourable, and, at an average 8 years after surgery, 94% of the patients were asymptomatic or had mild pain with strenuous exercise.

There are minor variations in surgical technique for tendinopathy [33, 71-80]. Nevertheless, the objective is to excise fibrotic adhesions, remove degenerated nodules and make multiple longitudinal incisions in the tendon to detect intratendinous lesions and to restore vascularity, and possibly stimulate the remaining viable cells to initiate cell matrix response and healing [16, 27, 37, 81, 82]. Most authors report excellent or good result in up to 85% of cases.

Management of peritendinitis includes releasing the crural fascia on both sides of the tendon. Adhesions around the tendon are then trimmed; the strongly hypertrophied portions of the paratenon are excised [67]. In tenolysis, classically longitudinal tenotomies are made along the longitudinal axis of the tendon in the abnormal tendon tissues excising areas of mucinoid degeneration. Reconstruction procedure may be required if large lesions are excised [83].

• Operative technique

The operation is performed on an out patient basis. The patient is examined preoperatively to correctly identify and mark the area of maximum tenderness and swelling. Ultrasound scan could be used to confirm the precise location of tendinosis and paratendinitis. The patient lies prone with the ankles resting on a sandbag or a pillow and the feet dependant over the end of the operating table. We normally do not use a tourniquet, but lift the end of the operating table 15-20°. A longitudinal curved incision, with the concave part toward the tendon is centered over the abnormal part of the tendon (fig. 4). Placing the incision medially avoid injury to the sural nerve and short saphenous vein and medial curvature prevent direct exposure of the tendon in case of skin break down [21, 84].

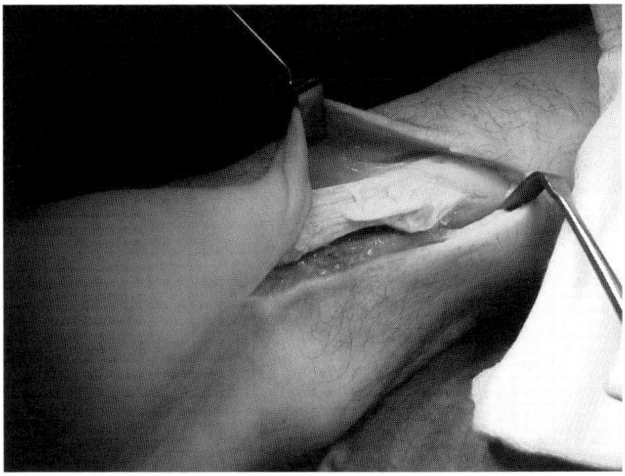

Fig. 4 : *Intra-operative picture of a patient with advanced disruption of the Achilles tendon. Note the advanced degeneration with loss of continuity of the tendon fibres, and the hypertrophic paratenon.*

The paratenon and crural fascia are incised and dissected from the underlying tendon. If necessary, the tendon is freed from adhesions on the posterior, medial and lateral aspects. The paratenon should be excised obliquely as transverse excision may produce a constriction ring, which may require further surgery [33]. It is important not to disturb the fatty tissue in Kager's triangle anterior to the tendon, as the mesotendon contained within it is an important source of vascular supply to the tendon. Areas of thickened, fibrotic and inflamed tendon are excised. Inspection for areas lacking normal luster and careful palpation for thickening, softening or defects will reveal the tendon portion corresponding to areas of tendinosis. These zones can be explored with longitudinal tenotomies. The pathology is identified by the change in texture and color of the tendon. The lesions are then excised, and the defect can either be sutured in a side-to-side fashion or left open: we normally leave it open. If extensive debridement is required, it is possible to use a turn-down a flap of the aponeurosis of the medial or lateral head of the gastrocnemius to repair the defect. If present, the plantaris tendon can be used to reinforce the tendon either by weaving it within the tendon or as a reinforcing membrane. In most cases, lesions will be well localized, with normal tendon in between. Haemostasis is important, since the reduction of postoperative bleeding speeds up recovery and diminishes any possible fibrotic inflammatory reaction.

In patients with an insertional lesions or retrocalcaneal bursitis, an extended medial approach is used. A full inspection may reveal an enlarged, inflamed or scarred retro-calcaneal bursa, adherent to the anterior surface of the Achilles tendon. There may be, in addition, fluid or loose fibrinous bodies within the bursa. After excision of this area, inspection of the posterior superior angle of the calcaneum allows visualization of any impingement with the insertion of the Achilles tendon with dorsiflexion. This area can be removed with an osteotome, and the sharp edges removed with a rasp. If used, the tourniquet can be deflated, and haemostasis achieved by cautery. A below knee light weight cast or orthosis is applied with the foot plantigrade allowing early mobilisation [85].

Postoperative immobilization is implemented for two weeks encouraging the patient to weight bear as able as soon as they are comfortable. Greater protection is recommended in patients who underwent reconstruction. At about 2-6 weeks, stretching exercises are started, sport specific training is stated at three months and competition is resumed at 6 months.

Innovative operative procedures

• Percutaneous longitudinal tenotomy

In patients with isolated Achilles tendinopathy with no paratendinous involvment and a well defined nodular lesion less that 2.5 cm long, we have used multiple percutaneous longitudinal tenotomies when conservative management has failed. An US scan can be used to confirm the precise location of the area of tendinopathy. The skin and the subcutaneous tissues over the Achilles tendon are infiltrated with 10 ml of plain 1% Lignocaine. A number 11 scalpel blade is inserted parallel to the long axis of the tendon fibres in the marked area(s) with the cutting edge pointing cranially. Keeping the blade still, a full passive ankle dorsi-flexion movement is produced. After reversing the position of the blade, a full passive ankle plantar-flexion movement is produced. A variable, but approximately of 4 cm long, area of tenolysis is thus obtained through a stab wound. The procedure is repeated through 4 other stab incisions at 2 cm medial and proximally, medial and distally, lateral and proximally and lateral and distally to the site of the first stab wound. The five wounds are closed with steristrips, dressed with cotton swabs, and a few layers of cotton wool and a crepe bandage are applied. Patient are mobilised as soon as able [86].

If the multiple percutaneous tenotomies are performed in the absence of chronic peritendinopathy, the outcome is comparable to that of open procedures. In addition, it is simple, and can be performed in the clinic under local anaesthesia without a tourniquet. Attention to details is necessary, as even in minimally invasive procedures complications are possible.

• Muscle transfer to the body of the tendon

Recent experimental evidence shows that longitudinal tenotomies increase the blood supply of the degenerated area [87]. Recently, in a rabbit model, following longitudinal tenotomy, we have implanted a soleus pedicle graft within the operated tendon, and shown that the transplanted muscle was viable and had integrated well within the tendon tissue three months after the transplant, without transforming into connective tissue. The transplanted muscle fibers thus integrate with the tendon but remain distinct from it. Hypervascularization of the graft tissue, probably due to the operation, was also observed, together with neoangiogenesis up to three months after the operation [88].

Summary

1. Clinicians and therapist should unify their terminology and use the term tendinopathy to clinically describe tendon conditions.
2. Correct exercise and training technique is crucial for the prevention of Achilles tendinopathy.
3. At early stages, Achilles tendinopathy could be successfully treated non-operatively in 2-3 months, while long standing chronic tendinopathy is more difficult to treat and may require 4-6 months to recover.
4. Non-operative treatment relies primarily on appropriate tendon loading. This can be achieved by activity modification and by biomechanical correction. Relative rest, heel lift, cryotherapy, deep friction massage and electrotherapy are all used with variable success rate. The benefit of steroid injections have not been consistently documented.

5. Imaging is only recommended when the diagnosis is unclear, as it has not been shown to be a useful guide to management or prognosis. A focal hypo-echoic region on US, or a region of high signal on MR do not constitutes, per se, an indication for surgery.
6. Surgery is recommended if non-operative treatment for 3-6 months is unsuccessful.
7. The objective of surgery is to improve local circulation and stimulate natural healing process. The procedure involves removing adhesions, inflamed and degenerated areas with tendon decompression through fasciotomy and longitudinal tenotomies.
8. It takes between 6 and 12 months to return to full competitive sport after successful Achilles tendon surgery. However, full recovery to prior levels of performance are not predictable in any one individual and are dependent upon variables of repair and rehabilitation. Therefore, expectations should be cautiously optimistic.

References

[1] JAMES SL, BATES BT, OSTERNIG LR. Injuries to runners. *American Journal of Sports Medicine 1978; 6(2): 40-50.*

[2] ROVERE GD, WEBB LX, GRISTINA AG, VOGEL JM. Musculoskeletal injuries in theatrical dance students. *American Journal of Sports Medicine 1983; 11(4): 195-8.*

[3] WINGE S, JORGENSEN U, LASSEN NA. Epidemiology of injuries in Danish championship tennis. *International Journal of Sports Medicine 1989; 10(5): 368-371.*

[4] TEITZ CC, GARRETT WEJ, MINIACI A, LEE MH, MANN RA. Tendon problems in athletic individuals. *Instructional Course Lectures 1997; 46: 569-82.*

[5] MAFFULLI N, KHAN KM, PUDDU G. Overuse tendon conditions: time to change a confusing terminology. *Arthroscopy 1998; 14(8): 840-3.*

[6] ASTROM M. Partial rupture in chronic achilles tendinopathy. A retrospective analysis of 342 cases. *Acta Orthop Scand. 1998; 69(4): 404-7.*

[7] MAFFULLI N, KADER D. Tendinopathy of tendo achillis. *J Bone Joint Surg Br. 2002; 84(1): 1-8.*

[8] STILWELL DL. The innervation of tendons and aponeuroses. *Am J Anat 100, 289-317. 1957.*

[9] JOZSA L, KANNUS P. Human Tendon: anatomy, physiology and pathology. *Human Kinetics, 1997.*

[10] JOZSA L, KANNUS P. Human Tendon: anatomy, physiology and pathology. *Champaign: Human Kinetics, 1997.*

[11] MAFFULLI, BENAZZO F. Basic Science of tendons. *Sports Medicine and Arthroscopy Review 8[1], 1-5. 2000.*

[12] IPPOLITO E, NATALI PG, POSTACCHINI F, ACCINNI L, DE MARTINO C. Morphological, immunochemical, and biochemical study of rabbit achilles tendon at various ages. *Journal of Bone & Joint Surgery - American Volume 1980; 62(4): 583-98.*

[13] KHAN KM, COOK JL, BONAR F, HARCOURT P, ASTROM M. Histopathology of common tendinopathies. Update and implications for clinical management. *Sports Medicine 1999; 27(6): 393-408.*

[14] VAILAS AC, PEDRINI VA, PEDRINI-MILLE A, HOLLOSZY JO. Patellar tendon matrix changes associated with aging and voluntary exercise. *Journal of Applied Physiology 1985; 58(5): 1572-6.*

[15] LANGBERG H, SKOVGAARD D, PETERSEN LJ, BULOW J, KJAER M. Type I collagen synthesis and degradation in peritendinous tissue after exercise determined by microdialysis in humans. *Journal of Physiology 1999; 521 Pt 1: 299-306.*

[16] MOVIN T, GAD A, REINHOLT FP, ROLF C. Tendon pathology in long-standing achillodynia. Biopsy findings in 40 patients. *Acta Orthopaedica Scandinavica 1997; 68(2): 170-5.*

[17] MOVIN T, GAD A, REINHOLT FP, ROLF C. Tendon pathology in long-standing achillodynia. Biopsy findings in 40 patients. *Acta Orthopaedica Scandinavica 1997; 68(2): 170-5.*

[18] JARVINEN M, JOZSA L, KANNUS P, JARVINEN TL, KVIST M, LEADBETTER W. Histopathological findings in chronic tendon disorders. *Scandinavian Journal of Medicine & Science in Sports 1997; 7(2): 86-95.*

[19] SELVANETTI A, CIPOLLA M, PUDDU G. Overuse tendon injuries: Basic science and classification. *Operative Techniques in Sports Medicine 1997; 5(3): 110-17.*

[20] KHAN KM, COOK JL, BONAR F, HARCOURT P, ASTROM M. Histopathology of common tendinopathies. Update and implications for clinical management. *Sports Medicine 1999; 27(6): 393-408.*

[21] BINFIELD PM, MAFFULLI N. Surgical management of commom tendinopathies of the lower limb. *Sports Exercise and injury 1997; 3: 116-22.*

[22] CARR AJ, NORRIS SH. The blood supply of the calcaneal tendon. *Journal of Bone & Joint Surgery - British Volume 1989; 71(1): 100-101.*

[23] ASTROM M, WESTLIN N. Blood flow in the human Achilles tendon assessed by laser Doppler flowmetry. *Journal of Orthopaedic Research 1994; 12(2): 246-52.*

[24] VAILAS AC, TIPTON CM, LAUGHLIN HL, TCHENG TK, MATTHES RD. Physical activity and hypophysectomy on the aerobic capacity of ligaments and tendons. *Journal of Applied Physiology: Respiratory, Environmental & Exercise Physiology 1978; 44(4): 542-6.*

[25] LANGBERG H, SKOVGAARD D, KARAMOUZIS M, BULOW J, KJAER M. Metabolism and inflammatory mediators in the peritendinous space measured by microdialysis during intermittent isometric exercise in humans. *Journal of Physiology 1999; 515(Pt 3): 919-27.*

[26] LEADBETTER WB. Cell-matrix response in tendon injury. *Clinics in Sports Medicine 1992; 11(3): 533-78.*

[27] BENAZZO F, MAFFULLI N. An Operative Approach to Achilles Tendinopathy. *Sports Medicine and Arthroscopy Review 2000; 8: 96-101.*

[28] KVIST M. Achilles Tendon Overuse *Injuries. 1991.*

[29] SPORTS-INDUCED INFLAMMATION: Clinical and Basic Science Concepts (Symposium Series). *American Academy of Orthopadic Surgeons, Parkridge, 1990.*

[30] LEADBETTER W. Soft tissue athletic injury in sports injuries: mechanisms prevention and treatment. *Williams & Wilkins, Baltimore, MD, 1994.*

[31] DIGIOVANNI BF, GOULD JS. Achilles tendonitis and posterior heel disorderrs. *Foot and Ankle Clinics 1997; 2(3): 411-28.*

[32] ROGERS BS, LEACH RE. Achilles Tendinitis. *Foot and Ankle Clinics 1996; 1(2): 249-59.*

[33] WILLIAMS JG. Achilles tendon lesions in sport. *Sports Medicine 1986; 3(2): 114-35.*

[34] MAFFULLI N, KENWARD MG, TESTA V, CAPASSO G, REGINE R, KING JB. The clinical diagnosis of Achilles tendinopathy. *Clinical Journal of Sport Medicine (in press) 2003.*

[35] WEINSTABL R, STISKAL P, NEUHOLD A, HERTZ H. MR and ultrasound study of Achilles tendon injury. *Unfallchirurgie 1992; 18(4): 213-17.*

[36] DEUTSCH AL, LUND PJ, MINK JH. MR Imaging and diagnostic ultrasound in the evalution of achilles tendon disorders. *Foot and Ankle Clinics 1997; 2(3): 391-409.*

[37] ROLF C, MOVIN T. Etiology, histopathology, and outcome of surgery in achillodynia. *Foot & Ankle International 1997; 18(9): 565-9.*

[38] NEUHOLD A, STISKAL M, KAINBERGER F, SCHWAIGHOFER B. Degenerative Achilles tendon disease: assessment by magnetic resonance and ultrasonography. *European Journal of Radiology 1992; 14(3): 213-20.*

[39] GIBBON WW. Musculoskeletal ultrasound. aillieres *Clinical Rheumatology 1996; 10(4): 561-88.*

[40] MERK H. High-resolution real-time sonography in the diagnosis of Achilles tendon diseases. *Ultraschall in der Medizin 1989; 10(4): 192-7.*

[41] KHAN KM, MAFFULLI N. Tendinopathy: an Achilles' heel for athletes and clinicians. *Clinical Journal of Sport Medicine 1998; 8(3): 151-4.*

[42] MAFFULLI N, BINFIELD PM, MOORE D, KING JB. Surgical decompression of chronic central core lesions of the Achilles tendon. *American Journal of Sports Medicine 1999; 27(6): 747-52.*

[43] CLANCY WGJ, NEIDHART D, BRAND RL. Achilles tendonitis in runners: a report of five cases. *American Journal of Sports Medicine 1976; 4(2): 46-57.*

[44] LEMM M, BLAKE RL, COLSON JP, FERGUSON H. Achilles peritendinitis. A literature review with case report. *Journal of the American Podiatric Medical Association 1992; 82(9): 482-90.*

[45] STANISH WD. Overuse injuries in athletes: a perspective. *Medicine & Science in Sports & Exercise 1984; 16(1): 1-7.*

[46] CLEMENT DB, TAUNTON JE, SMART GW. Achilles tendinitis and peritendinitis: etiology and treatment. *American Journal of Sports Medicine 1984; 12(3): 179-84.*

[47] WELSH RP, CLODMAN J. Clinical survey of Achilles tendinitis in athletes. *CMAJ 1980; 122(2): 193-5.*

[48] CYRIAX J. Manipulation trials. *British Medical Journal 1980; 280(6207): 111.*

[49] FYFE I, STANISH WD. The use of eccentric training and stretching in the treatment and prevention of tendon injuries. *Clinics in Sports Medicine 1992; 11(3): 601-24.*

[50] STANISH WD, RUBINOVICH RM, CURWIN S. Eccentric exercise in chronic tendinitis. *Clinical Orthopaedics & Related Research 1986;(208): 65-8.*

[51] STANISH WD, RUBINOVICH RM, CURWIN S. Eccentric exercise in chronic tendinitis. *Clinical Orthopaedics & Related Research 1986;(208): 65-8.*

[52] LEE KH, MATTELIANO A, MEDIGE J, SMIEHOROWSKI T. Electromyographic changes of leg muscles with heel lift: therapeutic implications. *Archives of Physical Medicine & Rehabilitation 1987; 68(5 Pt 1): 298-301.*

[53] RIVENBURGH DW. Physical modalities in the treatment of tendon injuries. *Clinics in Sports Medicine 1992; 11(3): 645-59.*

[54] KELLETT J. Acute soft tissue injuries—a review of the literature. *Medicine & Science in Sports & Exercise 1986; 18(5): 489-500.*

[55] JACKSON BA, SCHWANE JA, STARCHER BC. Effect of ultrasound therapy on the repair of Achilles tendon injuries in rats. *Medicine & Science in Sports & Exercise 1991; 23(2): 171-6.*

[56] ENWEMEKA CS. The effects of therapeutic ultrasound on tendon healing. A biomechanical study. *American Journal of Physical Medicine & Rehabilitation 1989; 68(6): 283-7.*

[57] RAMIREZ A, SCHWANE JA, MCFARLAND C, STARCHER B. The effect of ultrasound on collagen synthesis and fibroblast proliferation in vitro. *Medicine & Science in Sports & Exercise 1997; 29(3): 326-32.*

[58] OWOEYE I, SPIELHOLZ NI, FETTO J, NELSON AJ. Low-intensity pulsed galvanic current and the healing of tenotomized rat achilles tendons: preliminary report using load-to-breaking measurements. *Archives of Physical Medicine & Rehabilitation 1987; 68(7): 415-18.*

[59] READ MT, MOTTO SG. Tendo Achillis pain: steroids and outcome. *British Journal of Sports Medicine 1992; 26(1): 15-21.*

[60] SHRIER I, MATHESON GO, KOHL HW. Achilles tendonitis: are corticosteroid injections useful or harmful? *Clinical Journal of Sport Medicine 1996; 6(4): 245-50.*

[61] LEADBETTER WB. Anti-inflammatory therapy in sports injury, the role of non-steroidal drugs and cortical steroid injection. *Clin Sports Med 1995; 14: 2353-410.*

[62] MICHNA H. Organisation of collagen fibrils in tendon: changes induced by an anabolic steroid. I. Functional and ultrastructural studies. *Virchows Archiv 1986; B, Cell Pathology Including Molecular Pathology. 52(1): 75-86.*

[63] MICHNA H. Tendon injuries induced by exercise and anabolic steroids in experimental mice. *International Orthopaedics 1987; 11(2): 157-62.*

[64] WILLIAMS IF, NICHOLLS JS, GOODSHIP AE, SILVER IA. Experimental treatment of tendon injury with heparin. *British Journal of Plastic Surgery 1986; 39(3): 367-72.*

[65] SUNDQVIST H, FORSSKAHL B, KVIST M. A promising novel therapy for Achilles peritendinitis: double-blind comparison of glycosaminoglycan polysulfate and high-dose indomethacin. *International Journal of Sports Medicine 1987; 8(4): 298-303.*

[66] LEPPILAHTI J, ORAVA S, KARPAKKA J, TAKALA T. Overuse injuries of the Achilles tendon. *Annales Chirurgiae et Gynaecologiae 1991; 80(2): 202-7.*

[67] KVIST H, KVIST M. The operative treatment of chronic calcaneal paratenonitis. *Journal of Bone & Joint Surgery - British Volume 1980; 62(3): 353-7.*

[68] PAAVOLA M, KANNUS P, PAAKKALA T, PASANEN M, JARVINEN M. Long-term prognosis of patients with Achilles tendinopathy. *American Journal of Sports Medicine 2001; 28(5): 634-42.*

[69] LEPPILAHTI J, ORAVA S, KARPAKKA J, TAKALA T. Overuse injuries of the Achilles tendon. *Annales Chirurgiae et Gynaecologiae 1991; 80(2): 202-7.*

[70] KVIST H, KVIST M. The operative treatment of chronic calcaneal paratenonitis. *Journal of Bone & Joint Surgery - British Volume 1980; 62(3): 353-7.*

[71] LEADBETTER WB, MOOAR PA, LANE GJ, LEE SJ. The surgical treatment of tendinitis. Clinical rationale and biologic basis. *Clinics in Sports Medicine 1992; 11(4): 679-712.*

[72] NELEN G, MARTENS M, BURSSENS A. Surgical treatment of chronic Achilles tendinitis. *American Journal of Sports Medicine 1989; 17(6): 754-9.*

[73] SCHEPSIS AA, LEACH RE. Surgical management of Achilles tendinitis. *American Journal of Sports Medicine 1987; 15(4): 308-15.*

[74] LEACH RE, SCHEPSIS AA, TAKAI H. Long-term results of surgical management of Achilles tendinitis in runners. *Clinical Orthopaedics & Related Research 1992; (282): 208-12.*

[75] TESTA V, CAPASSO G, MAFFULLI N, BIFULCO G. Ultrasound-guided percutaneous longitudinal tenotomy for the management of patellar tendinopathy. *Medicine & Science in Sports & Exercise 1999; 31(11): 1509-15.*

[76] TESTA V, MAFFULLI N, CAPASSO G, BIFULCO G. Percutaneous longitudinal tenotomy in chronic Achilles tendonitis. *Bulletin - Hospital for Joint Diseases 1996; 54(4): 241-4.*

[77] SUBOTNICK SI. Surgical treatment of Achilles tendon tenosynovitis (paratenonitis) in runners. *Journal of the American Podiatry Association 1977; 67(4): 280-2.*

[78] SUBOTNICK SI, SISNEY P. Treatment of Achilles tendinopathy in the athlete. *Journal of the American Podiatric Medical Association 1986; 76(10): 552-7.*

[79] SUBOTNICK SI. Surgical treatment of Achilles tendon tenosynovitis (paratenonitis) in runners. *Journal of the American Podiatry Association 1977; 67(4): 280-2.*

[80] SUBOTNICK SI, SISNEY P. Treatment of Achilles tendinopathy in the athlete. *Journal of the American Podiatric Medical Association 1986; 76(10): 552-7.*

[81] ROLF C, MOVIN T. Etiology, histopathology, and outcome of surgery in achillodynia. *Foot & Ankle International 1997; 18(9): 565-9.*

[82] BENAZZO F, MAFFULLI N. An Operative Approach to Achilles Tendinopathy. *Sports Medicine and Arthroscopy Review 8[1], 96-101. 2000.*

[83] LJUNGQVIST R. Subcutaneous partial rupture of the Achilles tendon. *Acta Orthopaedica Scandinavica 1967; Suppl.: 1-68.*

[84] MAFFULLI N, BINFIELD PM, MOORE D, KING JB. Surgical decompression of chronic central core lesions of the Achilles tendon. *American Journal of Sports Medicine 1999; 27(6): 747-52.*

[85] MANDELBAUM BR, MYERSON MS, FORSTER R. Achilles tendon ruptures. A new method of repair, early range of motion, and functional rehabilitation. *American Journal of Sports Medicine 1995; 23(4): 392-5.*

[86] MAFFULLI N, TESTA V, CAPASSO G, BIFULCO G, BINFIELD PM. Results of percutaneous longitudinal tenotomy for Achilles tendinopathy in middle- and long-distance runners. *American Journal of Sports Medicine 1997; 25(6): 835-40.*

[87] FRIEDRICH T, SCHMIDT W, JUNGMICHEL D. Histopathology in rabbit Achilles tendon after operative tenolysis (longitudinal fiber incisions). *Scand J Med Sci Sports 2001; 11(1): 4-8.*

[88] BENAZZO F, STENNARDO G, MOSCONI M. Muscle transplant in the rabbit's Achilles tendon. *Med Sci Sports Exer 2001; 33(5): 696-701.*

Achilles Tendon Rupture

N. Maffulli, F. Spiezia

Introduction

The incidence of Achilles tendon rupture in developed countries has been on the increase over the past two decades [1]. Although most of Achilles tendon ruptures (44-83%) occur during sporting activities, intrinsic structural, biochemical and biomechanical changes related to ageing may play a significant role [2].

Achilles tendon rupture is more common in males, with a male-to-female ratio of 1.7: 1 to 30: 1, possibly reflecting the greater prevalence of male sports participation, or their susceptibility to injury. Typically, an acute rupture of the Achilles tendon occurs in male professionals or white collar workers in their third or fourth decade playing sport occasionally (weekend warriors).

History

Hippocrates, in the first recorded description of this injury, stated that "this tendon, if bruised or cut, causes the most acute fevers, induces choking, deranges the mind and at length brings death". Ambroise Pare', in 1575, recommended that a ruptured Achilles tendon be strapped with bandages dipped in wine and spices, but advised that the result was dubious [3]. Operative repair of a ruptured Achilles tendon was advocated by another Frenchman, Polaillon, in 1888 [3], although an Arabian physician performed such procedures in the 10th century AD. In the 12th century, an Italian surgeon, Guglielmo di Faliceto, believed that nature was unable to unite divided tendons, and that operative treatment was necessary.

The gastrocnemius merges with the soleus to form the Achilles tendon. This is supplemented medially by plantaris in 93% of the population.

The Achilles tendon has a round upper part and relatively flat distal 4 cm. The fibres of the Achilles tendon spiral through 90° along its course to help tendon elongation, elastic recoil, and release of stored energy during locomotion [4].

Tenocytes and tenoblasts comprise about 90-95% of the cellular elements of the tendon. Collagen and elastin fibers account for 70% and 2% of the dry weight of a tendon, respectively, and form a major part of the extracellular matrix. Elastin can undergo up to 200% strain before failure [5].

The collagen fibres are tightly packed in parallel bundles containing blood and lymphatic vessels, and nerves [6, 7]. Type I collagen is the commonest, being 95% of tendon collagen [8]. However, ruptured Achilles tendons contain a substantial proportion of Type III collagen [9], which is less resistant to tensile forces.

The tendon is formed by grouped fascicles surrounded by endotenon, and is enveloped by a well-defined layer of connective tissue, the epitenon, whose innermost layer is in direct contact with the endotenon. The epitenon, in turn, is surrounded by the paratenon with a thin layer of fluid in between to allow tendon movement with reduced friction.

The paratenon consists of two layers: a deeper layer, surrounding and in direct contact with the epitenon; and a superficial layer, the peritenon, which is connected with the underlying layer via the mesotenon. The paratenon is externally in contact with the fascia cruris covering the tendon posteriorly [8, 10].

Aging significantly decreases tendon glycosaminoglycans and increases collagen concentration [11]. Acute exercise increases type I collagen formation in peritendinous tissue [12].

The Achilles tendon derives its sensory nerve supply from the nerves of the attaching muscles and cutaneous nerves, in particular the sural nerve [13], and receives its blood supply proximally at the musculotendinous junction, along its length from the surrounding connective tissue, and distally at the bone-tendon junction [14]. The predominant site of Achilles tendon rupture is 2-6 cm proximal to the tendon insertion. Although this has been attributed to poor vascularity in the mid-portion, Astrom *et al.* [15], using laser Doppler flowmetry, showed that there is even blood flow throughout the Achilles tendon, apart from the distal insertion. They also showed that blood flow was higher in women comparing to control and lower with increasing age. In another study, the posterodistal and the middle part of Achilles tendon showed poor vascularisation [16].

Blood flow in the Achilles tendon increases 4-fold with exercise 5 cm proximal to the insertion, while it increases only 2.5-fold when measured 2 cm proximal to the Achilles tendon insertion [17].

Tendon biomechanics

Tendons have almost ideal mechanical properties for transmission of force from muscle to bone. Actin and myosin are present in tenocytes [18]. Tendons are stiff and resilient, with high tensile strength. They can stretch up to 4% before damage [19]. Subcutaneous tears are more frequent in the Achilles tendon than any other tendons in human body. Achilles tendons in males have higher maximum rupture force and stiffness with a larger cross-sectional area than in female, while younger tendons have significantly higher tensile rupture stress and lower stiffness [20]. The indirect estimation of peak load on the Achilles tendon, normalized to subject body weight, is 6.1-8.2 body weight during running, with a tensile force of more than 3 kN [21]. The loading of the Achilles tendon reached up to 9 kN during running (12.5 times the body weight), 2.6 kN during slow walking and less than 1 kN during cycling [22]. The peak Achilles tendon force and mechanical work by the calf muscles measured by Fukashiro et al was 2233 N and 34 J in the squat jump, 1895 N and 27 J in the counter movement jump, and 3786 N and 51 J when hopping [23]. Microscopic interruptions in the tendinous substance occur during physiological activity, but fibres remodel, and new collagen is continuously formed. A tendon loses its wavy configuration when stretched more than 2%. As collagen fibres deform, they respond linearly to increasing tendon loads [19, 24, 25]. The normal wavy appearance of the tendon is regained if the strain placed on the tendon remains at less than 4%. If the tendon is lengthened more than 3-4% of its normal length, it starts to disrupt. At strain levels greater than 8%, macroscopic rupture will occur [26, 27].

Aetiology and Pathology

The aetiology of Achilles tendon rupture has been thoroughly researched, but still remains unclear [28]. Achilles tendon rupture has been attributed to many factors such as poor tendon vascularity, degeneration, gastrocnemius-soleus dysfunction, a suboptimally conditioned musculo-tendinous unit, age, gender, changes in training pattern, poor technique, previous injuries and footwear [29, 30, 31, 32]. It has also been associated with a multitude of conditions, such as inflammatory and autoimmune conditions, hyperuricaemia, genetically determined collagen abnormalities [33], infectious diseases, neurological conditions [34], hyperthyroidism, renal insufficiency, and arteriosclerosis [35].

Degenerative theory

The events leading to a rupture are unclear [36, 37]. Normal tendons would not rupture when subjected to large strains [38] Arner *et al.* [39] first reported degenerative changes in all their 74 patients with Achilles tendon rupture, and hypothesised that these changes were primary abnormalities present before the rupture. However, nearly two thirds of the specimens were obtained more than two days post-rupture. Davidsson & Salo [40] reported marked degenerative changes in two Achilles tendon rupture patients operated on the day of injury. The changes should therefore be regarded as having developed prior to the rupture [41]. In our own series, all tendons operated within 24 hours from the injury showed marked degenerative changes and collagen disruption [42, 43] (fig. 1). Several authors detected degenerative intratendinous alterations in the spontaneously ruptured tendons from all sites studied. Most of these abnormalities had no aetiological explanation [44]. Probably, alterations in blood flow with subsequent hypoxia and impaired metabolism were factors in the development of the degenerative changes observed [45].

Alternating exercise with inactivity could produce the degenerative changes seen in tendons Sport places additional stress on the Achilles tendon, leading to accumulation of microtrauma, which, although below the threshold for frank rupture, could lead to secondary intratendinous degenerative changes [46].

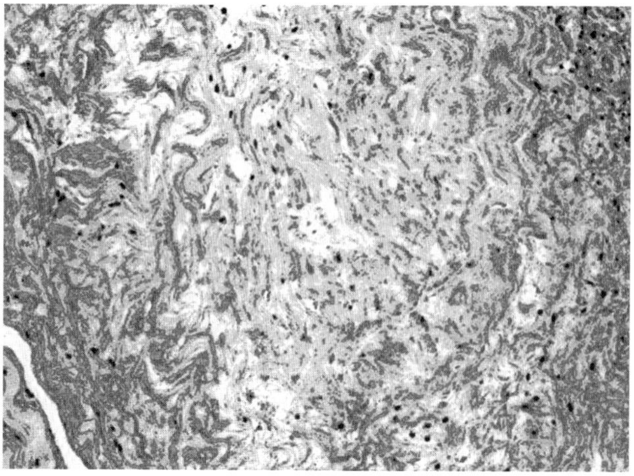

***Fig. 1** : Histology slide of a ruptured Achilles tendon. Note the disorganised appearance, with loss of the normal wavy configuration of the tendon and marked hypercellularity.*

Kannus & Jozsa evaluated biopsy specimens of patients with spontaneous Achilles tendon ruptures harvested at the time of repair. Only one third of control tendons had similar changes, but significantly less frequently [45]. They also noted that only relatively small proportion of the patients had symptoms prior to the rupture. They suggested that there are clear indications that, at least in urban populations, degenerative changes are common in the tendons of people who are older than thirty-five years and that these changes can be associated with spontaneous rupture [45]. In our centre, in the 176 Achilles tendon ruptures treated from January 1990 to December 1995, we found that only 9 (5%) patients had had previous symptoms [47].

Failure of the cellular matrix may also lead to intratendinous degeneration. Jozsa et al observed fibronectin on the torn surfaces of ruptured Achilles tendons. Fibronectin is normally located in basement membranes, is present in a soluble form in plasma, and binds more readily to denatured collagen than to normal collagen, indicating pre-existing collagen denaturation [48, 49, 50].

We have recently demonstrated that tenocytes from ruptured and tendinopathic tendons show increased production of type III collagen, which disturbs the tissue architecture, and makes the tissue less resistant to tensile forces [47].

The mechanical theory

Damage to the tendon can occur even though it is stressed within the physiologic threshold when the frequent cumulative microtrauma applied do not leave enough time for repair [51].

McMaster [52] thought that a healthy tendon would not rupture, even when subjected to severe strain. However, Barfred [53] demonstrated that complete ruptures can occur in a healthy tendon, the greatest risk being present when the tendon was obliquely loaded at a short initial length with maximum muscle contraction. Such factors are probably all present in movements occurring in many sports, which require rapid push-off. A healthy tendon may, therefore, rupture following a violent muscular strain.

Inglis and Sculco [29] suggested that a malfunction in the inhibitory mechanism that prevents excessive or uncoordinated muscle contractions could cause a rupture of an otherwise normal tendon. Athletes who return to training too quickly after a period of inactivity seem to be at greater risk of a rupture due to this mechanism. The risk of rupture of the Achilles tendon is further increased if an oblique stress is applied during inversion or eversion of the subtalar joint.

In a study of 109 runners, Clement showed that Achilles tendon injury may result from structural or dynamic disturbances in normal lower leg mechanics such as overtraining, functional overpronation, and gastrocnemius/soleus insufficiency. They also speculated that repeated microtrauma produced by the eccentric loading of fatigued muscle may play an important role in tendon injury [54]. Complete rupture is the consequence of multiple micro ruptures which lead to failure of the tendon after reaching a critical point [55].

Drug related tendon rupture

Anabolic steroids and fluoroquinolones have been related to Achilles tendon rupture. Both drugs cause dysplasia of collagen fibrils, which decreases tendon tensile strength.

Systemic and local corticosteroids have been widely implicated in tendon rupture [56, 57]. However, studies on the patella tendon show that normal tendon is not damaged by intratendinous injection of steroids [58]. However, most of the available evidence suggests that intratendinous or peritendinous injection of corticosteroids into an injured tendon may precipitate a rupture [59, 60].

The aetiological role of corticosteroids in Achilles tendon rupture has not been fully clarified. However, available evidence discourages from prolonged oral administration and repeated peritendinous administration of corticosteroids.

The anti-inflammatory and analgesic properties of corticosteroids may mask the symptoms of tendon damage [61], inducing individuals to maintain their high activity levels even when the tendon is damaged. Corticosteroids interfere with healing, and intratendinous injection of corticosteroids results in weakening of the tendon for up to 14 days post-injection. The disruption is directly related to collagen necrosis, and restoration of tendon strength is attributable to the formation of a cellular amorphous mass of collagen. For these reasons, vigorous activity should be avoided for at least two weeks following injection of corticosteroids in the vicinity of a tendon [59].

Fluoroquinolones (4-Quinolone) antibiotics such as ciprofloxacin have recently been implicated in the aetiology of tendon rupture. In France, between 1985 and 1992, 100 patients taking fluoroquinolones suffered tendon disorders, including 31 ruptures [62]. Many of them had also received corticosteroids, making it difficult to solely implicate the fluoroquinolones. Szarfman *et al.* [63] reported animal studies with fluoroquinolone doses close to those administered to humans, and showed disruption of the extracellular matrix of cartilage, chondrocyte necrosis, and depletion of collagen. The abnormalities seen in animals might also occur in humans. These authors recommended updating the labelling on fluoroquinolone packing to include a warning about the possibility of tendon rupture. Recently, laboratory evidence for the direct deleterious effects of fluoroquinolones on tenocytes has been produced [64].

Hyperthermia and tendon rupture

Up to 10% of the elastic energy stored in tendons may be released as heat [65]. Wilson & Goodship evaluated *in vivo* the temperatures generated within equine superficial digital flexor tendons during exercise [66]. A peak temperature of 45 °C, at which tenocytes can be damaged, was measured within the core of the tendon after just 7 minutes of trotting [67]. Exercise-induced hyperthermia may therefore contribute to tendon degeneration. As good blood supply to a tissue should prevent overheating, tissues such as the Achilles tendon, with relatively avascular areas, may be more susceptible to the effects of hyperthermia.

Mechanism of rupture

Arner & Lindholm [68] classified the mechanism of Achilles tendon rupture in 92 patients into three main categories:

1. 53% of the ruptures occur during weight bearing forefoot pushing off with the knee in extension. This movement is seen in sprint starts, and in jumping sports such as basketball. This would explain the prevalence of left Achilles tendon rupture in right-handed people.
2. 17% of ruptures occur following sudden unexpected dorsiflexion of the ankle, such as slipping into a hole, or falling downstairs.
3. In 10% of their patients, the tendon was ruptured due to violent dorsiflexion of a plantarflexed foot, such as what may occur after falling from a height. In the rest of their patients, they could not identify the exact mechanism of injury.

Presentation and diagnosis

Detailed history and thorough physical exam are critical in the diagnosis of Achilles tendon rupture. Although the diagnosis seems straightforward, 20-25% of Achilles tendon ruptures are missed by the first examining doctor [69]. There are a number of diagnostic signs and tests, both clinical and at imaging that the examiner may use to aid diagnosis. In general, clinical diagnosis is sufficient for acute ruptures of the Achilles tendon. Longstanding ruptures may be harder to diagnose due to associated tissue swelling. Real-time high resolution ultrasonography and magnetic resonance imaging provide an adjunct to clinical diagnosis, and they are more sensitive and less invasive than soft-tissue radiography or xeroradiography.

Patient with ruptured Achilles tendon typically give a history of sudden pain in the affected leg, often reporting that, at the time of injury, they thought that they had been struck by an object or kicked in the posterior aspect of the lower leg. Some patients report an audible snap. They are often unable to weightbear, and notice weakness or stiffness of the affected ankle. However they may be still able to plantarflex using flexor hallucis longus, flexor digitorum longus, tibialis posterior, and peroneal tendons. Patients with chronically ruptured Achilles tendons tend to often recall only very minor or perhaps no trauma, and first noticing the injury as an inability to complete everyday tasks such as climbing stairs.

Examination may reveal diffuse oedema and bruising, and, unless the swelling is severe, a palpable gap may be felt along the course of the tendon. The site of rupture is usually 2-6 cm proximal to the insertion of the tendon [70].

Inspection and palpation should be followed by other tests to confirm the diagnosis. Although Simmonds test is usually reliable, it can be equivocal. In such cases, O'Brien and Copeland tests can be performed. Also the patient could simply be asked to perform heel rises.

Simmonds or Thompson Calf squeeze test

With the patient prone on the examination couch and the ankles clear of the couch, the examiner squeezes the fleshy part of the calf. Squeezing the calf deforms the soleus muscle, causing the overlying Achilles tendon to bow away from the tibia, producing plantar flexion of the ankle if the tendon is intact [71]. The affected leg should always be compared with the opposite leg [72]. A false positive may occur in the presence of an intact plantaris tendon, although this has not been scientifically proven.

Matles test

Prone on the examination couch, patients are asked to actively flex their knees to 90°. During this movement, if the foot on the affected side falls into neutral or dorsiflexion, an Achilles tendon rupture can be diagnosed [73] (fig. 2).

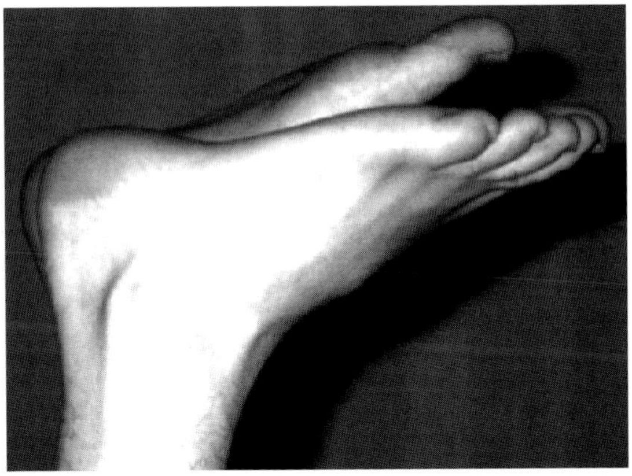

Fig. 2 : Matles test. The plantar aspect of the foot ipsilateral to the ruptured tendon lies flatter as compared to the normal side.

O'Brien test

A hypodermic 25-gauge needle is inserted through the skin of the calf, just medial to the midline and 10 cm proximal to the superior border of the calcaneus. The needle is inserted until its tip is just within the substance of the tendon. The ankle is then alternately plantarflexed and dorsiflexed. If, on dorsiflexion, the needle points distally, the tendon is presumed to be intact in the portion distal to the needle. If the needle points proximally or remains relatively still when the ankle is dorsiflexed, there is presumed to be a loss of continuity between the needle and the site of tendon insertion [69].

Copeland test

The patient should lie prone with the knee flexed to 90°. A sphygmomanometer cuff is wrapped around the bulk of the calf of the affected leg. The cuff is inflated to 100 mmHg with the foot in plantarflexion. The foot is then dorsiflexed. If the pressure rises to approximately 140 mmHg, the musculotendinous unit is presumed to be intact. If, however, the pressure remains at around 100 mmHg, an Achilles tendon rupture may be diagnosed. The opposite leg may be used as a control for comparison purposes [74].

Plain radiography

Von Saar in 1914 and Karger in 1939 reported that radiographs provide useful information about injured Achilles tendons [75, 76]. Although plain soft tissue radiography is no longer the imaging modality of choice in tendon disorders, it still has a role in diagnosing associated or incidental bony abnormalities.

Lateral radiographs of the ankle have been used to diagnose an Achilles tendon rupture. When the Achilles tendon is ruptured, Kager's triangle, the fat-filled space triangular between the anterior to the Achilles tendon, the posterior aspect of the tibia, and the superior aspect of the calcaneum, loses its regular configuration. Toygar sign [77] involves measuring the angle of the posterior skin surface curve seen on plain radiographs, as the ends of the tendon are displaced anteriorly following a complete tear. The posterior aspect of Kager's triangle then approaches the anterior aspect, and the triangle decreases or disappears. An angle of 130° to 150° would indicate Achilles tendon rupture. Arner *et al.* [78] found that deformation of the contours of the distal segment of the tendon resulting from loss of tone were the radiographic changes most likely to be associated with Achilles tendon rupture.

Ultrasonography

Although ultrasonography of the Achilles tendon is operator dependent, it is a primary imaging method [79]. Linear ultrasonography of the Achilles tendon produces a dynamic and panoramic image of the tendon, the appearance of which varies with the type of transducer used and the angle of the ultrasound beam with respect to the tendon. High frequency probes of 7.5-10 Mega Hertz provide the best resolution, but have a short focusing distance [80]. The Achilles tendon is composed of longitudinally arranged collagen bundles, which reflect the ultrasound beam. The probe should be held at right angles to the tendon to ensure that an optimal amount of ultrasonic energy is returned to the transducer avoiding artefacts. Linear array transducers are therefore better suited than sector-type transducers, which produce excess obliquity of the ultrasound beam at the edges. It may also be necessary to use a synthetic gel spacer or stand-off pad, increasing the definition of the surface echoes and allowing a suitable support [81].

A normal Achilles tendon appears as a hypoechogenic, ribbon-like image contained within two hyperechogenic bands. Tendon fascicles appear as alternate hypo- and hyper-echogenic bands separated when the tendon is relaxed, and more compact when strained [81]. Rupture of the Achilles tendon is seen on ultrasonography scans as an acoustic vacuum with thick, irregular edges [81]. Ultrasonography can be used to assess the tendon structure following operative repair.

Magnetic Resonance Imaging

The normal Achilles tendon is seen as an area of low signal intensity on all pulse sequences used. The tendon is well delineated by the high signal intensity of the fat pad of Kager's triangle. Any increase in intratendinous signal intensity should be regarded as abnormal [82]. Axial and sagittal plane T1 and T2 weighted images should be used to evaluate suspected Achilles tendon ruptures. In T1 weighted images, complete ruptures of the Achilles tendon are identified as disruptions of the signal within the tendon. In T2 weighted images, the rupture is demonstrated as a generalised increase in signal intensity, and the oedema and haemorrhage at the site of rupture are seen as an area of high signal intensity.

Management of acute Achilles tendon rupture

The management of acutely ruptured Achilles tendon is still largely depends on the preference of the surgeon and the patient. Non-operative management regained favour during the 1970s. Operation has been the method of choice in the last two decades in athletes and young people, and in delayed ruptures. Acute ruptures in non-athletes may also be treated conservatively [83].

Non-operative management

Several authors oppose operative repair, citing the high complication rate as the main disadvantage. More recent studies on larger population reported much lower complication rate [29, 84]. These complications include skin necrosis, wound infection (fig. 3), sural neuromas, adhesions of the scar to the skin, and the usual anaesthesia risks. Problems with wound healing remain the most common and most difficult to manage given the degree of a vascularisation around the Achilles tendon. Members of the conservative camp point out that the options for soft tissue coverage over the Achilles tendon are limited.

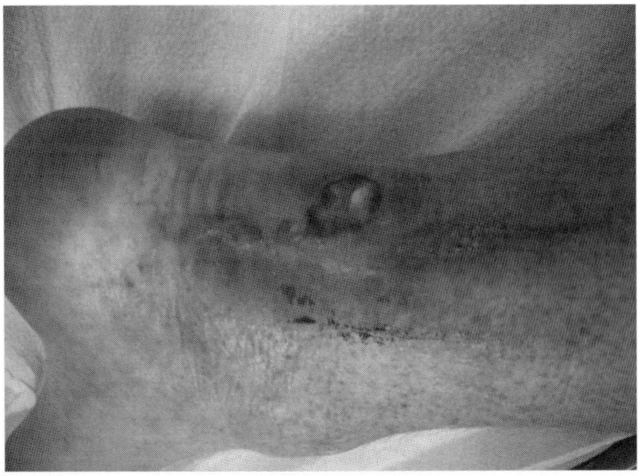

Fig. 3 : *Superficial infection following open Achilles tendon repair.*

Unfortunately, skin grafts will not adhere to an exposed tendon and local flaps may result in an unsightly donor site and an unacceptable scar. Therefore, these large defects often require a microvascular free flap.

Despite the continuous improvement in operative technique and experience, wound problems can not be fully eliminated when open repair is used, as the most commonly used longitudinal incision passes through poorly vascularised skin [85]. Aldam [86] used a transverse incision just distal to the gap in the tendon, with just one case of wound breakdown in 41 patients.

Supervised neglect

Elderly patients with chronic Achilles tendon rupture who are biologically above 70 years of age can be treated with physiotherapy alone. Usually, these patients complain of weakness in plantar flexion and of a strange gait. They often adapt well to their disability.

Immobilisation

A most commonly used form of non-surgical management is by plaster cast immobilisation, usually for a period of 6 to 10 weeks [87]. Good clinical outcome following cast immobilization are reported, with comparable result to operative management [88, 89]. A Lancet editorial stated "...in view of the excellent results obtainable by conservative treatment, it is doubtful whether surgical repair in closed rupture of the Achilles tendon can be justified" [90].

The paratenon should not be unduly injured by surgical repair of the tendon, as it is important to maintain a smooth gliding surface and to provide vascular supply to the damaged tendon. Stripping of the paratenon, which can remain intact following a rupture, reduces the amount of reactive tissue produced later at the site of injury.

Although function following non-operative repair is generally good, the high incidence of re-rupture is considered unacceptable. In 1972, Lea and Smith reported on 66 patients who underwent 8 weeks of below-the-knee cast immobilization with the foot in gravity equinus followed by a 2.5 cm heel lift for 4 weeks after cast removal. They had seven re-ruptures (13%) in 55 spontaneously ruptured Achilles tendons [88].

Persson and Wredmark reported on 20 patients managed non-operatively. After removal of the plaster, seven patients had a re-rupture (35%), four of them were operated on, whilst two others sustained a deep vein thrombosis with an associated pulmonary embolus in one case. At follow-up, between 6 and 29 months after the rupture, 16 patients had no complaints and the remaining four had only minor problems. Seven patients, not necessarily those whose tendon had re-ruptured, were not satisfied with the result [91].

Recently, based on the work on functional post-operative bracing, McComis *et al.* [92] treated 15 patients who had sustained a rupture of the Achilles tendon non-operatively with functional bracing. They achieved good functional results: in selected cases, functional bracing may be a viable alternative to operative intervention or use of a plaster cast for the treatment of acute ruptures of the Achilles tendon.

Physiological effects of immobilisation following Achilles tendon rupture

Immobilisation results in profound alteration of muscle morphology and physiology [93]. The soleus muscle is particularly susceptible to immobilisation, whilst the gastrocnemius, being a biarticular muscle, is able to move when a short leg cast is used, and is thus less affected. The human soleus contains a high proportion of Type I muscle fibres, particularly susceptible to atrophy if immobilised, as they are responsible for postural tone, and are continually activated whilst standing [94]. Problems due to immobilisation occur after open operative as well as non-operative management, but not to the same extent. Häggmark *et al.* [95] studied 15 operatively and eight non-operatively treated subcutaneous Achilles tendon ruptures, and found a significant decrease in calf circumference in the non-operatively treated group, while the operatively treated group showed no significant difference when compared to the uninjured contralateral tendon. Patients with open operative repairs spend less time in plaster, and on the whole are often more serious athletes who will comply well with post-operative management. The lack of tension on the immobilised musculotendinous unit is a major factor in the development of calf atrophy. If optimal results are required from a repair of a ruptured Achilles tendon, the repair should be put under as much tension as possible as early as possible, and the casts should be changed regularly, decreasing the angle of plantarflexion at each change.

A viable alternative is to immobilise the patient with the foot and ankle plantigrade [96]. This minimises plaster changes, and the discomfort at the time of plaster changes, when the ankle must be progressively dorsiflexed. It requires a sufficiently strong repair, which can be subjected to early tensile stresses.

• Surgical Treatment

In the past two decades, surgery has been the treatment of choice for Achilles tendon ruptures in young fit individuals. Advances in surgical techniques and new post-operative rehabilitation protocols have encouraged many surgeons to favour direct tendon repair [35]. Furthermore surgical repair decreases re-rupture rate from 13-20% to 1-4%, increases tendon strength and causes less calf muscle atrophy, also helping higher number of athletes returning to pre-injury physical activities.

Surgical Technique

Different operative techniques can be employed to repair ruptured Achilles tendons ranging from simple end to end suturing by Bunnell or Kessler type sutures, to more complex repairs using fascial reinforcement or tendon grafts [97], artificial tendon implants, using materials such as absorbable polymer-carbon fibre composites [98], MARLEX® mesh, and collagen tendon prostheses [99]. Primary augmentation of the repair [100] with the plantaris tendon [101], the peroneus brevis tendon, a single central or two (one medial, one lateral) gastrocnemius fascial turndown flap, was also proposed. However, there is no evidence that, in acute Achilles tendon ruptures, this is better than a non-augmented end-to-end repair [102]. We prefer to use augmentation in delayed repairs and in the management of re-ruptures.

Authors preferred method for open primary acute Achilles tendon repair

The patient is placed in the prone position head 200 down with both feet dangling from the end of the table. An 8-cm to 10-cm longitudinal incision is made just medial to the medial border of the tendon, centred on the palpable gap. The subcutaneous fat is dissected sharply with no undermining or crushing the skin edges.

The paratenon is cut longitudinally in the midline for the length of the skin incision. The paratenon is often oedematous and the ruptured ends classically have a mop-end or a horse tail appearance (fig. 4). After juxtaposing the ends, the tendon is sewn together with strong absorbable suture such as number 2 vicryl using Kessler method. Prior to tying the suture ends, the ankle is plantar flexed by an assistant to aid apposition of the tendon ends. A running circumferential suture with finer absorbable suture material is used to further strengthen the repair site.

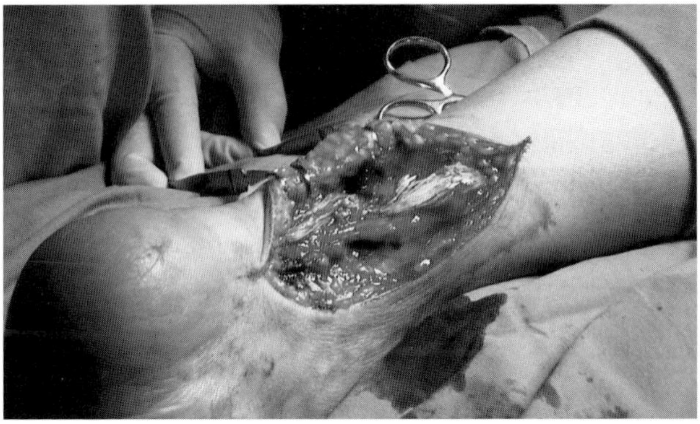

Fig. 4 : Classical horse tail appearance of an Achilles tendon rupture.

After closing the paratenon with fine vicryl, the subcutaneous tissues are juxtaapproximated with a deep fat continuous suture. The skin is closed with steristrips to minimise tension. The leg is then immobilised in a below knee cast with the ankle in physiological equinus. After the operation, the limb is elevated and weight bearing is started on the day of operation as tolerated with crutches with supervision by a physiotherapist. Patients are advised on discharge to keep the leg elevated as long as possible.

The cast is removed at two weeks, when the ankle is placed plantigrade with an anterior synthetic cast slab to prevent extension beyond neutral. The patients is encouraged to weight bear as actively as possible and to perform ankle planterflexion as much as possible.

Percutaneous repair

In 1977, Ma and Griffith [103] described a technique for percutaneous repair as a compromise between open operative methods and conservative management. The technique involves producing six small stab incisions along the medial and lateral borders of the tendon, then passing a suture through the tendon using these incisions. Ma & Griffiths reported 18 patients treated by this technique. There were only two minor, non-infectious skin complications and no re-ruptures. FitzGibbons reported good results in 14 patients who had percutaneous repair with one sural nerve injury [104].

In our centre, Rowley & Scotland [105] described 24 patients with rupture of the Achilles tendon, 14 treated by casting in equinus position alone, and 10 treated by percutaneous repair. One patient with percutaneous repair suffered entrapment of the sural nerve, but no other complications were encountered. Patients in the sutured group were more likely to return to near normal plantar flexion strength, and they also returned to activity sooner than the group treated by cast alone. Other authors report a much lower success rate with this technique. Klein *et al.* [106] reported sural nerve entrapment in 13% of 38 patients. Hockenbury and Johns [107] compared the in vitro percutaneous Achilles tendon repair to open Achilles tendon repair using a transverse tenotomy of the Achilles tendon in ten fresh frozen below-the-knee cadaver specimens. The specimens were divided into two groups of five specimens each, one receiving open Achilles repair using a Bunnell suture technique, the other undergoing percutaneous repair using Ma & Griffith's technique. The tendons undergoing open repair were able to resist almost twice the amount of ankle dorsiflexion compared those undergoing percutaneous repair before a 10 mm gap in the repaired tendon appeared (27.6° *vs* 14.4°, $p < .05$). Entrapment of the sural nerve occurred in three of five specimens undergoing percutaneous repair. The tendon stumps sutured using the percutaneous technique were malaligned in four of five specimens. Based on this study, this technique of percutaneous repair of Achilles tendon ruptures provides approximately 50% of the initial strength afforded by open repair, and places the sural nerve at risk for injury.

Percutaneously repaired Achilles tendons are less thick than those repaired by open procedures, and some patient may prefer the better cosmesis that this may afford [108]. Overall, most studies demonstrate a higher re-rupture rate associated with percutaneous repair as compared with open operative repair [108]. Also, worryingly high rates of transfixion of the sural nerve have been reported [105, 107], with persistent paraesthesiae and the necessity of formal exploration to remove the suture and free the nerve [106].

Recently, Webb and Bannister described a new percutaneous repair technique. The repair is carried out under local anaesthesia using three midline transverse 2.5 cm incisions over the posterior aspect of the tendon (fig. 5). They reported no injuries to the sural

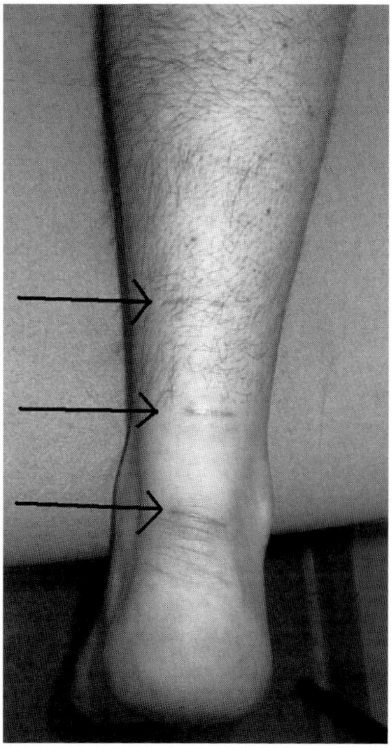

Fig. 5 : Appearance of the surgical scars following percutaneous Achilles tendon repair using Webb-Bannister's technique. The arrows point to the three transverse wounds. Note that the most proximal one lies slightly more medial than the others.

nerve or late reruptures in 27 patients who had a percutaneous repair at a median interval of 35 months after the injury [109].

In summary, there seem to be many advantages from surgical repair such as precise alignment of the torn tendon, early active mobilisation, excellent functional results with less chance of re-rupture and superior strength, while the main disadvantage of open repair is the risk of skin wound problems. Conservative management leads to Achilles tendon healing with extensive scarring, which may lead to lengthening of the tendon and subsequently sub-optimal push-off strength.

In conclusion, management of Achilles tendon ruptures should be individualised according to the concerns and health of the patient. If optimal performance is required in patients with high levels of physical activity or athletes, operative management is probably the treatment of choice.

Management of chronic Achilles tendon rupture

More than 20% of patients with Achilles tendon ruptures are missed at initial physical examination [103]. It is usually possible to suture the tendon stumps in an end-to-end fashion within 72 hours of the injury. In chronic ruptures, the tendon stumps cannot be approximated without undue tension. It is not known when an acute rupture becomes chronic, although four to six weeks seems to be the agreed figure [110].

In chronic ruptures, the gap can be bridged with a single central or two (one medial, one lateral) gastrocnemius fascial turndown flap. If available, the tendon of the plantaris longus can be used as a reinforcing membrane [111]. Where the gap resulting from the rupture does not allow direct suture, other tendons can be used. Abraham and Pankovich advocated the use of an inverted V-Y sliding myotendinous flap in the proximal portion of the tendon to lengthen it [112].

Perez-Teuffer described detaching peroneus brevis tendon from the base of the fifth metatarsal and then tunnelling it through the calcaneum. A modified technique was later used by Turco *et al.* to treat 40 individuals [113]. Both authors did not report any functional deficit following this operation [114, 115] (fig. 6).

Mann et al reported excellent or good results in six patients and fair in one patient who were treated with the flexor digitorum longus (FDL) as a graft to bridge a large gap between the proximal and distal stumps of ruptured Achilles tendon. The FDL was transected just proximal to the division of the individual tendons and pulled through a drill hole in the calcaneus before using it to bridge the Achilles tendon stumps [116].

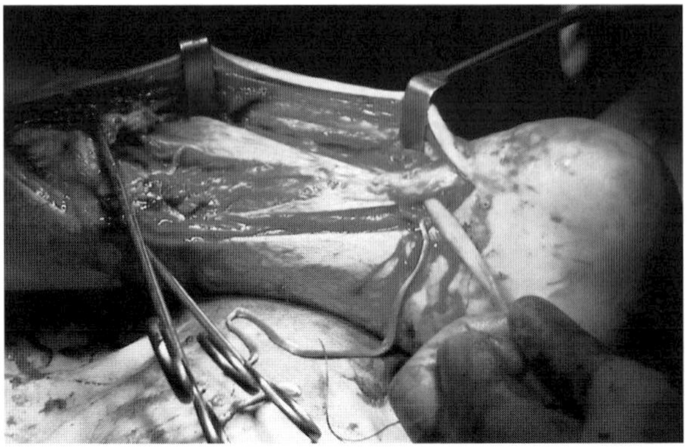

Fig. 6 : *Peroneus brevis transfer for neglected rupture of the Achilles tendon. The small arrow points to the tendon of plantaris, which in this patients was also used as a reinforcement. The larger arrows points at the tendon of peroneus brevis which has been passed through the distal stump of the Achilles tendon.*

More recently, Wapner *et al.* [117, 118] transferred the tendon of flexor hallucis longus to provide a dynamic repair. They followed seven patients with a mean age of 52 years for an average of 17 months (range 3-30 months). There were no post-operative infections, skin losses, or re-ruptures. Each patient developed a small but of no functional significance loss in range of motion in the involved ankle and hallux. All patients were satisfied with the functional results, although one required a moulded foot-ankle orthosis for prolonged walking.

Carbon-fibre and polyester-fibre implants MARLEX® or DEXON® mesh [119] and grafted tendons cover can be used to bridge the gap when the tendon ends cannot be juxtapposed. Ozaki *et al.* reported good result following reconstruction of the neglected Achilles tendon rupture using Marlex mesh on six patients [120]. They also claimed that Marlex mesh produces less adhesion with neighbouring tissues and minimal signs of foreign-body reactions However, synthetic meshes initiate a significant foreign body reaction in the early stage of collagen scaffolding by forming a large oedematous areas within the neotendon [121]. Therefore, a more conservative post-operative management of these patients is recommended, restricting their weight bearing and keeping them in plaster for eight instead of six weeks [122].

Bugg *et al.* placed a 7.5 cm by 15 cm fascia lata graft obliquely across the Achilles tendon defect wrapping the remaining around the defect in a tube-like fashion. They reported good result in 10 patients [123].

Post-operative care

Patients can be discharged the same day or the day after the operation, after having been instructed to use crutches by an orthopaedic physiotherapist. Patients are allowed to bear weight on the operated leg as tolerated, but should be told to keep the affected leg elevated for as long as possible to prevent post-operative swelling. Patients are followed on an outpatient basis at two week intervals, and the cast is removed six weeks after the operation [124-126]. If a cast with the ankle in equinus is applied, it is changed, putting the ankle in gradually increasing dorsiflexion, up to plantigrade, after two and four weeks, removing the cast altogether after six weeks from the operation.

Patients are allowed partial weight bearing and gradual stretching and strengthening exercises, increasing to tolerance, only after removal of the cast. Gradually, patients proceed to full weight bearing eight to ten weeks after surgery.

During the period in cast, patients are instructed to perform gentle isometric contractions of the gastro-soleus complex after weight bearing has become comfortable. After removal of the cast, patients mobilise the ankle under physiotherapist guidance. Cycling and swimming are started two weeks after removal of the cast, continuing the ankle mobilisation exercises. Patients are prompted to increase the frequency of their self-administered exercise programme. Patients are normally able to return to their sport on the fourth post-operative month.

Post-operative management in athletes

In athletes and well-motivated, reliable patients, consideration should be given to avoid immobilisation of the ankle. In these patients, an anterior below knee plaster-of-Paris slab is applied with the ankle in gravity equinus. Patients are discharged the same day or the day after the operation, and are allowed to toe-touch weight bear on the operated limb as tolerated. They are to keep the operated leg elevated for as long as possible, and are seen 48-72 hours after the operation in the plaster room. By this time, the post-operative swelling, if any, has significantly decreased, and the anterior below knee plaster-of-Paris slab is changed to an anterior below knee synthetic slab with the ankle in gravity equinus. The slab is kept in place by an elastic bandage, which allows plantar flexion of the ankle, while dorsiflexion is limited by the foot piece of the slab. Patients are allowed weight bearing as able, using crutches. The slab is changed at the second post-operative week, so that the ankle can dorsiflex to neutral (fig. 5). The limitation of dorsiflexion is continued until the sixth week, when the slab is removed. High level, well-motivated athletes are compliant, and are normally able to return to some training six to eight weeks after the removal of the anterior slab. A hinged orthosis could be used as an alternative to the anterior slab. However, it is more expensive than simple synthetic cast, although it could be re-usable.

Solveborn and Moberg [127] prospectively studied 17 treated patients (15 men and 2 women) who underwent surgical repair of subcutaneous, complete acute Achilles tendon ruptures. The patients underwent a new postoperative regimen that allowed free ankle motion in a patellar tendon bearing plaster cast with a protecting frame under the foot allowing weight bearing immediately after surgery. Early free ankle motion after repair of Achilles tendon ruptures proved safe with satisfactory clinical results.

A recent trend toward a more functional rehabilitation program is gaining popularity. These protocols use an anterior plaster slab or an orthosis/walking.

Summary

Increased popularity of recreational sporting activites has increased the incidence of Achilles tendon ruptures. These usually occur in sedentary males in their 30s or 40s. Although history and clinical examination are usually sufficient to diagnose acute ruptures of the Achilles tendon, longstanding ruptures may require ultrasonography and/or MRI. Conservative management should be reserved for older patients. Recent rehabilitation protocols have facilitated recovery from operatively and non operatively treated Achilles tendon injuries.

Conclusions

The aetiology of this common condition is still not completely clarified. Despite extensive investigation, few definitive answers are available have been found.

The management for acute Achilles tendon ruptures rest with the preference of individual surgeons. Open operative repair probably produces superior functional results to non-operative treatment, but may lead to a higher rate of postoperative complications. Non-operative management may result in poorer functional results, but the problems of postoperative complications are avoided.

A major problem has been the lack of a universally accepted scoring system for the evaluation of results of management of Achilles tendon rupture. Leppilahti *et al.*

[128] have proposed a scoring scale, and included clinical factors and isokinetic strength evaluation. However, it has been used only by these authors, and isokinetic dynamometry is time consuming, expensive, of dubious reliability, and not widely available.

If the studies reporting a rising incidence of Achilles tendon rupture are accurate, the field of Achilles tendon surgery will become an increasingly important one for orthopaedic surgeons. Future developments may include the use of adhesives in tendon surgery [129]. An understanding of the role which cytokines play in tendon healing [130] may also lead to the advent of new treatments, possibly based on gene therapy [131]. However, such novel interventions are unlikely to be in routine clinical use for some time.

Reference List

[1] MOLLER A, ASTRON M, WESTLIN N. Increasing incidence of Achilles tendon rupture. *Acta Orthopaedica Scandinavica 1996; 67(5): 479-81.*

[2] LANDVATER SJ, RENSTROM PA. Complete Achilles tendon ruptures. *Clinics in Sports Medicine 1992; 11(4): 741-58.*

[3] CARLSTEDT CA. Mechanical and chemical factors in tendon healing. Effect of indomethacim and surgery in the rabbit. *Acta Orthopaedica Scandinavica, 1987; (Supplementum 224).*

[4] ALEXANDER RM, BENNET-CLARK HC. Storage of elastic strain energy in muscle and other tissues. *Nature 1977; 265(5590): 114-7.*

[5] ROBINS SP. Functional properties of collagen and elastin. *Ballières Clinical Rheumatology 1988; 2(1): 1-36.*

[6] ROSS MH, ROMRELL LJ. Connective tissue. In Histology: A text and Atlas. *2 ed. Baltimore, Williams and Wilkins; 1989. 85p.*

[7] KHAN KM, COOK JL, BONAR F, HARCOURT P, ASTROM M. Histopathology of common tendinopathies. Update and implications for clinical management. *Sports Medicine 1999; 27(6): 393-408.*

[8] MAFFULLI, BENAZZO F. Basic Science of tendons. *Sports Medicine and Arthroscopy Review 2000; 8:(1) 1-5.*

[9] COOMBS RRH, KLENERMAN L, NARCISI P, NICHOLS A, POPE FM. Collagen typing in Achilles tendon rupture. *J Bone Joint Surg 1980; (62-B(2)): 258.*

[10] KVIST H, KVIST M. The operative treatment of chronic calcaneal paratenonitis. *Journal of Bone & Joint Surgery - British Volume 1980; 62(3): 353-7.*

[11] VAILAS AC, PEDRINI VA, PEDRINI-MILLE A, HOLLOSZY JO. Patellar tendon matrix changes associated with aging and voluntary exercise. *Journal of Applied Physiology 1985; 58(5): 1572-6.*

[12] LANGBERG H, SKOVGAARD D, PETERSEN LJ, BULOW J, KJAER M. Type I collagen synthesis and degradation in peritendinous tissue after exercise determined by microdialysis in humans *Journal of Physiology 1999; 521 Pt 1:299-306.*

[13] STILWELL DL. The innervation of tendons and aponeuroses. *Am J Anat 1957; (100) 289-317.*

[14] CARR AJ, NORRIS SH. The blood supply of the calcaneal tendon. *Journal of Bone & Joint Surgery - British Volume 1989; 71(1): 100-1.*

[15] ASTROM M, WESTLIN N. Blood flow in the human Achilles tendon assessed by laser Doppler flowmetry. *Journal of Orthopaedic Research 1994; 12(2): 246-52.*

[16] SCHMIDT-ROHLFING B, GRAF J, SCHNEIDER U, NIETHARD FU. The blood supply of the Achilles tendon. *International Orthopaedics 1992; 16(1): 29-31.*

[17] LANGBERG H, BULOW J, KJAER M. Blood flow in the peritendinous space of the human Achilles tendon during exercise. *Acta Physiologica Scandinavica 1998; 163(2): 149-53.*

[18] IPPOLITO E, NATALI PG, POSTACCHINI F, ACCINNI L, DE MARTINO C. Morphological, immunochemical, and biochemical study of rabbit achilles tendon at various ages. *Journal of Bone & Joint Surgery - American Volume 1980; 62(4): 583-98.*

[19] JOZSA L, KANNUS P, JOZSA L, KANNUS P, editors. Human Tendon: anatomy, physiology and pathology. *Champaign: Human Kinetics; 1997.*

[20] THERMANN H, FRERICHS O, BIEWENER A, KRETTEK C, SCHANDELMAIER P. Biomechanical studies of human Achilles tendon rupture. *Unfallchirurg 1995; 98(11): 570-5.*

[21] SCOTT SH, WINTER DA. Internal forces of chronic running injury sites. *Medicine & Science in Sports & Exercise 1990; 22(3): 357-69.*

[22] KOMI PV. Relevance of in vivo force measurements to human biomechanics. *Journal of Biomechanics 1990; 23 Suppl 1: 23-34.*

[23] FUKASHIRO S, KOMI PV, JARVINEN M, MIYASHITA M. In vivo Achilles tendon loading during jumping in humans. *European Journal of Applied Physiology & Occupational Physiology 1995; 71(5): 453-8.*

[24] ASPDEN RM, BORNSTEIN NH, HUKINS DW. Collagen organisation in the interspinous ligament and its relationship to tissue function. *Journal of Anatomy 1987; 155: 141-51.*

[25] KIRKENDALL DT GW. Function and biomechanics of tendons. *Scand J Med Sci Sports 1997; 7(2): 62-6.*

[26] WHITTAKER P, CANHAM PB. Demonstration of quantitative fabric analysis of tendon collagen using two-dimensional polarized light microscopy. *Matrix 1991; 11(1): 56-62.*

[27] MAFFULLI N. Rupture of the Achilles tendon. *Journal of Bone & Joint Surgery - American Volume 1999; 81(7): 1019-36.*

[28] WILLIAMS JG. Achilles tendon lesions in sport. *Sports Medicine 1986; 3(2): 114-35.*

[29] INGLIS AE, SCULCO TP. Surgical repair of ruptures of the tendo Achillis. *Clinical Orthopaedics & Related Research 1981;(156): 160-9.*

[30] CLAIN MR, BAXTER DE. Achilles tendinitis. *Foot & Ankle 1992; 13(8): 482-7.*

[31] ASTROM M. On the nature and etiology of chronic achilles tendinopathy 1997; *Lund University, Sweden; 1-110.*

[32] KVIST M. Achilles Tendon Overuse Injuries 1991; *University of Turku, Finland.*

[33] DENT CM, GRAHAM GP. Osteogenesis imperfecta and Achilles tendon rupture. *Injury 1991; 22(3): 239-40.*

[34] MAFFULLI N. Clinical tests in sports medicine: more on Achilles tendon. *British Journal of Sports Medicine 1996; 30(3): 250.*

[35] MYERSON MS. Achilles tendon ruptures. *Instructional Course Lectures 1999; 48: 219-30.*

[36] CAMPANI R, BOTTINELLI O, GENOVESE E, BOZZINI A, BENAZZO F, BARNABEI G, JELMONI GP, CARELLA E. The role of echotomography in sports traumatology of the lower extremity. *Radiol Med 1990; 79: 151-62.*

[37] CARDEN DG, NOBLE J, CHALMERS J, LUNN P, ELLIS J. Rupture of the calcaneal tendon. The early and late management. *Journal of Bone & Joint Surgery - British Volume 1987; 69(3): 416-20.*

[38] CETTI R, CHRISTENSEN SE. Surgical treatment under local anesthesia of Achilles tendon rupture. *Clinical Orthopaedics & Related Research 1983;(173): 204-8.*

[39] ARNER O, LINDHOLM A. Histologic changes in subcutaneous rupture of the Achilles tendon. *Acta Chir Scand 1959; 116: 484-90.*

[40] DAVIDSSON L, SALO M. Pathogenesis of subcutaneous Achilles tendon ruptures. *Acta Chir Scand 1969; 135: 209-12.*

[41] JOZSA L, KANNUS P, BALINT JB, REFFY A. Three-dimensional ultrastructure of human tendons. *Acta Anatomica 1991; 142(4): 306-12.*

[42] WATERSTON SW. Histochemistry and biochemistry of Achilles tendon ruptures. *1997; University of Aberdeen; 1-58.*

[43] JARVINEN M, JOZSA L, KANNUS P, JARVINEN TL, KVIST M, LEADBETTER W. Histopathological findings in chronic tendon disorders. *Scandinavian Journal of Medicine & Science in Sports 1997; 7(2): 86-95.*

[44] JOZSA L, KANNUS P. Histopathological findings in spontaneous tendon ruptures. *Scandinavian Journal of Medicine & Science in Sports 1997; 7(2): 113-8.*

[45] KANNUS P, JOZSA L. Histopathological changes preceding spontaneous rupture of a tendon. A controlled study of 891 patients. *Journal of Bone & Joint Surgery - American Volume 1991; 73(10): 1507-25.*

[46] FOX JM, BLAZINA ME, JOBE FW, KERLAN RK, CARTER VS, SHIELDS CL J[R], CARLSON GJ. Degeneration and rupture of the Achilles tendon. *Clinical Orthopaedics & Related Research 1975; (107): 221-4.*

[47] WATERSTON SW, MAFFULLI N, EWEN SW. Subcutaneous rupture of the Achilles tendon: basic science and some aspects of clinical practice. *British Journal of Sports Medicine 1997; 31(4): 285-98.*

[48] ENGVALL E, RUOSLAHTI E, MILLER EJ. Affinity of fibronectin to collagens of different genetic types and to fibrinogen. *J Exp Med 1978; 147(6): 1584-95.*

[49] JOZSA L, LEHTO M, KANNUS P, KVIST M, REFFY A, VIENO T, JARVINEN M, DEMEL S, ELEK E. Fibronectin and laminin in Achilles tendon. *Acta Orthopaedica Scandinavica 1989; 60(4): 469-71.*

[50] LEHTO M, JOZSA L, KVIST M, JARVINEN M, BALINT BJ, REFFY. Fibronectin in the ruptured human Achilles tendon and its paratenon. An

immunoperoxidase study. *Annales Chirurgiae et Gynaecologiae 1990; 79(2): 72-7.*

[51] SELVANETTI A, CIPOLLA M, PUDDU G. Overuse tendon injuries: Basic science and classification. *Operative Techniques in Sports Medicine 1997; 5(3): 110-7.*

[52] McMASTER PE. Tendon and muscle ruptures: Clinical and experimental studies on the causes and location of subcutaneous ruptures. *J Bone Joint Surg 1933; 15: 705-22.*

[53] BARFRED T. Experimental rupture of the Achilles tendon: Comparison of various types of experimental rupture in rats. *Acta Orthop Scand 1971; 42: 528-43.*

[54] CLEMENT DB, TAUNTON JE, SMART GW. Achilles tendinitis and peritendinitis: etiology and treatment. *American Journal of Sports Medicine 1984; 12(3): 179-84.*

[55] KNÖRZER E, FOLKHARD W, GEERCKEN W, BOSCHERT C, KOCH MH, HILBERT B, KRAHL H, MOSLER E, NEMETSCHEK-GANSLER H, NEMETSCHEK T. New aspects of the aetiology of tendon rupture: An analysis of time-resolved dynamic-mechanical measurements using synchotron radiation. *Arch Orthop Trauma Surg 1986; 105: 113-20.*

[56] NEWNHAM DM, DOUGLAS JG, LEGGE JS, FRIEND JA. Achilles tendon rupture: an underrated complication of corticosteroid treatment. *Thorax 1991; 46(11): 853-4.*

[57] DICKEY W, PATTERSON V. Bilateral Achilles tendon rupture simulating peripheral neuropathy: unusual complication of steroid therapy. *Journal of the Royal Society of Medicine 1987; 80(6): 386-7.*

[58] MATTHEWS LS, SONSTEGARD DA PHELPS DB. A biomechanocal study of rabbit patellar tendon:effects of steroid injection. *Journal of Sports Medicine & Physical Fitness 2001; 2(1975): 349.*

[59] KENNEDY JC, WILLIS RB. The effects of local steroid injections on tendons: a biomechanical and microscopic correlative study. *American Journal of Sports Medicine 1976; 4(1): 11-21.*

[60] UNVERFERTH LJ, OLIX ML. The effect of local steroid injection on tendon. *Journal of Sports Medicine & Physical Fitness 1973; 1(4): 31-7.*

[61] DISTEFANO VJ, NIXON JE. Ruptures of the achilles tendon. *Journal of Sports Medicine 1973; 1(2): 34-7.*

[62] ROYER R, PIERFITTE C, NETTER C. Features of tendon disorders with fluoroquinolones. *Therapie 1994; 49: 75-6.*

[63] SZARFMAN A, CHEN M, BLUM MD. More on fluoroquinolone antibiotics and tendon rupture. *New England Journal of Medicine 1995; 332(3): 193.*

[64] BERNARD-BEAUBOIS K, HECQUET C, HAYEM G, RAT P, ADOLPHE M. In vitro study of cytotoxicity of quinolones on rabbit tenocytes. *Cell Biol Toxicol 1998; 14(283): 292.*

[65] KER RF. Dynamic tensile properties of the plantaris tendon of sheep (Ovis aries). *Journal of Experimental Biology 1981; 93: 283-302.*

[66] WILSON AM, GOODSHIP AE. Exercise-induced hyperthermia as a possible mechanism for tendon degeneration. *Journal of Biomechanics 1994; 27(7): 899-905.*

[67] ARANCIA G, CRATERI TROVALUSCI P, MARIUTTI G, MONDOVI B. Ultrastructural changes induced by hyperthermia in Chinese hamster V79 fibroblasts. *Int J Hyperthermia 1989; 5: 341-50.*

[68] ARNER O, LINDHOLM A. Subcutaneous rupture of the Achilles tendon: A study of 92 cases. *Acta Chir Scand (Suppl. 239) 1959; 1-51.*

[69] O'BRIEN T. The needle test for complete rupture of the Achilles tendon. *Journal of Bone & Joint Surgery - American Volume 1984; 66(7): 1099-101.*

[70] DISTEFANO VJ, NIXON JE. Achilles tendon rupture: pathogenesis, diagnosis, and treatment by a modified pullout wire technique. *Journal of Trauma 1972; 12(8): 671-7.*

[71] SCOTT BW AA. How the Simmonds-Thompson test works. *J Bone Joint Surg 1992; 74-B(2): 314-5.*

[72] SIMMONDS FA. The diagnosis of the ruptured Achilles tendon. *The Practitioner 1957; 179: 56-8.*

[73] MATLES AL. Rupture of the tendo achilles: another diagnostic sign. *Bulletin of the Hospital for Joint Diseases 1975; 36(1): 48-51.*

[74] COPELAND SA. Rupture of the Achilles tendon: a new clinical test. *Annals of the Royal College of Surgeons of England 1990; 72(4): 270-1.*

[75] VON SAAR G. Die Sportverletzungen. *Neue Deutsche Chir 1914; 13: 88-102.*

[76] KARGER G. Zur klinik und Diagnostik des Achillessehnenrisses. *Chirurg 1939; 11: 691-5.*

[77] TOYGAR O. Subkutane ruptur der Achillesschne. (Diagnostik und Behandlungsergebnisse). *Helvet Chir Acta 1947; 14: 209-31.*

[78] ARNER O, LINDHOLM R. Histologic changes in subcutaneous rupture of the Achilles tendon. *Acta Chir Scand 1959; 116: 484-90.*

[79] ROLF C, MOVIN T. Etiology, histopathology, and outcome of surgery in achillodynia. *Foot & Ankle International 1997; 18(9): 565-9.*

[80] FORNAGE BD. Achilles tendon: US examination. *Radiology 1986; 159(3): 759-64.*

[81] BARBOLINI G, MONETTI G, MONTORSI A, GRANDI M. Results with high-definition sonography in the evaluation of Achilles tendon conditions. *It J Sports Traumatology 1988; 10(4): 225-34.*

[82] DEUTCH A L MJH. Magnetic resonance imaging of musculoskeletal injuries. *Radiol Clin North Am 1989; 27: 983.*

[83] FARIZON F, PAGES A, AZOULAI JJ, DE LAVISON R, BOUSQUET G. Surgical treatment of ruptures of the Achilles tendon. A propos of 42 cases treated by Bosworth's technique. *Revue de Chirurgie Orthopedique et Reparatrice de l'Appareil Moteur 1997; 83(1): 65-9.*

[84] NISTOR L. Surgical and non-surgical treatment of Achilles Tendon rupture. A prospective randomized study. *Journal of Bone & Joint Surgery - American Volume 1981; 63(3): 394-9.*

[85] HAERTSCH PA. The blood supply to the skin of the leg: a post-mortem investigation. *Br J Plastic Surg 1981; 34: 470-7.*

[86] ALDAM CH. Repair of calcaneal tendon ruptures. A safe technique. *Journal of Bone & Joint Surgery - British Volume 1989; 71(3): 486-8.*

[87] FIERRO NL, SALLIS RE. Achilles tendon rupture. Is casting enough? *Postgraduate Medicine 1995; 98(3): 145-52.*

[88] LEA RB, SMITH L. Non-surgical treatment of tendo achillis rupture. *Journal of Bone & Joint Surgery - American Volume 1972; 54(7): 1398-407.*

[89] STEIN SR, LUEKENS CA. Methods and rationale for closed treatment of Achilles tendon ruptures. *American Journal of Sports Medicine 1976; 4(4): 162-9.*

[90] ANONYMOUS. Achilles tendon rupture. *Lancet 1973; 1(7796): 189-90.*

[91] PERSSON A, WREDMARK T. The treatment of total ruptures of the Achilles tendon by plaster immobilisation. *International Orthopaedics 1979; 3(2): 149-52.*

[92] MCCOMIS GP, NAWOCZENSKI DA, DEHAVEN KE. Functional bracing for rupture of the Achilles tendon. Clinical results and analysis of ground-reaction forces and temporal data. *Journal of Bone & Joint Surgery - American Volume 1997; 79(12): 1799-808.*

[93] QIN L, APPELL HJ, CHAN KM, MAFFULLI N. Electrical stimulation prevents immobilization atrophy in skeletal muscle of rabbits. *Archives of Physical Medicine & Rehabilitation 1997; 78(5): 512-7.*

[94] VRBOVA G. Changes in the motor reflexes produced by tenotomy. *J Physiol (Lond) 1963; 166: 241-50.*

[95] HAGGMARK T, LIEDBERG H, ERIKSSON E, WREDMARK T. Calf muscle atrophy and muscle function after non-operative vs operative treatment of achilles tendon ruptures. *Orthopedics. 1986; 9(2): 160-4.*

[96] RANTANEN J HTPM. Immobilization in neutral versus equinus position after Achilles tendon repair. A review of 32 patients. *Acta Orthop Scand 1993; 64: 333-5.*

[97] SOMA CA, MANDELBAUM BR. Repair of acute Achilles tendon ruptures. *Orthopedic Clinics of North America 1995; 26(2): 239-47.*

[98] PARSONS JR, ROSARIO A, WEISS AB, ALEXANDER H. Achilles tendon repair with an absorbable polymer-carbon fiber composite. *Foot & Ankle 1984; 5(2): 49-53.*

[99] KATO YP, DUNN MG, ZAWADSKY JP, TRIA AJ, SILVER FH. Regeneration of Achilles tendon with a collagen tendon prosthesis. Results of a one-year implantation study. *Journal of Bone & Joint Surgery - American Volume 1991; 73(4): 561-74.*

[100] TEITZ CC, GARRETT WEJ, MINIACI A, LEE MH, MANN RA. Tendon problems in athletic individuals. *Instructional Course Lectures 1997; 46: 569-82.*

[101] QUIGLEY TB, SCHELLER AD. Surgical repair of the ruptured Achilles tendon. Analysis of 40 patients treated by the same surgeon. *American Journal of Sports Medicine 1980; 8(4): 244-50.*

[102] JESSING P, HANSEN E. Surgical treatment of 102 tendo achillis ruptures- suture or tenontoplasty? *Acta Chirurgica Scandinavica 1975; 141(5): 370-7.*

[103] MA GW, GRIFFITH TG. Percutaneous repair of acute closed ruptured achilles tendon: a new technique. *Clinical Orthopaedics & Related Research 1977;(128): 247-55.*

[104] FITZGIBBONS RE, HEFFERON J, HILL J. Percutaneous Achilles tendon repair. *American Journal of Sports Medicine 1993; 21(5): 724-7.*

[105] ROWLEY DI, SCOTLAND TR. Rupture of the Achilles tendon treated by a simple operative procedure. *Injury 1982; 14(3): 252-4.*

[106] KLEIN W, LANG DM, SALEH M. The use of the Ma-Griffith technique for percutaneous repair of fresh ruptured tendo Achillis. *Chirurgia Degli Organi di Movimento 1991; 76(3): 223-8.*

[107] HOCKENBURY RT, JOHNS JC. A biomechanical in vitro comparison of open versus percutaneous repair of tendon Achilles. *Foot & Ankle 1990; 11(2): 67-72.*

[108] BRADLEY JP, TIBONE JE. Percutaneous and open surgical repairs of Achilles tendon ruptures.

A comparative study. *American Journal of Sports Medicine 1990; 18(2): 188-95.*

[109] WEBB JM, BANNISTER GC. Percutaneous repair of the ruptured tendo Achillis. *Journal of Bone & Joint Surgery - British Volume 1999; 81(5): 877-80.*

[110] GABEL S, MANOLI A. Neglected rupture of the Achilles tendon. *Foot & Ankle International 1994; 15(9): 512-7.*

[111] LYNN TA. Repair of the torn Achilles tendon, using the plantaris tendon as a reinforcing membrane. *J Bone Joint Surg 1966; 48-A: 268-70.*

[112] ABRAHAM E, PANKOVICH AM. Neglected rupture of the Achilles tendon. Treatment by V-Y tendinous flap. *Journal of Bone & Joint Surgery - American Volume 1975; 57(2): 253-5.*

[113] TURCO VJ, SPINELLA AJ. Achilles tendon ruptures-peroneus brevis transfer. *Foot & Ankle 1987; 7(4): 253-9.*

[114] PEREZ TA. Traumatic rupture of the Achilles Tendon. Reconstruction by transplant and graft using the lateral peroneus brevis. *Orthopedic Clinics of North America 1974; 5(1): 89-93.*

[115] PEREZ TA, ILIZALITURRI VM, MARTINEZ DC. Traumatic rupture of the Achilles tendon. Description of a surgical method for restoration by means of peroneus brevis muscle graft. *Revue de Chirurgie Orthopedique et Reparatrice de l'Appareil Moteur 1972; 58: Suppl-22.*

[116] MANN RA, HOLMES GBJ, SEALE KS, COLLINS DN. Chronic rupture of the Achilles tendon: a new technique of repair. *Journal of Bone & Joint Surgery-American Volume 1991; 73(2): 214-9.*

[117] WAPNER KL, PAVLOCK GS, HECHT PJ, NASELLI F, WALTHER R. Repair of chronic Achilles tendon rupture with flexor hallucis longus tendon transfer. *Foot & Ankle 1993; 14(8): 443-9.*

[118] WAPNER KL, HECHT PJ, MILLS RH Jr. Reconstruction of neglected Achilles tendon injury. *Orthopedic Clinics of North America 1995; 26(2): 249-63.*

[119] HOSEY G, KOWALCHICK E, TESORO D, BALAZSY J, KLOCEK J, PEDERSON B, WERTHEIMER SJ. Comparison of the mechanical and histologic properties of Achilles tendons in New Zealand white rabbits secondarily repaired with Marlex mesh. *Journal of Foot Surgery 1991; 30(3): 214-33.*

[120] MASUO O, OKUNO T, OZAKI F, TERADA T, NAKAI K, ITAKURA T, KOMAI N. A case of spinal dural arteriovenous fistula associated with normal pressure hydrocephalus. *No Shinkei Geka - Neurological Surgery 1995; 23(9): 825-8.*

[121] AMIS AA, CAMPBELL JR, KEMPSON SA, MILLER JH. Comparison of the structure of neotendons induced by implantation of carbon or polyester fibres. *Journal of Bone & Joint Surgery - British Volume 1984; 66(1): 131-9.*

[122] BOYDEN EM, KITAOKA HB, CAHALAN TD, AN KN. Late versus early repair of Achilles tendon rupture. Clinical and biomechanical evaluation. *Clinical Orthopaedics & Related Research 1995; (317): 150-8.*

[123] BUGG EI, BOYD BM. Repair of neglected rupture or laceration of the Achilles tendon. *Clinical Orthopaedics & Related Research 1968; 56: 73-5.*

[124] MCWHORTER JW, FRANCIS RS, HECKMANN RA. Influence of local steroid injections on traumatized tendon properties. A biomechanical and histological study. *American Journal of Sports Medicine 1991; 19(5): 435-9.*

[125] MAFFULLI N. Ultrasound of the Achilles tendon after surgical repair: morphology and function. *British Journal of Radiology 1995; 68(816): 1372-3.*

[126] MAFFULLI N, DYMOND NP, REGINE R. Surgical repair of ruptured Achilles tendon in sportsmen and sedentary patients: a longitudinal ultrasound assessment. *International Journal of Sports Medicine 1990; 11(1): 78-84.*

[127] SOLVEBORN SA, MOBERG A. Immediate free ankle motion after surgical repair of acute Achilles tendon ruptures. *American Journal of Sports Medicine 1994; 22(5): 607-10.*

[128] LEPPILAHTI J, ORAVA S. Total Achilles tendon rupture. A review. *Sports Medicine 1998; 25(2): 79-100.*

[129] TRAIL IA, POWELL ES, NOBLE J, CRANK S. The role of an adhesive (Histoacryl) in tendon repair. *J Hand Surg (Br) 1992; 17: 544-9.*

[130] CHAN BP, CHAN KM, MAFFULLI N, WEBB S, LEE KK. Effect of basic fibroblast growth factor. An in vitro study of tendon healing. *Clinical Orthopaedics & Related Research 1997; (342): 239-47.*

[131] GERICH TG, KANG R, FU FH, ROBBINS PD, EVANS CH. Prospects for gene therapy in sports medicine. *Knee Surg Sports Trauma Arth 1996; 4: 180-7.*

COMMUNICATIONS PARTICULIÈRES

Morphologie des composants osseux de l'articulation talo-naviculaire : biométrie, déductions biomécaniques

F. Bonnel, M. Maestro, B. Ferré, E. Toullec

L'architecture du talus se présente comme celle d'un os physiologiquement complexe, à qui est dévolue la fonction de répartir à l'ensemble du pied les pressions du pilon tibial ainsi que de diriger les mouvements fins et complexes de la fibula. Sa morphologie traduit cet état intermédiaire qui en fait un os de la jambe et un os du pied. Son rôle comme élément constitutif de l'arche médiale de la voûte plantaire est encore discuté : si la plupart des anciens auteurs faisaient du talus la clef de voûte de cette arche, Destot [1] niait ce rôle qui, selon lui, serait dévolu au naviculaire.

Notre objectif était de déterminer la morphologie des composants osseux de l'articulation talo-naviculaire à la base du comportement mécanique de l'arche médiale du pied responsable de certains troubles statiques.

Anatomie classique

L'articulation talo-naviculaire isolée est une condylaire. La face antérieure de la tête du talus convexe vient s'emboîter sur la face postérieure concave du naviculaire (en avant et en haut) la facette antéro-médiale de la face supérieure du calcanéus et du ligament calcanéo-naviculaire plantaire. La surface articulaire de la tête du talus ovalaire regarde en avant et en bas. Son grand axe oblique en bas et en dedans fait avec l'horizontale un angle dit de rotation (de torsion). Il est beaucoup moins marqué chez le nouveau-né et en cas de pied-plat congénital. La surface est séparée en haut et latéralement du col par un rebord très net et se poursuit à sa face inférieure par une surface articulaire plane ou légèrement convexe allongée obliquement en arrière et en dedans : c'est la facette calcanéenne antérieure qui borde la berge antérieure du sinus du tarse.

On lui décrit 3 champs disposés d'avant en arrière et de haut en bas et séparés par 2 crêtes mousses : le champ antéro-supérieur ou naviculaire le plus étendu dans le sens transversal, convexe répond à la face postérieure du naviculaire. Le champ postéro-inférieur ou calcanéen et le champ moyen ou glénoïdien répondent à la face supérieure du ligament calcanéo-naviculaire plantaire, la face postérieure du naviculaire est entièrement articulaire et occupée par la facette talienne, elliptique allongée suivant le grand axe de l'os concave en tous sens et formant une cavité glénoïde qui regarde en arrière et légèrement en haut. La surface articulaire antéro-latérale de la face supérieure du calcanéus est longue, étroite, en forme de semelle, avec un étranglement en son milieu, souvent divisée en deux surfaces articulaires séparées par une rainure étroite. Son grand axe est oblique en avant et en dehors et sa surface, concave en tous sens s'articule avec la surface articulaire antérieure de la face plantaire du talus. Elle repose sur le *sustentaculum tali* et, pour une faible part, en avant sur la grande apophyse. La face supérieure du ligament calcanéo-naviculaire plantaire est formée de deux faisceaux, séparés par un interstice qui s'attachent en arrière au niveau du bord antérieur du *sustentaculum tali* puis s'étendent en divergeant pour aller s'insérer sur le bord inférieur et l'extrémité médiale du naviculaire.

Matériel et méthodes

Notre étude portait sur 40 talus et 35 naviculaires (os secs) dépareillés de sujets adultes de sexe inconnu. Notre analyse était complétée par l'évaluation en situation de 70 articulations talo-naviculaires (avec cartilage) destinée à appréhender les dispositions des pièces osseuses en trois dimensions. La disposition des ligaments était exclue de notre étude. Pour le talus, on prenait en considération l'angle d'inclinaison (angle sagittal corps-col-tête), l'angle de déclinaison (angle corps-tête dans le plan horizontal) et l'angle de rotation. La mesure de l'angle de rotation du talus était mesurée dans le plan antéro-postérieur à l'aide d'un rapporteur par rapport au plan horizontal de la surface articulaire du corps du talus. Chaque mesure était effectuée à trois reprises à plusieurs jours d'intervalle (fig. 1). Pour chaque surface articulaire de l'interligne talo-naviculaire, il était procédé à la mesure de la longueur et de la largeur selon leur plus grand axe. La bande de roulement des mêmes surfaces articulaires était appréciée à l'aide d'un comparateur spécifique qui permettait de mesurer le rayon de courbure (fig. 2). Pour chaque talus le rayon de courbure principal de la tête du talus était comparée à sa surface articulaire plantaire postéro-latérale (fig. 3).

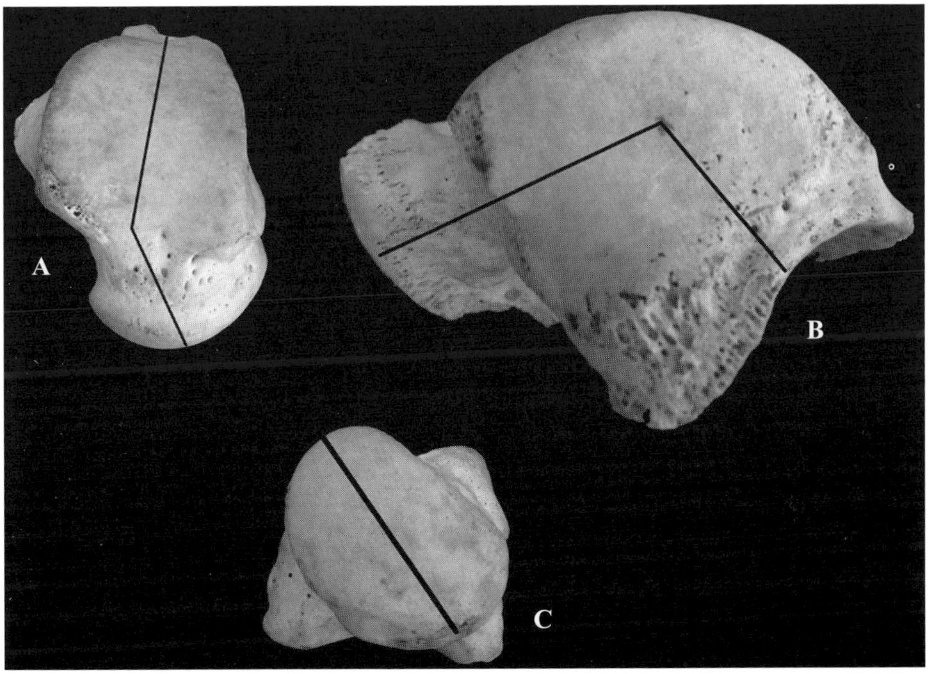

Fig. 1 : *Méthode de mesure des différents angles : A : angle de déclinaison (angle sagittal corps-col-tête), B : angle d'inclinaison (angle corps-tête dans le plan horizontal) et C : angle de rotation.*

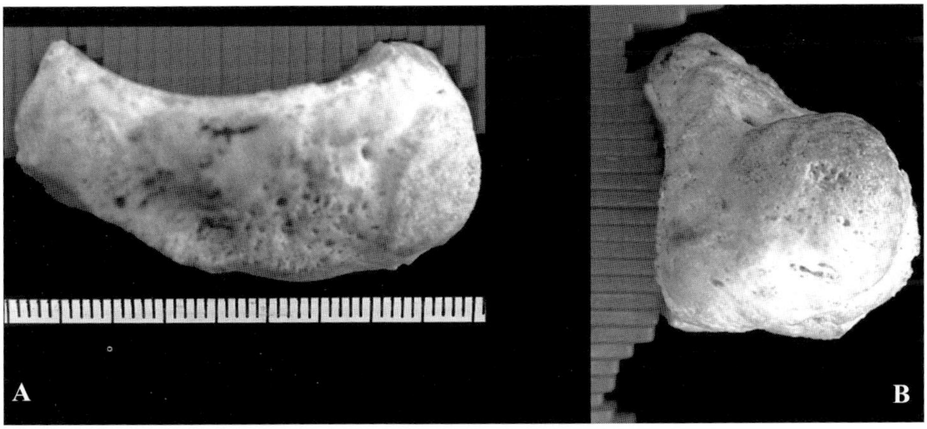

Fig. 2 : *Mesure de la bande de roulement de la surface articulaire d'un naviculaire selon ses deux axes à l'aide d'un comparateur spécifique, A : axe principal oblique, B : axe secondaire.*

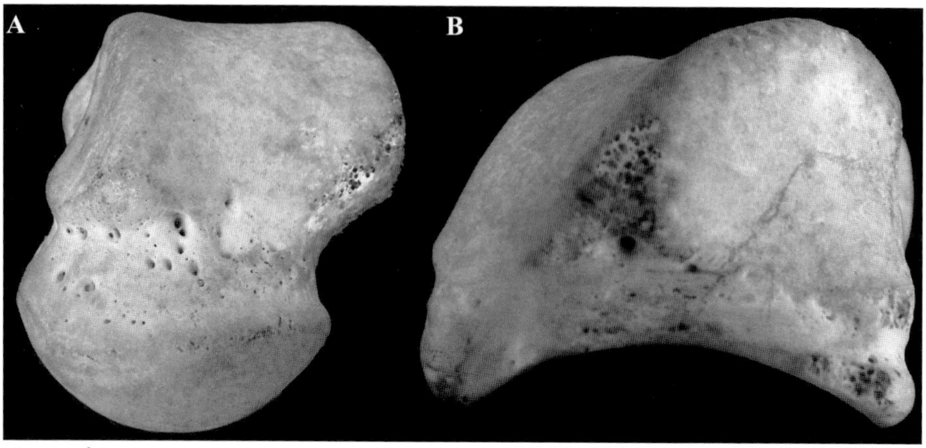

Fig. 3 : Étude comparative de la courbure de la tête du talus (A) et de la surface articulaire plantaire postéro-latérale (B) du même talus.

Résultats

Pour le talus (40 cas)

L'angle d'inclinaison était dans 31 cas de 95° et de 115° dans 9 cas, l'angle de déclinaison se dirigeait en médial dans 19 cas selon un angle de 30° en moyenne, en sagittal pur dans 7 cas et dans 4 cas en latéral selon un angle de 10° (fig. 4 a b). L'angle de torsion était dans 22 cas de 35° en moyenne, de 50° dans 8 cas et de 20° dans 10 cas (fig. 5). La bande de roulement était selon l'axe principal oblique de 40 mm (33-48 mm) et selon le deuxième axe perpendiculaire de 26 mm (25-28 mm) l'écart entre les deux bandes de roulement était de 20 mm en moyenne. Le rayon de courbure était selon le plus grand axe de 15 à 18 mm et selon l'axe perpendiculaire de 13 à 15 mm avec un différentiel de 3 mm.

Pour le naviculaire (35 cas)

La bande de roulement selon l'axe oblique principal était dans 33 cas de 28 mm (24-32 mm), selon l'axe perpendiculaire de 22 mm (20-30 mm) le différentiel était de 6 mm. Dans 2 cas, la bande de roulement était identique (22 mm) selon les deux axes avec des rayons de courbure identiques avec 23 mm en moyenne pour chaque pièce osseuse (fig. 6).

Les rayons de courbure de la tête du talus et de la surface articulaire postéro latérale plantaire du même talus selon leur grand axe étaient identiques (fig. 7).

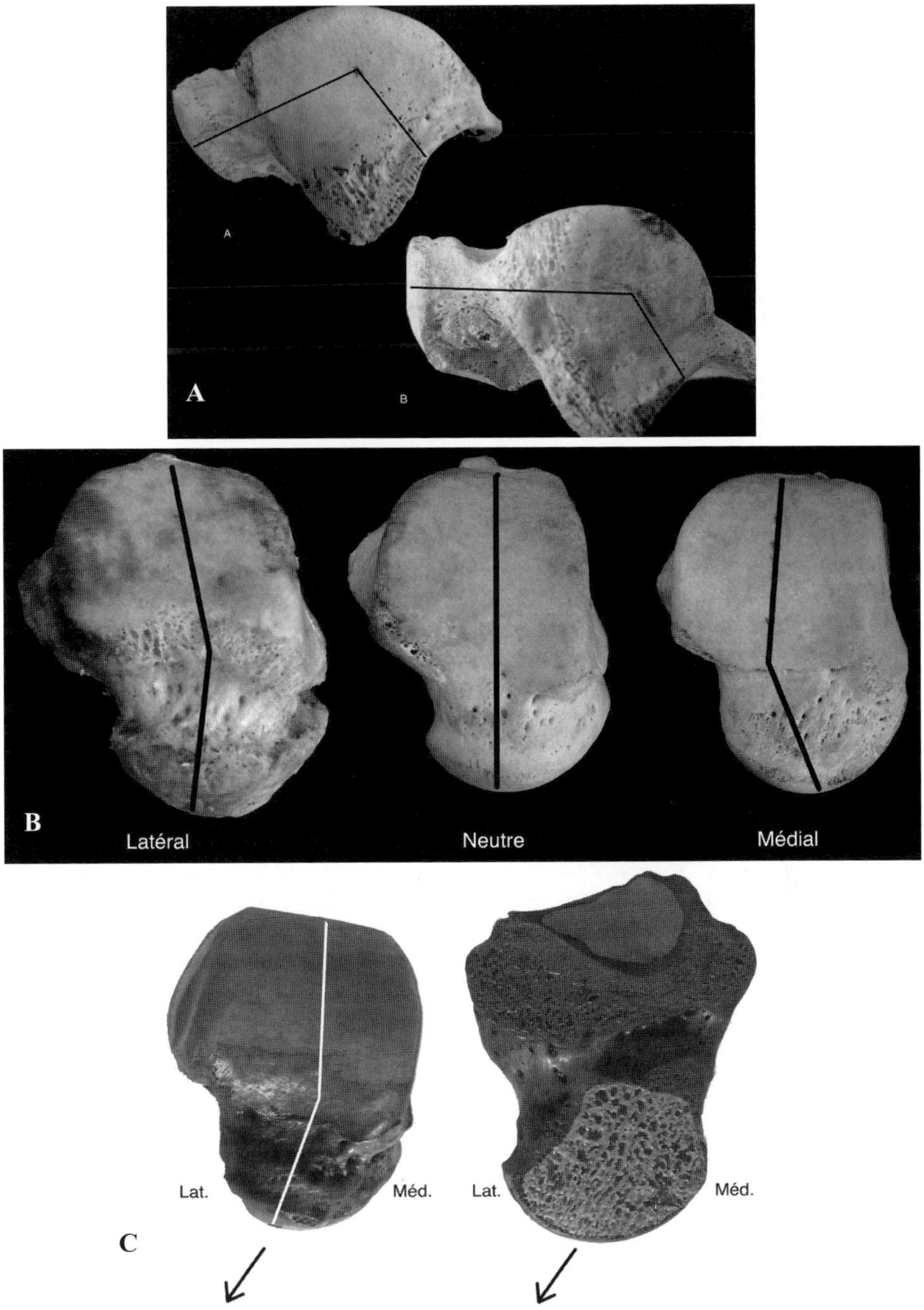

***Fig. 4** :*
A) Les deux grands types d'angle d'inclinaison de la tête du talus
B) Les 3 types d'angle de déclinaison du talus, angle dirigé en latéral, angle dirigé en neutre, angle dirigé en médial.
C) Exemple de talus en coupe horizontale d'angle dirigé en latéral avec la disposition des travées osseuses du col et de la tête.

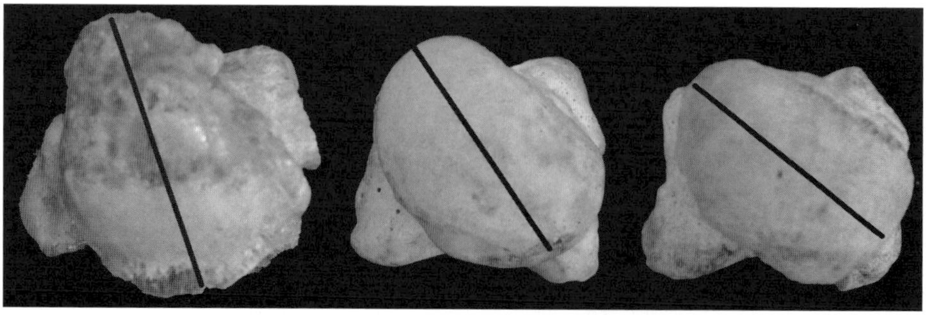

Fig. 5 : Les 3 types d'angle de torsion du talus

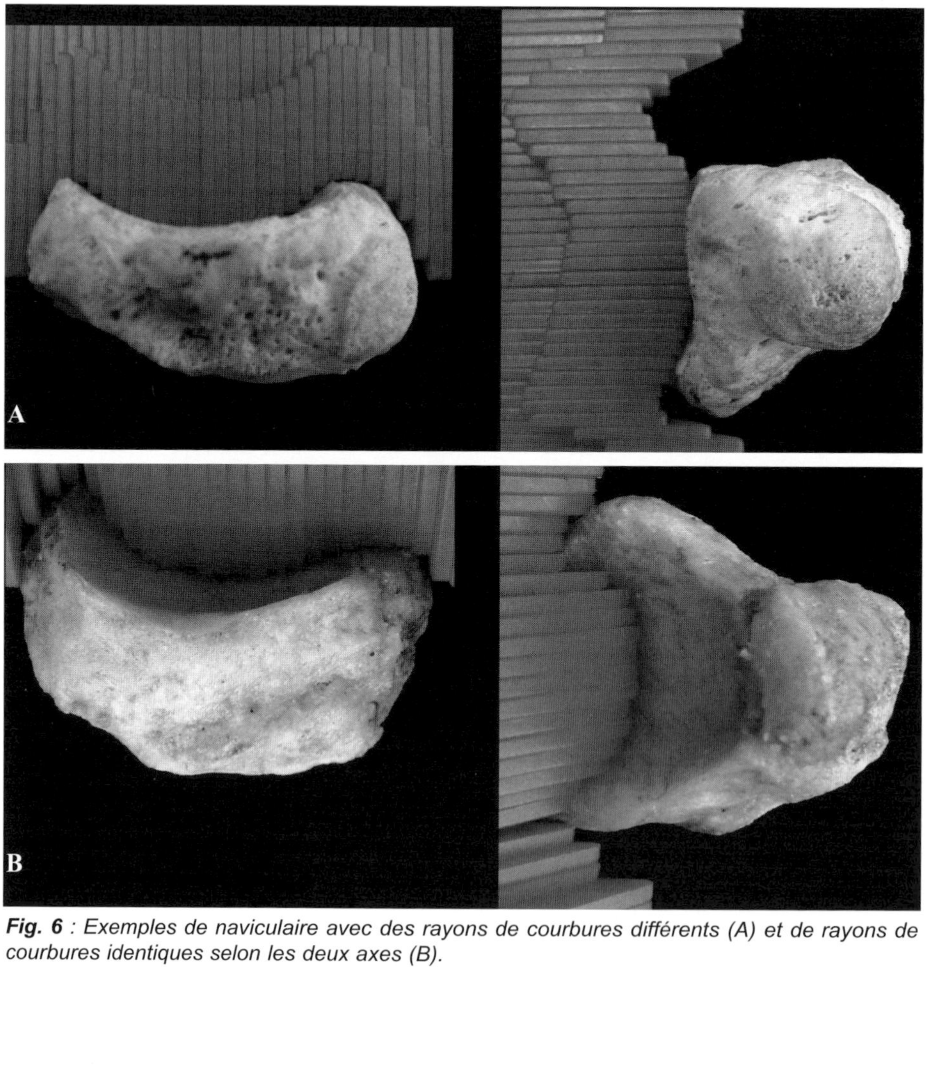

Fig. 6 : Exemples de naviculaire avec des rayons de courbures différents (A) et de rayons de courbures identiques selon les deux axes (B).

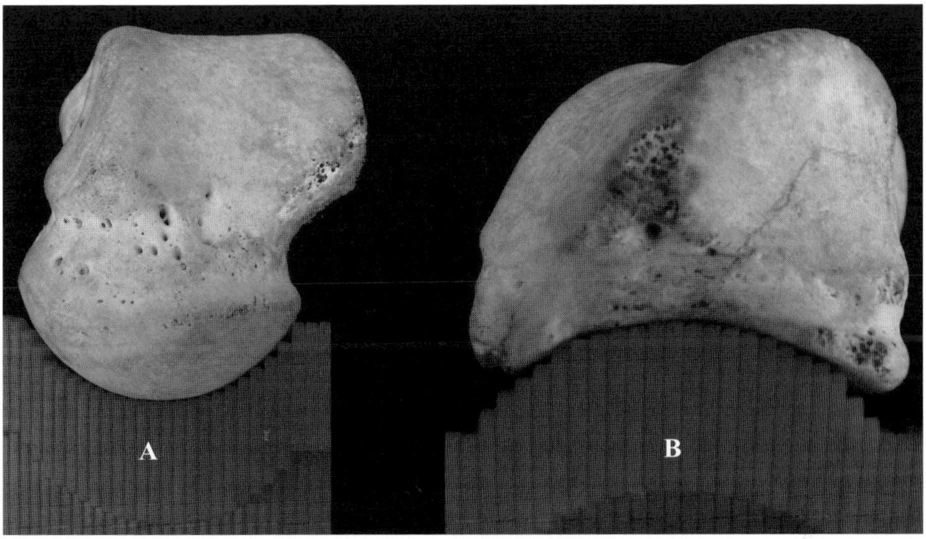

Fig. 7 *: Résultat de la mesure d'un talus avec le rayon de courbure de la tête du talus (A) comparée à sa surface articulaire plantaire postéro latérale (B).*

Sur les pièces anatomiques avec conservation des rapports articulaires, il apparaissait une position de l'axe oblique du naviculaire réel qui ne peut pas être appréhendé sur une pièce osseuse isolée. Cet axe oblique en médial et en plantaire était sous-tendu par le tubercule osseux d'insertion du tendon tibial postérieur qui se situait dans le quadrant plantaire médial avec une fonction dynamique de supination (fig. 8).

Sur l'analyse de 70 pièces anatomiques des deux sexes, la longueur totale du talus était en moyenne de 6,12 cm ± 0,27. La largeur du talus était en moyenne de 4,26 cm ± 0,31. La longueur totale du calcanéus était en moyenne de 8,8 cm ± 0,6 cm (6,5-9,3 cm). La largeur calcanéus était, à sa partie postérieure, de 3,2 cm ± 0,80 (2,7-3,7 cm), pour le *sustentaculum tali* la largeur était de 1,5 cm en moyenne.

Selon la longueur du talus par rapport au calcanéus on peut définir trois types : *type I* une longueur articulaire identique, *type II* avec un dépassement en longueur du talus minime par rapport au calcanéus et *type III* avec une longueur du talus plus importante. Cette discordance était compensée par le contact de la surface antérieure plantaire du talus avec le ligament calcanéo-naviculaire plantaire et son fibrocartilage glénoïdien. Cette disposition offrait une possibilité supplémentaire dans le mouvement entre le talus et le calcanéus (fig. 9).

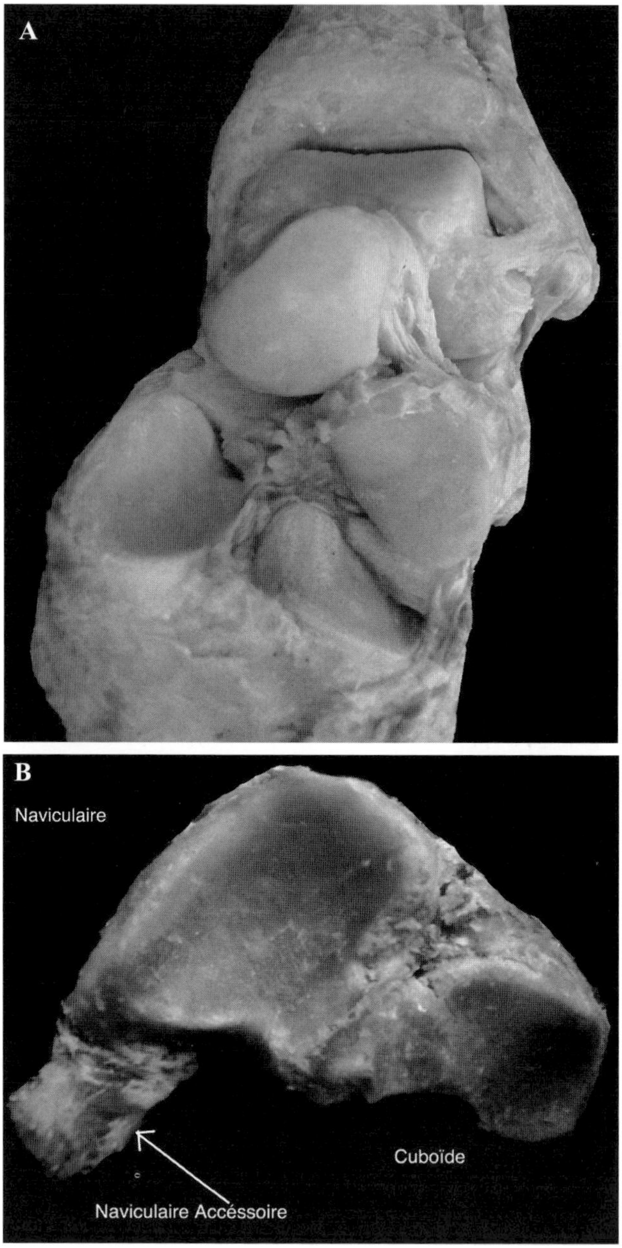

***Fig. 8** :*

A) Disposition de l'axe principal oblique de la tête du talus et du naviculaire sur pièce anatomique articulaire en continuité, noter l'obliquité réelle des surfaces articulaires.

B) Vue postérieure des surfaces articulaires du naviculaire et du cuboïde avec la présence d'un os naviculaire accessoire dans le quadrant inféro médial qui donne insertion à des fibres du tendon du tibial postérieur.

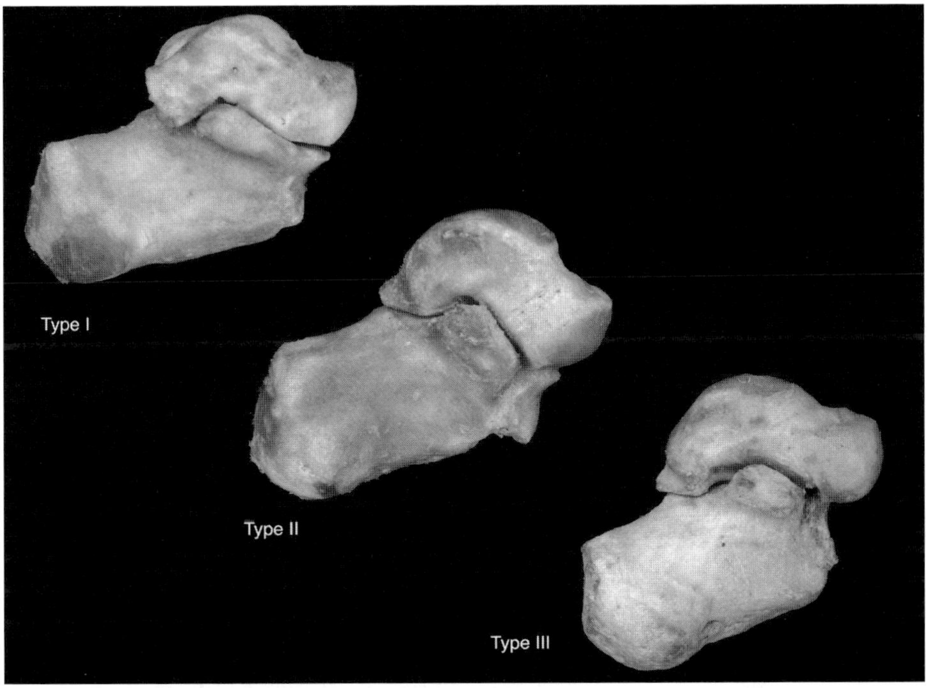

Fig. 9 *: Visualisation des trois types de longueur du talus par rapport au calcanéus,noter la position de la tête du talus par rapport au calcanéus. Dans le type III, l'instabilité de l'arche médiale est maximale.*

L'analyse des surfaces articulaires (70 cas) talo-naviculaires avec présence du cartilage en continuité permettait de déterminer les différentes valeurs biométriques. Pour le talus, la bande de roulement était, selon l'axe principal, oblique de 40 mm (36-45 mm) et, selon l'axe perpendiculaire, de 26 mm (23-28 mm). Pour le naviculaire en regard, la bande de roulement, selon l'axe oblique, était de 27 mm (24-29 mm), selon l'axe perpendiculaire de 22 mm (20-23 mm).

Discussion

Les mesures biométriques précises nous ont amené à réfléchir sur les conséquences fonctionnelles de cette articulation talo-naviculaire. Une synthèse a pu être proposée tout en reconnaissant ses limites dans la mesure où les données biométriques des autres composants n'ont, pour l'instant, pas été envisagées dans cette présentation.

Pour le talus un angle d'inclinaison élevé prédispose à une arche médiale accentuée tel le pied-creux. La direction de l'angle de déclinaison en sagittal pur et en latéral est un facteur de stabilité des articulations sous talienne et talo-naviculaire. Cette stabilité est complétée par d'autres facteurs que sont la divergence talo-calcanéene et les différences de longueur des surfaces articulaires de contact des deux os. Un angle de torsion élevé est un facteur de contrainte rotatoire qui se répartit entre le corps et la tête du talus et qui nécessitera une prise en charge par les structures ligamentaires et musculo-aponévrotique plus développées. Les variabilités de la bande de roulement du talus avec un écart type important entre les deux axes témoignent des possibilités multiples des amplitudes de mouvement. Le rayon de courbure plus important était corrélé avec la plus grande bande de roulement. Le rayon de courbure identique de la tête du talus et de la surface articulaire postéro latérale plantaire est un facteur fondamental et logique dans la transmission des contraintes de rotation. Cette similitude des rayons de courbure est dans la continuité fonctionnelle rotatoire de la double throchoïde inversée de la subtalienne. La faible différence des rayons de courbures du naviculaire dans les deux plans avec un rayon de courbure identique traduit une grande adaptabilité du premier point fixe de la coxa pédis et une meilleure répartition des contraintes.

L'analyse des surfaces articulaires (70 cas) talo-naviculaires avec cartilage en continuité permettait de retrouver les mêmes valeurs biométriques avec une précision plus importante en raison de la présence du cartilage. Le fait fondamental de cette analyse était la distinction des trois types morphologiques selon la congruence articulaire talo-calcanéenne avec une tête du talus potentiellement plus ou moins stable. Lors de la croissance, une articulation complexe se forme autour de la tête talienne comme une énarthrose gauchie (coxa pedis de Pisani [3]. Elle est d'une importance fonctionnelle majeure dans les mécanismes de fermeture (verrouillage des bras de levier), d'ouverture (adaptation) des chaînes cinématiques du pied et du membre inférieur en termes de coordination et transmission.

L'anatomie comparée de comportement simple permet de mieux appréhender la disposition et le développement du talus et du naviculaire qui sont fonctions de l'adaptation mécanique du mouvement. Chez le phoque dont le membre postérieur assure la progression de l'animal dans l'eau, le talus possède un condyle articulaire avec le tibia, une tête assez bien développée, et une longue apophyse postérieure. Il est peu surélevé par rapport au calcanéus et se trouve presque sur le même plan que celui-ci. Le tarse antérieur comprend les mêmes os que celui de l'homme, le cuboïde et le naviculaire en particulier, ont la même importance relative que chez ce dernier. Chez l'otarie, dont le membre postérieur, contrairement à celui du phoque, assure la progression de l'animal sur le sol, le talus présente une poulie articulaire répondant aux os de la jambe ; les cinq rayons de l'avant-pied ont sensiblement la même importance. Chez le cheval, digitigrade typique, la morphologie du talus est dominée par deux faits : l'importance de la trochlée, qui possède une gorge profonde, et l'absence d'une tête nettement individualisée ; l'articulation avec le naviculaire se fait par une surface plane ou très peu convexe dans sa hauteur qui est située immédiatement au-dessous de l'extrémité antérieure de la poulie. On a ainsi un os très court et trapu.

En comparant ce qui se passe chez les divers mammifères, la tête du talus présente plus ou moins d'importance suivant les espèces et l'on rencontre tous les types de talus, depuis ceux dépourvus à peu près complètement de ce prolongement articulaire antérieur jusqu'à ceux où la tête présente un développement considérable, la tête apparaissant quand les rayons médiaux du pied prennent de l'importance (otarie). Chez les ruminants le talus et le cuboïde sont séparés ou fusionnés avec une tête du talus très peu développée. Il est donc logique que le talus humain, faisant partie d'un pied où le premier rayon présente un volume considérable, possède un segment antérieur bien développé. Corrélativement à l'augmentation de l'importance de la tête du talus, l'angle de déclinaison apparaît augmenté de valeur. Il résulte du développement des rayons médiaux du pied qui aboutissent à l'accroissement de la partie de l'autopode située en dedans de l'axe de la poulie, la tête annexée aux rayons médiaux est contrainte de les suivre, et oriente son axe propre en dedans de celui de la trochlée. Pour l'angle d'inclinaison, chez l'homme seulement, le sustentaculum tali occupe une position élevée sur la face médiale du calcanéus. Cette position entraîne l'élévation de tout l'arche médiale et la partie antérieure du talus, annexée aux rayons correspondant du pied qui s'inclinent vers le sol et l'atteignent à l'union des métatarsiens et des doigts, présente la même obliquité en bas et en avant.

Le rapport des longueurs du talus et du calcanéus ainsi que la congruence articulaire de la talo-naviculaire définissent la stabilité du couple de torsion. Lorsque le calcanéus est plus long, la tête du talus est bien soutenue ; par contre, il n'est pas certain que la face proximale de l'os naviculaire soit très creuse du fait de la diminution des pressions lors de la croissance (fig. 10). Si le talus est plus long, la tête repose soit sur le ligament calcanéo-naviculaire qui peut se détendre occasionnant le pied-plat valgus, soit sur l'os naviculaire créant une hyperpression à l'origine d'un creusement de la surface proximale de l'os naviculaire et d'un élargissement de cet os naviculaire (avec os naviculaire accessoire parfois). Le couple de torsion est alors verrouillé et la tête du talus est parfois déformée par la pression. On doit s'interroger sur l'importance et la position plus ou moins verticale du sustentaculum tali orientant vers la forme instable s'il est horizontal ou en hyperpression s'il est vertical. Nos constatations permettent aussi de définir les variabilités des profils de stabilité rotatoire de la sous-talienne en relation avec le profil torsionnel de la talo-crurale. Le démembrement des pathologies de l'arrière-pied avec leurs implications thérapeutiques nécessitent une analyse morphologique plus précise des structures osseuses et le développement de moyens d'analyse 3D performants.

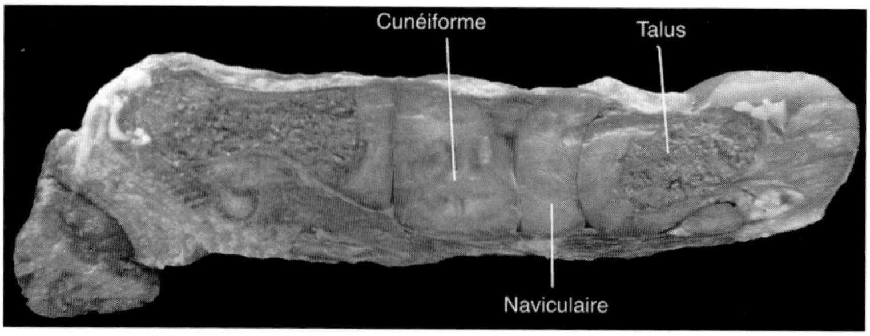

Fig. 10 *: Coupe sagittale de l'articulation talonaviculaire chez le fœtus qui laisse supposer que le creusement de la surface articulaire du naviculaire est peut-être proportionnel à la contrainte mécanique de la tête du talus.*

Conclusion

Ce travail mettait l'accent sur les variations individuelles avec des écarts importants ayant un rôle sur le plan fonctionnel de compensation des morphologies des surfaces articulaires adjacentes talo-crurale, subtalienne et calcanéo-cuboïdienne. Les rayons de courbure symétriques pour chaque axe de référence confirmaient le type condylaire simple (2 axes de travail et 2 degrés de liberté articulaire) avec un potentiel complémentaire parasite de liberté articulaire de rotation axiale pure limité par le ligament en V-Y et la morphologie de l'articulation calcanéo-cuboïdienne véritable frein mécanique. Le talus reste la pièce maîtresse de transmission de l'arche médiale. La morphologie de la surface articulaire plantaire postéro-latérale du talus par rapport à la surface articulaire de la tête du talus objectivait une orientation variable qui fera l'objet d'un développement biométrique ultérieur.

L'ensemble de ces résultats, par rapport aux publications anciennes [2-3-4], permet de déterminer les bases d'une meilleure compréhension du fonctionnement complexe des articulations de l'arrière-pied avec des possibilités futures de modélisation.

Conflit d'intérêt

Il n'y a pas de conflit d'intérêt.

Références

[1] DESTOT E. Traumatismes du pied et rayons X. *Ed Masson, 1911.*

[2] KLENERMAN L. The foots and its disorders. *Ed. Blackwell, 1991.*

[3] PISANI G. Trattano di chirurgia del piede ,II edizione p. 271-288. *Ed. Minerva medica torino 1993.*

[4] REGNAULD B. Techniques chirurgicales du pied. *Ed. Masson, Paris, 1974.*

Comparaison de l'aspect échographique pré et postopératoire de la plaque plantaire 1 an après traitement chirurgical par ostéotomie d'un syndrome du 2e rayon sur hallux valgus : Etude prospective de 35 cas opérés

J. Borne, J.B. Pialat, B. Bordet,
O. Fantino, J.C. Bousquet, J.Y. Coillard

Introduction - Objectifs

La plaque plantaire est une épaisse structure fibro-cartilagineuse sur laquelle repose la tête métatarsienne (fig. 1). Elle limite la flexion dorsale métatarso-phalangienne et stabilise l'orteil lors de la phase digitigrade du pas. Le syndrome du 2e rayon est le fait d'une atteinte dégénérative de celle-ci liée à un excès de contrainte mécanique sur la 2e articulation métatarso-phalangienne. Il se rencontre le plus souvent en association avec un hallux valgus car ce dernier s'accompagne d'un varus et par conséquent d'un raccourcissement géométrique du 1er métatarsien entraînant un transfert des contraintes mécaniques sur le 2e rayon. Ceci sollicite de façon excessive les éléments de soutien sous-capito-métatarsien capsulo-ligamentaire et notamment la plaque plantaire. La distension progressive puis la rupture de celle-ci conduit à la subluxation puis à la luxation métatarso-phalangienne [1]. Cette rupture siège presque toujours au niveau de l'enthèse distale, zone la plus sollicitée de la plaque plantaire.

Au stade de rupture avec instabilité métatarso-phalangienne, le traitement chirurgical est l'option thérapeutique la plus souvent adoptée mais varie suivant les équipes. Son principe est de diminuer les contraintes mécaniques plantaires par ostéotomies de surélévation et d'accourcissement. Le geste chirurgical réalisé dans notre centre repose sur des ostéotomies proximales et/ou distales qui peuvent être classiques "open" ou "mini invasives" [2].

Peu d'études ont aujourd'hui défini les aspects sémiologiques échographiques normaux et pathologiques de la plaque plantaire. De plus, aucune technique d'imagerie n'a, à ce jour, évalué le devenir de la plaque plantaire après traitement chirurgical d'un syndrome du 2e rayon par ostéotomie. Il existe de nombreuses classifications cliniques rapportant les différents stades lésionnels de la plaque plantaire, mais aucune de ces classifications n'est corrélée avec une définition anatomique lésionnelle précise en imagerie.

L'objectif principal de notre étude prospective était de décrire l'aspect échographique évolutif pré et postopératoire de la plaque plantaire après traitement chirurgical par ostéotomie métatarsienne distale mini-invasive (DMMO) d'un syndrome du deuxième rayon sur hallux valgus ; le but secondaire qui en découle étant d'observer si une cicatrisation de la plaque plantaire était obtenue par cette technique chirurgicale qui ne comporte aucun abord direct de celle-ci.

Nous avons ensuite corrélé l'aspect échographique avec les données cliniques afin de démembrer les aspects postopératoires normaux des cas pathologiques et définir une sémiologique échographique postopératoire. Un des autres objectifs de ce travail était de savoir si l'échographie pouvait dépister les causes de métatarsalgies résiduelles après traitement chirurgical. Nous avons enfin souhaité évaluer si la classification échographique des lésions de la plaque plantaire que nous proposons d'utiliser en préopératoire [3] était applicable à l'imagerie postopératoire.

Matériel et méthodes

Critères d'inclusion et d'exclusion

Il s'agit d'une étude expérimentale prospective concernant des patients opérés d'un hallux valgus qui présentaient de façon associée un syndrome du 2e rayon par atteinte de la plaque plantaire. Les patients déjà opérés de l'avant-pied ont été exclus de cette étude.

Technique opératoire

Le traitement chirurgical reposait sur l'ostéotomie percutanée distale mini-invasive (DMMO) d'un ou plusieurs métatarsiens latéraux et sur le traitement de l'hallux valgus (fig. 1).

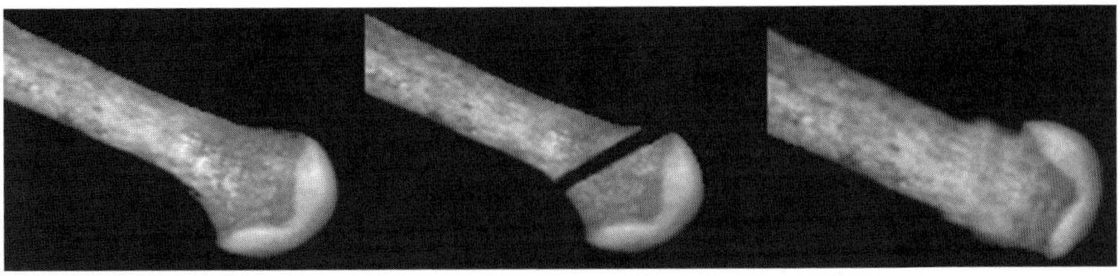

Fig. 1 : Photographie anatomique de métatarsiens, illustrant la technique d'ostéotomie métatarsienne distale mini-invasive avant, pendant, puis après consolidation.

Méthodes d'études

• Evaluation clinique

Les signes cliniques recherchés étaient la présence d'une douleur, d'une instabilité métatarso-phalangienne persistante, de signes inflammatoires locaux, d'une hyperkératose plantaire.

• Evaluation radio-échographique

Chaque patient a bénéficié en pré et postopératoire de clichés de face en charge et d'une échographie comparative de l'avant-pied avec manœuvres dynamiques et étude de la vascularisation en Doppler de puissance. L'exploration a été réalisée avec une sonde de haute fréquence (13,5 Mégahertz) par voie dorsale et plantaire avec un balayage sagittal et frontal de toutes les articulations métatarso-phalangiennes et de tous les espaces inter-métatarsiens. L'étude dynamique de la plaque plantaire s'est faite par compression dorsale des têtes métatarsiennes et mouvements de flexion dorsale et plantaire de P1 sur la tête métatarsienne par mobilisation directe de l'orteil. L'échographie a analysé la cicatrisation et la modification d'échostructure de la plaque plantaire par rapport à son aspect préopératoire mais également recherché des signes de souffrance articulaire persistant du 2e rayon. La plaque plantaire a été étudiée selon son épaisseur, son échostructure, son homogénéité, sa continuité, sa régularité, avec utilisation systématique du Doppler de puissance à la recherche d'une hyperhémie.

Les aspects observés ont été rapportés selon la classification échographique utilisée en préopératoire que nous avons établi à partir des travaux de Caughlin et Myerson [4].

- **STADE 0 : Aspect échographique normal de la plaque plantaire** (fig. 2) : aucun épanchement métatarso-phalangien ni instabilité (fig. 3).
- **STADE IA et IB : Souffrance articulaire métatarso-phalangienne sans rupture de la plaque plantaire** (fig. 4) : Epanchement articulaire métatarsophalangien avec signes d'arthro-synovite réactionnelle (fig. 5 et 6). La plaque plantaire est continue mais présente des modifications d'échostructure et un début d'amincissement, le plus souvent sur son versant articulaire (fig. 7 et 8) **sans distension ni instabilité articulaire (IA) puis avec distension et début d'instabilité métatarso-phalangienne sur les manœuvres dynamiques (IB).** Une instabilité est retenue lorsque la tête métatarsienne présente une découverture de sa surface articulaire égale ou supérieure à 50 % lors des manœuvres dynamiques de flexion dorsale et plantaire de P1 sur la tête métatarsienne par mobilisation directe de l'orteil.
- **STADE II : Rupture de la plaque plantaire** (fig. 9) avec possible instabilité mais sans luxation. La solution de continuité anéchogène distale de la plaque plantaire traduisant la rupture (fig. 10) n'est parfois révélée que par les manœuvres dynamiques.

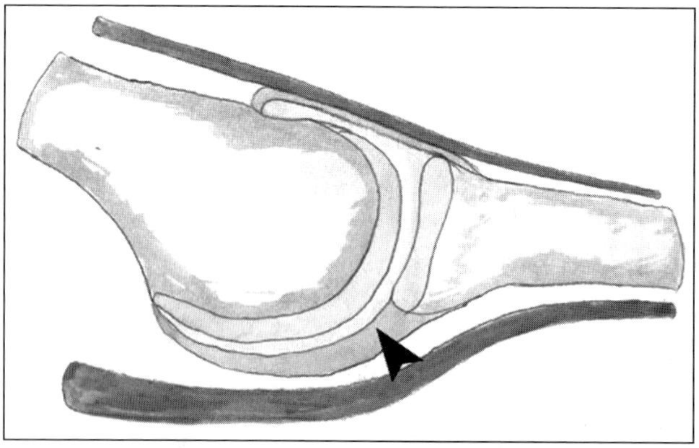

***Fig. 2** : Schéma de l'articulation métatarso-phalangienne en coupe longitudinale : la plaque plantaire est représentée en jaune. Il s'agit d'une structure triangulaire à base distale s'insérant sur le bord inférieur de la base de P1 (tête de flèche noire). Elle soutient la tête métatarsienne. Sa face inférieure repose sur les deux tendons fléchisseurs (représentés en gris foncé).*

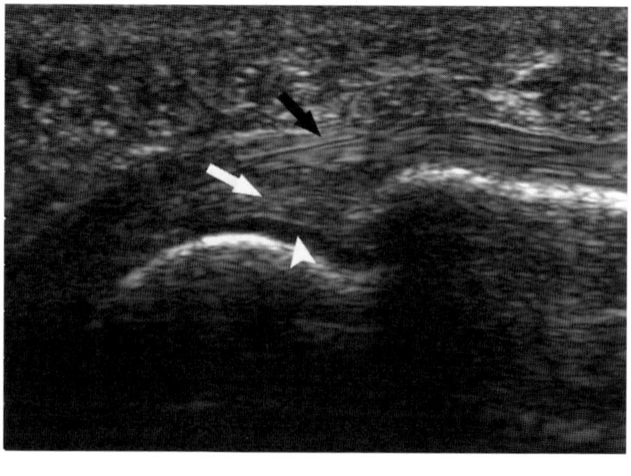

***Fig. 3** : Coupe échographique longitudinale de l'articulation métatarso-phalangienne du deuxième rayon par voie plantaire (face plantaire en haut de l'image). La plaque plantaire est échogène, triangulaire, d'échostructure fibrillaire (flèche blanche). Elle soutient la tête métatarsienne qui est recouverte d'une fine ligne arrondie de cartilage hypoéchogène (tête de flèche blanche). La plaque plantaire repose sur les tendons fléchisseurs sous-jacents qui ont l'apparence d'un seul tendon en coupe longitudinale (flèche noire).*

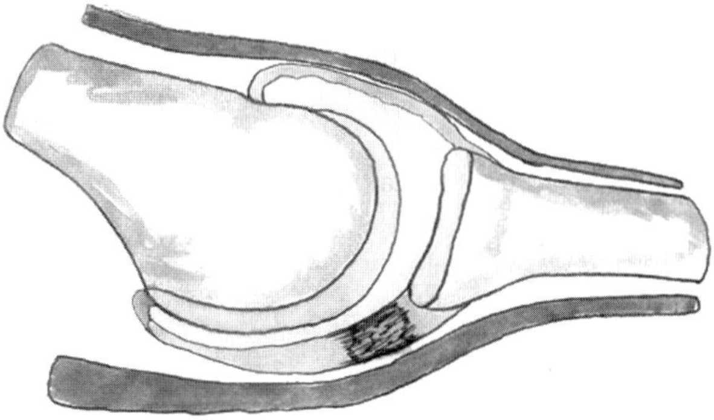

***Fig. 4** : Schéma de l'articulation métatarso-phalangienne en coupe longitudinale : illustration du stade I qui se traduit en échographie par une modification de l'échostructure et de l'épaisseur de la zone distale de la plaque plantaire.*

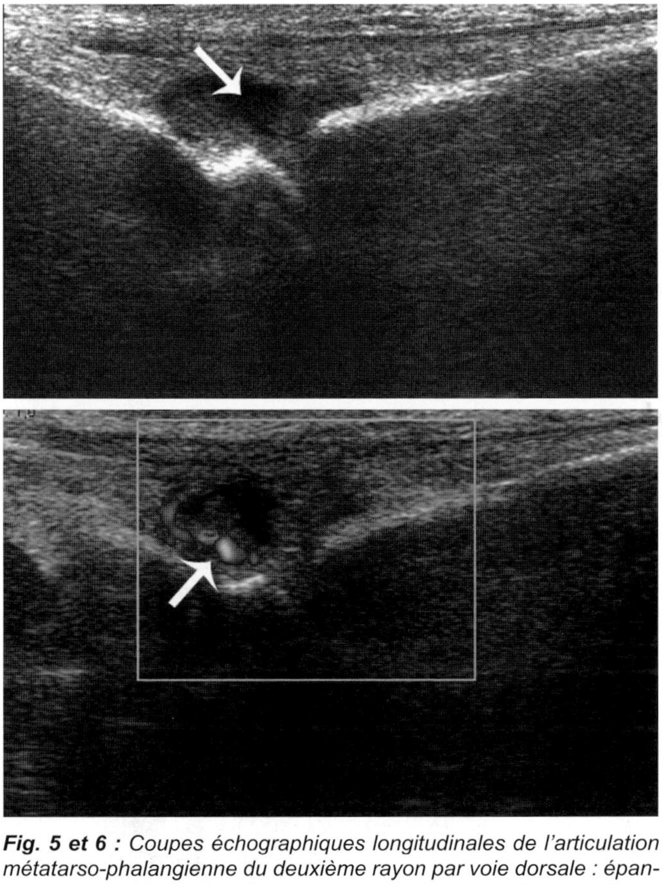

***Fig. 5 et 6** : Coupes échographiques longitudinales de l'articulation métatarso-phalangienne du deuxième rayon par voie dorsale : épanchement hypoéchogène du récessus capsulo-synovial dorsal (flèche blanche fig. 5) avec signe d'arthro-synovite réactionnelle se traduisant par une hyperhémie capsulo-synoviale en Doppler de puissance (flèche blanche fig. 6).*

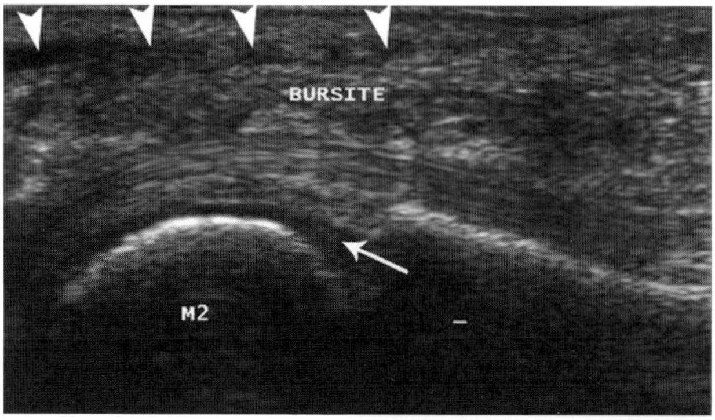

Fig. 7 : *Coupe échographique longitudinale de l'articulation métatarso-phalangienne du deuxième rayon par voie plantaire : amincissement de la plaque plantaire sur sa face articulaire avec une perte de la morphologie triangulaire (flèche blanche). Les manœuvres dynamiques n'objectivent pas à ce stade d'instabilité. Notez la petite bursite cellulo-graisseuse sous-cutanée (têtes de flèches blanches).*

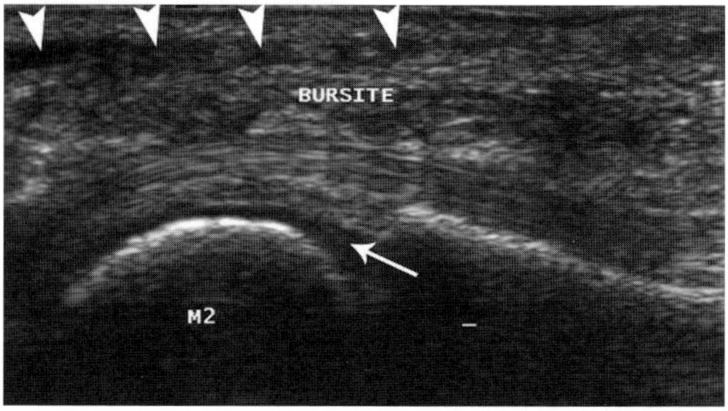

Fig. 8 : *Coupe échographique longitudinale par voie plantaire passant par l'articulation métatarso-phalangienne du deuxième rayon : modification d'échostructure de la plaque plantaire qui présente une large plage hypoéchogène distale (tête de flèche blanche).*

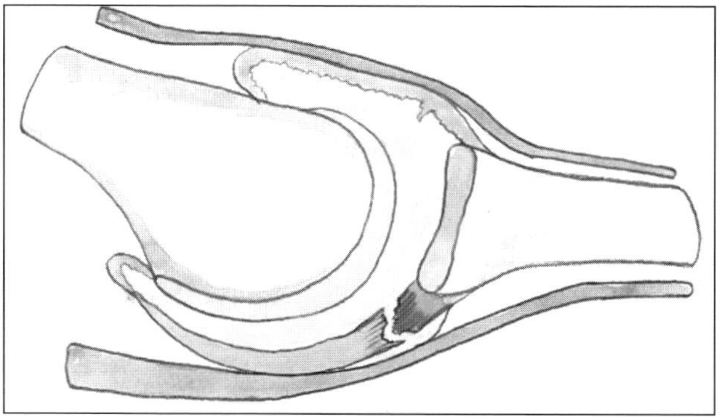

Fig. 9 : *Schéma de l'articulation métatarso-phalangienne en coupe longitudinale : illustration du stade II qui se traduit en échographie par une solution continuité hypoéchogène liquidienne traversant de part en part la plaque plantaire. Elle est parfois mise en évidence uniquement sur les manœuvres dynamiques. Des signes d'instabilités débutantes peuvent être présents à ce stade.*

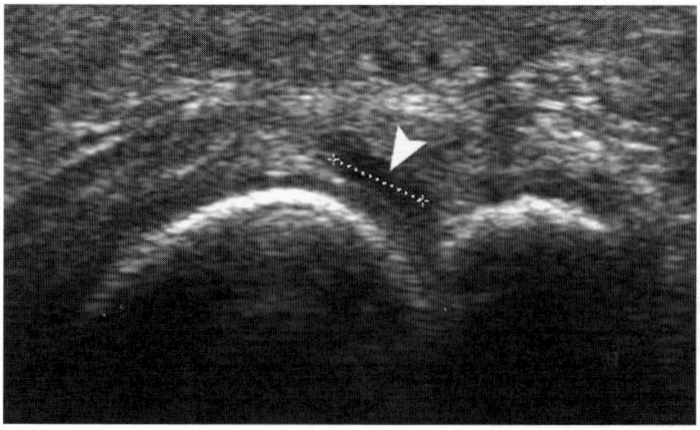

Fig. 10 : *Coupe échographique longitudinale par voie plantaire passant par l'articulation métatarso-phalangienne du deuxième rayon objectivant une plage hypoéchogène avec une disparition de l'échostructure habituelle de la plaque plantaire qui remplacé par un défect jusqu'à son insertion distale la base de P1 (tête de flèche blanche).*

- **STADE III : Rupture de la plaque plantaire avec luxation réductible** (fig. 11) sur les manœuvres dynamiques (fig. 12 et 13).
- **STADE IV : Rupture de la plaque plantaire avec luxation irréductible.**

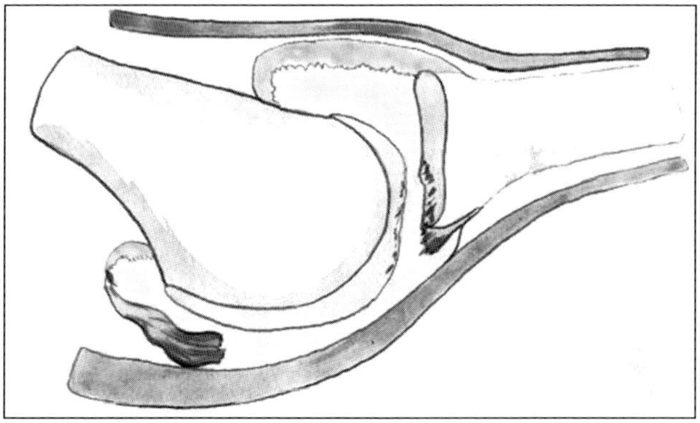

***Fig. 11** : Schéma de l'articulation métatarso-phalangienne en coupe longitudinale illustrant une rupture de la plaque plantaire avec instabilité qui reste réductible (stade III).*

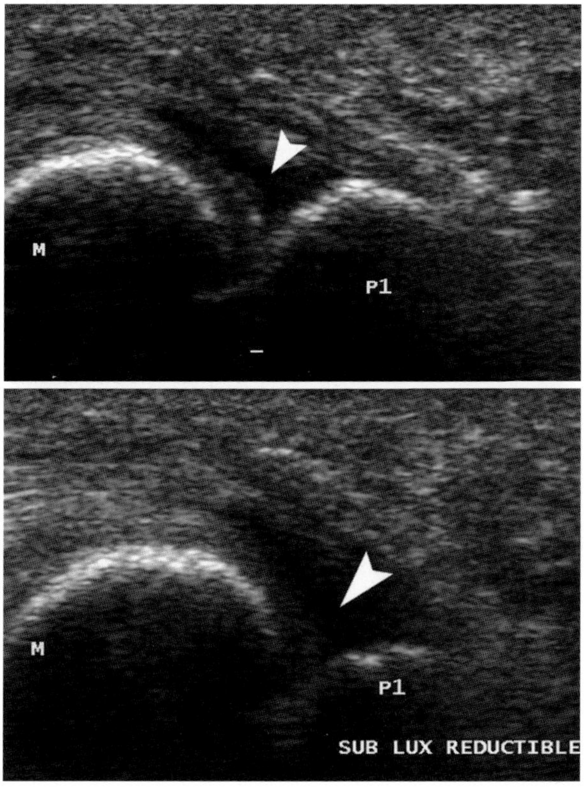

***Fig. 12 et 13** : Coupes échographiques longitudinales par voie plantaire passant par l'articulation métatarso-phalangienne du deuxième rayon sans et avec manœuvres dynamiques : en position statique, il existe un large défect en lieu et place de l'insertion distale de la plaque plantaire indiquant sa rupture (tête de flèche blanche fig. 12). Les manœuvres dynamiques montrent une luxation dorsale de la base de P1 et une descente de la tête métatarsienne qui n'est plus soutenue par la plaque plantaire (tête de flèche blanche fig. 13) : rupture avec subluxation réductible (stade III).*

• Moyens statistiques

Aucune étude de performance diagnostique n'a été réalisée car les données de l'échographie n'ont pas été vérifiées chirurgicalement (pas d'abord direct de la plaque plantaire) ni par une autre technique d'imagerie (IRM). Aucun test de corrélation n'a été réalisé car nous avons simplement effectué une analyse descriptive de l'aspect pré et postopératoire sur les critères échographiques précités et comparer ceux-ci avec les signes cliniques.

Résultats

Patients inclus

Notre population se composait de 35 patients opérés d'un hallux valgus qui présentaient de façon associée un syndrome du 2e rayon. 32 patients ont été revus dans un délai moyen de 12 mois (9 à 22). Vingt-neuf femmes et 3 hommes d'âge moyen 62 ans (47 à 74) ont été examinés. Il s'agissait de 19 pieds gauches et 13 droits.

Résultats cliniques

Cliniquement, notre population a été divisée en 2 groupes : le premier concernait les patients n'ayant plus de douleur ni aucun signe clinique de syndrome du 2e rayon (28 cas) et le deuxième les patients ayant des métatarsalgies résiduelles (4 cas). Deux patients sur les quatre symptomatiques présentaient une instabilité métatarso-phalangienne résiduelle.

Résultats échographiques (tableau I)

L'aspect observé en échographie a été distingué selon que les patients étaient asymptomatiques ou présentaient des douleurs résiduelles. Parmi les 28 patients n'ayant plus de doléance, nous avons constaté en échographie chez 25 d'entre eux (89,5 %) une plaque plantaire épaissie et dédifférenciée (fig. 14) c'est-à-dire ayant perdu sa structure échographique fibrillaire préopératoire. Dans ce groupe, aucune laxité métatarso-phalangienne ni signe de souffrance hydarthrosique métatarso-phalangienne n'ont été observés. Quatre patients présentaient une hyperhémie de la plaque plantaire. Chez seulement 3 patients asymptomatiques, la plaque plantaire est retrouvée non épaissie ou discrètement amincie (fig. 15) et différenciée, avec un aspect plus fin sur les manœuvres dynamiques mais sans instabilité ni souffrance métatarso-phalangienne.

Tableau I : Tableau récapitulatif des aspects échographiques pré et postopératoires de la plaque plantaire selon notre classification écho-clinique

	Echographie préopératoire : 35 patients	**Echographie postopératoire : 32 patients revus délais moyens 12 mois**	
	35 symptomatiques	**28 asymptomatiques**	**4 symptomatiques**
STADE 0		28	2
STADE IA			
STADE IB	9		1
STADE II	23		1
STADE III	3		
STADE IV			
Autres causes de métatarsalgies	0		2 (même patients) que Stade 0)

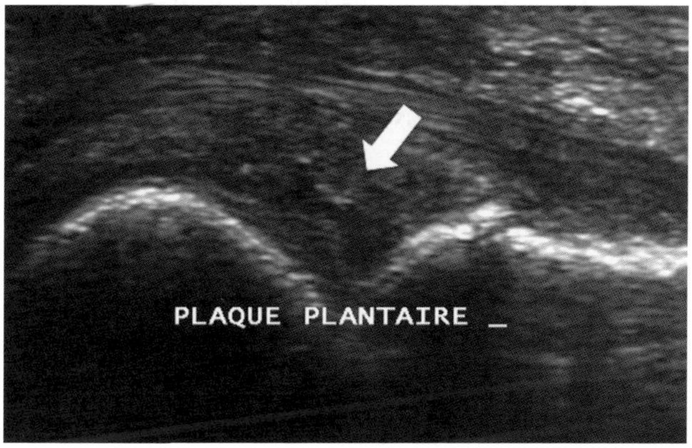

Fig. 14 *: Coupe échographique longitudinale de l'articulation métatarso-phalangienne du deuxième rayon à 14 mois postopératoire d'une rupture de la plaque plantaire opérée par DMMO : aspect le plus fréquent de cicatrisation de la plaque plantaire qui est épaissie et dédifférenciée (flèche blanche).*

Fig. 15 *: Coupe échographique longitudinale de l'articulation métatarso-phalangienne du deuxième rayon à 16 mois postopératoire d'une rupture de la plaque plantaire opérée par DMMO : aspect plus rare de cicatrisation de la plaque plantaire qui est amincie et reste fibrillaire et dédifférenciée (flèche blanche).*

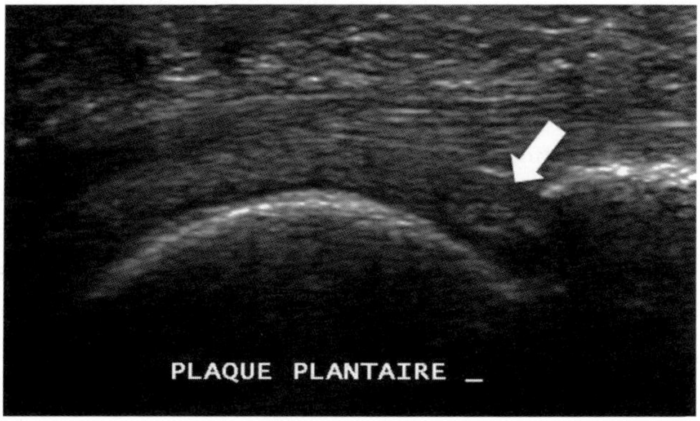

Les 4 patients souffrant de métatarsalgies résiduelles ont été classés en 2 groupes. Le premier avait une plaque plantaire épaissie dédifférenciée similaire à celle des patients asymptomatiques avec pour un patient une bursite sous-capito-métatarsienne (fig. 16) sur aspect clinique d'avant-pied rond persistant et pour l'autre patient une ténosynovite des fléchisseurs du 2e rayon associée à une bursite inter-capito-métatarsienne du 2e espace.

Chez les 2 autres patients symptomatiques, l'échographie a montré une solution de continuité de la plaque plantaire persistante à son enthèse distale avec instabilité métatarso-phalangienne sur les manœuvres dynamiques (fig. 17) et signes de souffrance métatarso-phalangienne du 2e rayon associant hydarthrose et hyperhémie capsulo-synaviale en Doppler de puissance.

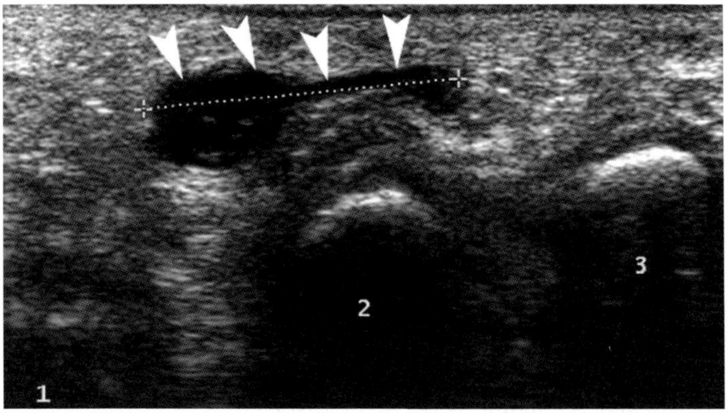

***Fig. 16** : Métatarsalgie persistante à 15 mois après ostéotomie métatarsienne : Coupe échographique transversale par voie plantaire passant par les trois premières têtes métatarsiennes par voie plantaire : Aspect échographique de bursite cellulo-graisseuse sous-capito-métatarsienne avec épanchement hypoéchogène (têtes de flèches blanches) et infiltration hyperéchogène du tissu cellulo-graisseux plantaire.*

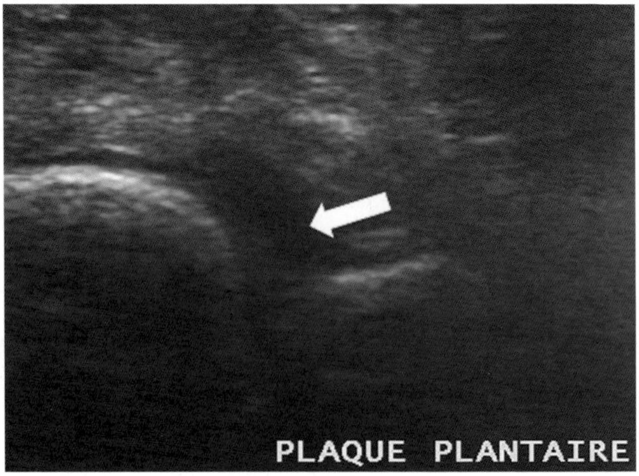

***Fig. 17** : Métatarsalgie persistante 10 mois après ostéotomie métatarsienne : Coupe échographique longitudinale de l'articulation métatarso-phalangienne avec manœuvres dynamiques objectivant un défect hypoéchogène distal traduisant un défaut de cicatrisation de la plaque plantaire (flèche blanche).*

L'aspect épaissi et la structure dédifférenciée de la plaque plantaire observés chez la quasi-totalité des sujets asymptomatiques peuvent être considérés physiologiques après chirurgie et retenu comme un état cicatriciel postopératoire normal après DMMO (STADE 0). Tous ces sujets présentaient une atteinte de la plaque plantaire avec signe d'instabilité et de souffrance du 2e rayon (stades IB et II) en préopératoire. Cette constatation prouve anatomiquement l'efficacité de la technique chirurgicale d'ostéotomie mini-invasive sur la cicatrisation de la plaque plantaire. De même, nous attribuons l'hyperhémie postopératoire de la plaque plantaire isolée (sans laxité ni souffrance métatarso-phalangienne) retrouvée chez les 4 patients asymptomatiques à un phénomène de néo-vascularisation cicatricielle encore active qui ne doit pas être considéré comme pathologique.

Cette hyperhémie ne doit pas être confondue avec celle des structures tendineuses, bursales et capsulo-synoviales qui elles semblent corrélées à la présence d'une métatarsalgies résiduelle et sont retenues comme signe échographique pathologique.

Nous avons également retenu comme signe échographique postopératoire pathologique une distension de la plaque plantaire avec instabilité sur les manœuvres dynamiques (STADE IB) ainsi qu'un défaut de cicatrisation se traduisant par une rupture persistante de la plaque plantaire avec laxité (STADE II). Ces constations sont bien corrélées avec les signes cliniques de métatarsalgies résiduelles par syndrome du 2e rayon persistant. Cette souffrance par défaut de cicatrisation de la plaque plantaire observée chez 2 patients a été attribuée à un hyper-appui persistant du fait d'une insuffisance d'accourcissement et d'élévation du métatarsien par l'ostéotomie. Cette anomalie morphologique a été confirmée par le scanner chez un patient (fig. 18). Ces 2 patients ont bénéficié d'une reprise chirurgicale consistant en une nouvelle DMMO.

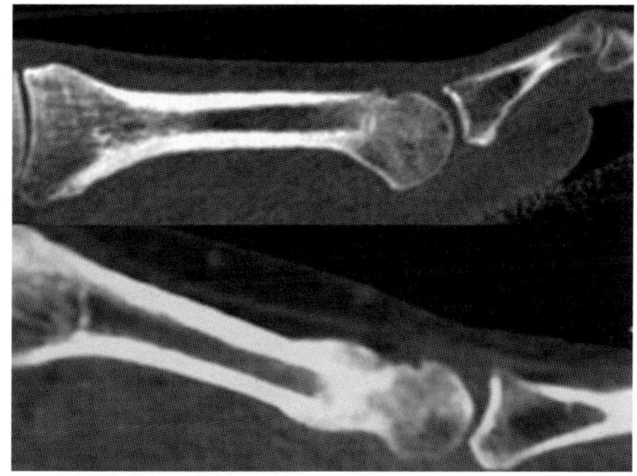

Fig. 18 : Scanner en reconstruction sagittale chez le même patient qu'en 17 objectivant un hyper-appui persistant par défaut d'accourcissement et d'élévation expliquant l'absence de cicatrisation de la plaque plantaire. Par comparaison (en dessous) le scanner de contrôle réalisé chez une patiente asymptomatique à 18 mois postopératoire (ayant une plaque bien cicatrisée en échographie) montre une ostéotomie efficace avec une élévation et accourcissement suffisant du métatarsien.

La principale limite de notre étude est l'absence de vérification chirurgicale de visu des lésions constatées en échographie. La technique chirurgicale utilisée (ostéotomie percutanée) se fait sans abord direct de la plaque plantaire. Toutefois, aucune étude *in vivo* avec corrélation chirurgicale n'est rapportée dans la littérature. Les seules séries ayant confronté les données de l'échographie et/ou de IRM avec des constatations anatomiques et/ou histologiques sont des études cadavériques [5, 6]. *In vivo*, il ne paraît donc pas possible d'évaluer la sensibilité et la spécificité diagnostique de l'échographie. Cependant, celles-ci sont rapportées dans l'étude cadavérique de Gregg et sont respectivement de 100 et 96 % [5].

L'absence de confrontation des données échographiques avec celles de l'IRM peut représenter une limite de notre étude même si l'objectif initial n'est pas la comparaison des deux techniques. Dans notre expérience [3], il apparaît plus facile en échographie dynamique [7, 14] de faire la part des choses entre une simple souffrance et une rupture de la plaque plantaire que sur les images d'IRM qui sont statiques. Ainsi et conformément aux travaux de Gregg [7], il semble exister certains avantages à réaliser une échographie :

- Les manœuvres dynamiques réalisées en échographie ne sont pas réalisables en IRM [8]. Une rupture peut être méconnue sur la seule analyse statique échographique et uniquement dépistée grâce aux manœuvres dynamiques qui mettent en évidence une découverte articulaire et révèlent la solution de continuité hypoéchogène distale de la plaque plantaire (fig. 15 et 16).
- En IRM, il existe un hypersignal T2 pré-enthésique distal de la plaque plantaire [9] qui est lié à un surcroît de tissu cartilagineux au niveau de son enthèse [10]. Cet hypersignal est trompeur et peut entraîner un nombre non négligeable de faux positif de souffrance voire de rupture de la plaque plantaire [11]. Aucune étude n'a évalué l'intérêt de l'injection Gadolinium dans les lésions la plaque plantaire en IRM. Ceci pourrait permettre de différencier les faux positifs (hypersignal cartilagineux distal) et les plaques plantaires réellement pathologiques.

L'IRM paraît toutefois supérieure pour objectiver des pathologies ostéochondrales à l'origine de métatarsalgies (fracture de fatigue, ostéonécrose de la tête du deuxième métatarsien) et doit être réalisée en deuxième intention si l'échographie est normale ou non contributive [12, 13].

L'échographie est un examen opérateur dépendant et recrutement dépendant, ce qui représente aussi une limite de cette technique. Toutefois, si elle est réalisée dans des conditions rigoureuses avec des coupes anatomiques de références, des images orientées et légendées des manœuvres dynamiques, et un matériel de qualité elle peut être reproductible et donc d'une plus grande fiabilité diagnostique.

Notre recul moyen de 12 mois est probablement insuffisant pour apprécier la vascularisation ultime d'une plaque plantaire cicatrisée. Il est possible que les phénomènes d'hyperhémies isolés constatés chez seulement quatre patients asymptomatiques soient plus fréquents 6 mois plus tôt et disparaissent à plus long terme.

Intérêt d'une classification - Conséquences pratiques

La sémiologie échographique normale et pathologique de la plaque plantaire rapportée dans la littérature reste donc aujourd'hui encore très pauvre. A notre connaissance, aucune classification échographique n'a été rapportée. Nous proposons d'utiliser en échographie la même classification que celle utilisée pour l'évaluation clinique du syndrome du 2e rayon [3]. Adapter cette classification à l'échographie permet au clinicien, au chirurgien et au radiologue une bonne confrontation des stades lésionnels d'une part, et d'autre part de proposer une stratégie thérapeutique en fonction du stade lésionnel observé. Nous affinons le stade I en IA (plaque pathologique non distendue sans instabilité) et IB (plaque pathologique et distendue avec début d'instabilité métatarso-phalangienne sur les manœuvres dynamiques). Son intérêt ne semble donc pas que théorique, puisqu'il permet une transmission claire et reproductible des aspects lésionnels de la plaque plantaire pré et postopératoire entre imageurs et chirurgiens qui pourront ainsi s'appuyer sur une preuve anatomique lésionnelle pour planifier leur traitement. Nous proposons de rajouter une description sémiologique échographique de la plaque plantaire normale en postopératoire au STADE 0 : **Aspect échographique normal de la plaque plantaire** : aucun épanchement métatarso-phalangien ni instabilité. *Aspect épaissi dédifférencié après DMMO. Hyperhémie isolée de la plaque plantaire après DMMO* ; les autres items de la classification ne changeant pas par rapport à la classification préopératoire.

Conclusion

L'échographie montre de façon précise les différents aspects lésionnels de la plaque plantaire dans le syndrome du 2e rayon que nous proposons de stadifier selon une classification écho-clinique commune. Elle permet de diagnostiquer précocement son atteinte et d'en affiner son traitement. Elle permet également d'éliminer les autres causes de métatarsalgies en particulier le névrome de Morton dont la prise en charge thérapeutique est différente.

En postopératoire après DMMO l'échographie permet de montrer conformément aux données de l'examen clinique une cicatrisation satisfaisante de la plaque plantaire et prouve anatomiquement l'intérêt de ce geste chirurgical.

En cas de persistance de métatarsalgies, l'échographie est indiquée pour en étudier les causes (persistance d'un hyperappui ou autre lésion associée) et guider leur traitement.

Conflits d'intérêt

Il n'y a pas de conflit d'intérêt.

Références

[1] PIAT C, VAN DRIESSCHE S, ALLAIN J. Syndrome du deuxième rayon métatarso-phalangien. *Revue de Chirurgie Orthopédique 2003; 89 :113-5.*

[2] COILLARD JY, LAFENETRE O. Traitement chirurgical des métatarsalgies statiques par technique percutanée. Cahiers d'enseignement de la sofcot, chirurgie de l'avant-pied, 2e édition, 89. *Expansion Scientifique Française, 2005. p. 153-7.*

[3] BORNE J, BORDET B, FANTINO O, BOUSQUET JC, COILLARD JY, PIALAT JB. Échographie de la plaque plantaire et syndrome du 2e rayon : sémiologie normale, aspects pathologiques et proposition d'une classification échographique. *J Radiol. 2010 May : 543-8.*

[4] MYERSON MS. Disorders and deformities of the lesser toes. In Foot and ankle disorders. *Volume one. PS Cooper Philadelphia 2000: 308-58.*

[5] GREGG JM, SILBERSTEIN M, SCHNEIDER T, KERR JB, MARKS P. Sonography of plantar plates in cadavers: correlation with MRI and histology. *Am J Roentgenol. 2006; 186(4): 948-55.*

[6] MOHANA-BORGES AV, THEUMANN NH, PFIRRMAN CW, CHUNG CB, RESNICK DL, TRUDELL DJ. Lesser metatarsophalangeal joints: standard MR imaging, MR arthrography, and MR bursography: initial results in 48 cadaveric joints. *Radiology. 2003; 227(1): 175-82.*

[7] GREGG J, SILBERSTEIN M, SCHNEIDER T, MARKS P. Sonographic and MRI evaluation of the plantar plate: A prospective study. *Eur Radiol. 2006; 16(12): 2661-9.*

[8] YAO L, CRACCHIOLO A, FARAHANI K, SEEGER L. Magnetic resonance imaging of plantar plate rupture. *Foot Ankle Int. 1996; 17(1): 33-6.*

[9] UMANS HR, ELSINGER E. The plantar plate of the lesser metatarsophalangeal joints: potential for injury and role of MR imaging. *Magn Reson Imaging Clin N Am. 2001; 9(3): 659-69.*

[10] GREGG J, MARKS P, SILBERSTEIN M, SCHNEIDER T, KERR J. Histologic anatomy of the lesser metatarsophalangeal joint plantar plate. *Surg Radiol Anat. 2007; 29(2): 141-7.*

[11] YAO L, DO HM, CRACCHIOLO A, FARAHANI K. Plantar plate of the foot: findings on conventional arthrography and MR imaging. *Am J Roentgenol. 1994; 163(3): 641-4*

[12] ASHMAN CJ, KLECKER RJ, YU JS. Forefoot pain involving the metatarsal region: differential diagnosis with MR imaging. *Radiographics. 2001; 21(6): 1425-40.*

[13] MATHIEU P, MORVAN G, WYBIER M, BUSSON J. Imagerie des Métatarsalgies. Résumés des cours de perfectionnement post-universitaire. *Journées Françaises de Radiologie Octobre 2000.*

Etude sur pièces anatomiques des ténotomies sélectives percutanées du court fléchisseur des orteils dans le traitement des orteils en griffe

F. Leiber-Wackenheim, B. Barbe,
M. Ehlinger, F. Bonnomet

Introduction

La griffe est une pathologie fréquente des orteils latéraux. Sa physiopathologie est encore mal connue et il n'existe pas de consensus quant à sa prise en charge. Les principaux auteurs [1-10] proposent des gestes osseux (phalangien ou métatarsien) en association avec des gestes tendineux. Les gestes osseux intéressant les phalanges peuvent être des ostéotomies, des arthrodèses ou des arthroplasties modelantes. Les gestes tendineux intéressent les tendons extenseurs et fléchisseurs des orteils et peuvent être des ténotomies, des allongements ou des transferts.

Le développement récent des techniques percutanées a amené certains auteurs à proposer des techniques de ténotomie percutanée. Plus récemment, une technique de ténotomie percutanée sélective du court fléchisseur des orteils et de la capsule plantaire de l'articulation inter-phalangienne proximale a été proposée par Piclet [11]. Cette intervention est séduisante car elle permet, en préservant le tendon du long fléchisseur de garder une flexion plantaire active et ainsi une meilleure fonctionnalité de l'orteil.

Le but de notre étude était d'analyser, sur cadavre, l'effectivité, la sélectivité et l'innocuité de trois techniques percutanées visant à sectionner sélectivement le tendon du court fléchisseur des orteils.

Matériel et méthodes

Deux opérateurs ont pris part à l'étude : un opérateur sénior rompu aux techniques percutanées et un opérateur junior non expérimenté.

Les 3 techniques testées

Nous avons voulu tester 3 techniques différentes : une technique par voie plantaire, une technique par voie latérale et la technique de Piclet. La manipulation était dans un premier temps réalisée par l'opérateur sénior puis par l'opérateur junior pour les deux premières techniques et inversement pour la troisième technique.

Technique plantaire. La lame de Beaver était introduite en plantaire centrée sur la première phalange, de manière perpendiculaire au plan du sol. L'incision restait superficielle et dès le tissu sous-cutané atteint, il était réalisé un mouvement latéral pour ténotomiser la bandelette latérale du court fléchisseur et un mouvement médial pour ténotomiser la bandelette médiale. Il n'était pas réalisé de geste médian afin de préserver le tendon du long extenseur des orteils. La capsulotomie ne pouvait pas être réalisée par cette voie d'abord.

Technique latérale. La lame Beaver était introduite à la face latérale de l'articulation interphalangienne parallèlement à l'interligne articulaire, la lame orientée vers le sol. La lame pénétrait dans l'articulation. Il était ensuite réalisé une pression sur le beaver vers le bas, associée à une mise en extension de l'orteil. La ténotomie et la capsulotomie étaient réalisées simultanément.

Technique de Piclet. Il s'agit de la technique décrite par Piclet [11]. L'opérateur junior de cette étude a assisté à plusieurs démonstrations peropératoires par le Dr Piclet. La lame était introduite 5 mm en proximal par rapport à l'articulation interphalangienne proximale au tiers supérieur de l'orteil. La lame était horizontale parallèle au plan du sol. Le contact osseux était alors recherché. L'orteil était placé en flexion pour détendre les pédicules. Il était réalisé un mouvement vers l'avant visant à sectionner la capsule puis les insertions des bandelettes du tendon court fléchisseur.

Pièces cadavériques

Nous disposions de 10 pièces anatomiques fournies par le laboratoire d'anatomie de la Faculté de médecine de Strasbourg. Il s'agissait toujours d'une extrémité complète de membre inférieur, la tranche de section se trouvant au 1/3 distal du tibia. Les manipulations étaient effectuées à l'aide d'un bistouri Beaver®, dont les lames étaient changées pour chaque pied. Deux pieds soit huit orteils ont été utilisés pour la technique plantaire, un pour chaque opérateur. Trois pieds soit douze orteils ont été utilisés pour la technique plantaire, deux pour l'opérateur sénior et un pour l'opérateur junior. Cinq pieds soit 20 orteils ont été utilisés pour la technique de Piclet, trois pour l'opérateur junior et deux pour l'opérateur sénior.

La manipulation commençait toujours par le cinquième orteil. Une fois la technique de ténotomie réalisée, l'orteil était disséqué. Il était noté : l'intégrité ou la section du pédicule vasculo-nerveux externe et interne (fig. 1), puis l'intégrité ou la section du tendon du fléchisseur profond et des deux bandelettes du tendon court fléchisseur et enfin l'efficacité de la capsulotomie (fig. 2). La dissection terminée, une amputation du cinquième orteil était réalisée et la même procédure était reproduite pour le quatrième orteil et ainsi de suite jusqu'au second orteil.

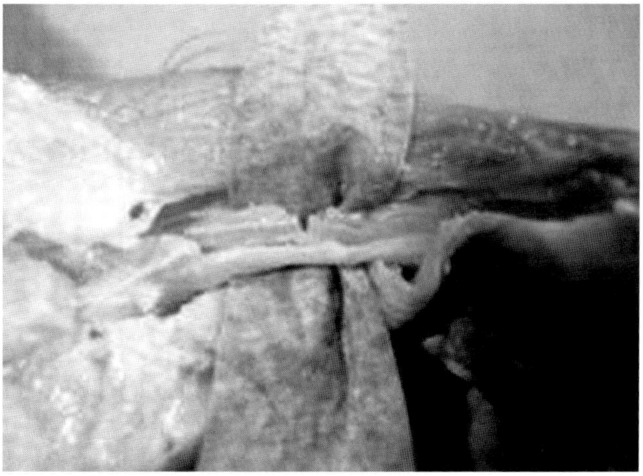

Fig. 1 : *La dissection permet de mettre en évidence une plaie du pédicule plantaire.*

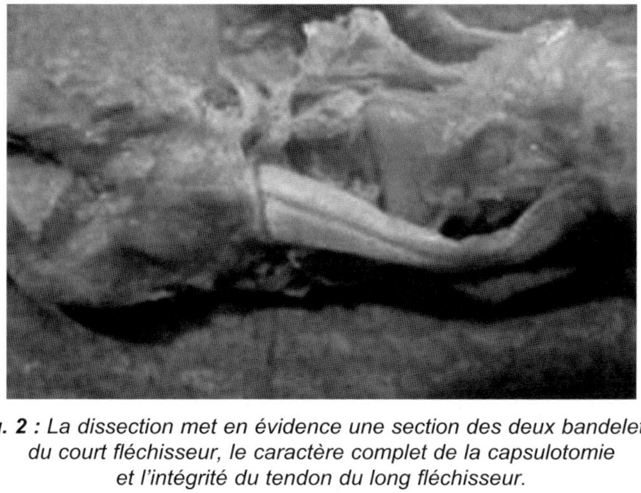

Fig. 2 : *La dissection met en évidence une section des deux bandelettes du court fléchisseur, le caractère complet de la capsulotomie et l'intégrité du tendon du long fléchisseur.*

• Technique plantaire

Les résultats sont reportés dans le tableau 1. On a retrouvé 2 lésions pédiculaires sur 8 orteils (25 %). Il n'y avait aucune lésion bilatérale. Les deux bandelettes du court fléchisseur n'étaient sectionnées que dans 5 cas sur 8, soit 60 %. Le tendon du long fléchisseur était toujours sectionné. Une ténotomie sélective du court fléchisseur n'a donc jamais pu être réalisée.

Tableau 1 : Résultats de la technique plantaire

PIED 1 Senior	**Pédicule latéral**	**Pédicule médial**	**Court fléchisseur**	**Long fléchisseur**
Orteil 5	Sain	Section	Section complète	Section
Orteil 4	Sain	Sain	Section complète	Section
Orteil 3	Sain	Sain	Section complète	Section
Orteil 2	Sain	Sain	Sain	Section
PIED 2 Junior				
Orteil 5	Section	Sain	Section partielle	Section
Orteil 4	Sain	Sain	Section complète	Section
Orteil 3	Sain	Sain	Section partielle	Section
Orteil 2	Sain	Sain	Section complète	Section

• Technique latérale

Les résultats sont reportés dans le tableau 2. On a retrouvé 4 lésions pédiculaires (33 %). Il n'y avait aucune lésion bilatérale. Les deux bandelettes du court extenseur ont été sectionnées dans 10 cas sur 12 (83 %). Le tendon du long extenseur était sectionné dans 7 cas (58 %). Une ténotomie complète sélective du court fléchisseur était réalisée dans 41 % des cas. La capsule articulaire plantaire a toujours été sectionnée.

Tableau 2 : Résultats de la technique latérale

PIED 3 Senior	**Pédicule latéral**	**Pédicule médial**	**Court Fléchisseur**	**Long Fléchisseur**
Orteil 5	Sain	Sain	Section complète	Section
Orteil 4	Sain	Section	Section partielle	Section
Orteil 3	Sain	Sain	Section complète	Sain
Orteil 2	Sain	Sain	Section complète	Section
PIED 4 Senior				
Orteil 5	Sain	Section	Section complète	Section
Orteil 4	Sain	Sain	Section complète	Sain
Orteil 3	Sain	Sain	Section complète	Sain
Orteil 2	Sain	Sain	Section complète	Section
PIED 5 Junior				
Orteil 5	Sain	Section	Section complète	Section
Orteil 4	Section	Sain	Section complète	Sain
Orteil 3	Sain	Sain	Section partielle	Section
Orteil 2	Sain	Sain	Section complète	Sain

• Technique de Piclet

Les résultats sont reportés dans le tableau 3. On retrouve 3 lésions pédiculaires (15 %). Il n'y avait aucune lésion bilatérale. Les deux bandelettes du court fléchisseur étaient sectionnées dans 18 cas sur 20 (90 %). Le tendon du long extenseur a été sectionné dans 1 cas (5 %). Une ténotomie sélective était réalisée dans 85 % des cas. La capsule articulaire a toujours été sectionnée. On a retrouvé 92 % de ténotomies sélectives et 8 % de lésions pédiculaires pour l'opérateur junior et 75 % de ténotomies sélectives et 25 % de lésions pédiculaires pour l'opérateur sénior.

Tableau 3 : Résultats de la technique de Piclet

PIED 6 Junior	**Pédicule latéral**	**Pédicule médial**	**Court fléchisseur**	**Long fléchisseur**
Orteil 5	Sain	Sain	Section complète	Sain
Orteil 4	Sain	Sain	Section complète	Sain
Orteil 3	Sain	Sain	Section complète	Sain
Orteil 2	Sain	Sain	Section partielle	Sain
PIED 7 Junior				
Orteil 5	Sain	Sain	Section complète	Sain
Orteil 4	Section	Sain	Section complète	Sain
Orteil 3	Sain	Sain	Section complète	Sain
Orteil 2	Sain	Sain	Section complète	Sain
PIED 8 Junior				
Orteil 5	Sain	Sain	Section complète	Sain
Orteil 4	Sain	Sain	Section complète	Sain
Orteil 3	Sain	Sain	Section complète	Sain
Orteil 2	Sain	Sain	Section complète	Sain
PIED 9 Senior				
Orteil 5	Section	Sain	Section complète	Sain
Orteil 4	Sain	Sain	Section complète	Sain
Orteil 3	Sain	Sain	Section complète	Sain
Orteil 2	Sain	Sain	Section complète	Sain
PIED 10 Senior				
Orteil 5	Sain	Sain	Section complète	Section
Orteil 4	Section	Sain	Section complète	Sain
Orteil 3	Sain	Sain	Section complète	Sain
Orteil 2	Sain	Sain	Section partielle	Sain

En dehors du fait qu'un des opérateurs avait assisté à une démonstration peropératoire par le Dr Piclet, aucune des techniques réalisées dans cette étude n'avait été réalisée préalablement par nos soins. Il n'existe donc pas de biais lié à la courbe d'apprentissage. La répartition des pièces est inégale selon les techniques. Nous avions prévu initialement une répartition strictement identique. Cependant aux vues des résultats des techniques plantaires et latérales et devant le faible nombre de pièces anatomiques, nous avons décidé de garder les pièces anatomiques pour la technique de Piclet qui est la seule technique actuellement décrite et utilisée. Les résultats des trois techniques analysées dans cette série sont effectivement très disparates.

La technique plantaire étant la technique proposée classiquement en chirurgie percutanée [6] pour la ténotomie du court et du long fléchisseur, notamment chez le patient diabétique [12-15], il nous est apparu intéressant d'essayer de réaliser par cette voie une ténotomie sélective du court fléchisseur. Celle-ci n'a jamais été possible. Les dissections ont montré que les rapports anatomiques des tendons ne permettent pas de section sélective par voie plantaire. Les 2 bandelettes du court fléchisseur ont un trajet plantaire puis latéral. Des gestes purement latéraux, en passant de part et d'autre du long fléchisseur ne sectionnent que partiellement les bandelettes. C'est en étendant le geste en médian que la section du long fléchisseur se produit. Cette technique est à l'origine de 25 % de lésions pédiculaires. Ces lésions pédiculaires sont certainement en relation avec le geste de section latéral, en effet en essayant de préserver le tendon du long extenseur qui est médian, l'opérateur a tendance à être trop latéral et à léser les pédicules. Cette technique doit, à notre sens, être réservée aux ténotomies complètes du court et du long fléchisseurs.

La technique latérale est expérimentale. Son principe repose sur le fait que les bandelettes du court fléchisseur s'insèrent sur la base de la deuxième phalange et sont donc en position dorsale par rapport au tendon du long fléchisseur. Cette technique s'avère plus fiable d'un point de vue de la sélectivité avec 41 % de ténotomie isolée du court fléchisseur mais est pourvoyeuse d'un nombre plus important de lésions pédiculaires (33 %), ce qui nous rapidement poussé à l'abandonner.

La technique de Piclet semble plus fiable avec 85 % de ténotomies sélectives et moins dangereuses avec 15 % de lésions pédiculaires. Dans cette étude, les résultats du chirurgien junior sont meilleurs que ceux du chirurgien sénior. Cette différence souligne la facilité d'acquisition de ce geste même pour un chirurgien inexpérimenté en chirurgie percutanée. Le chirurgien junior a d'une part assisté à une démonstration par le Dr Piclet et d'autre part bénéficié d'un pied supplémentaire. Nous insistons donc sur la nécessité de réaliser au préalable ces gestes sur cadavre en étant si possible encadré par un chirurgien rompu à cette technique.

Notre étude possède deux faiblesses principales. La première est liée à l'utilisation de pièces anatomiques. En effet, les rétractions tendineuses et la modification des tissus cutanés et sous cutanés ne peuvent pas garantir la transposition directe des résultats de notre étude sur le vivant. La deuxième faiblesse est l'absence d'effectif suffisant permettant d'effacer la courbe d'apprentissage, ce qui grève nos résultats, notamment pour les techniques plantaires et latérales.

Conclusion

La technique de Piclet semble être la plus adaptée pour la réalisation d'une ténotomie percutanée sélective du court fléchisseur. La technique plantaire doit être réservée aux ténotomies des deux tendons fléchisseurs. Nous ne recommandons pas la technique latérale. Devant la possibilité de lésions des pédicules et l'existence d'une nécessaire courbe d'apprentissage, les auteurs recommandent l'entraînement au laboratoire d'anatomie, si possible encadré par des chirurgiens rompus à cette technique. Cette étude ne préjuge, en aucun cas, des résultats cliniques de la ténotomie sélective.

Conflits d'intérêt

Aucun conflit d'intérêt pour aucun auteur.

Références

[1] VALTIN B, LEEMRIJSE T. Pathologie des orteils : clinique et traitement chirurgical. In : Pathologie du pied et de la cheville. *Paris : Masson 2009 : 227-42.*

[2] LAFFENÊTRE O, DE LAVIGNE C, BAUER T, COILLARD JY, GUILLO S, DETERME P, CERMOLACCE C GRECMIP. Chirurgie par technique percutanée de l'avant-pied : Hallux valgus, métatarsalgies, cinquième rayon. In : Pathologie du pied et de la cheville. *Paris : Masson ; 2009 : 243-53.*

[3] KITAOKA HB, GREER RICHARDSON E. Realignment of lesser toe deformities. In : The foot and ankle. *Phoenix : Lippincott Williams and Wilkins ; 2002 : 147-68.*

[4] BAROUK LS, BAROUK P. Orteils en griffe au niveau des rayons latéraux. In : Reconstruction de l'avant-pied. *Paris : Springer ; 2006 : 205-14.*

[5] VALTIN B. Pathologie des petits orteils. In : Chirurgie de l'avant-pied. *Paris : Elsevier ; 2005 : 207-22.*

[6] DE PRADO M, RIPOLL PL, GOLANO P. Hammertoe syndrome. In : Minimally invasive foot surgery. *Barcelona : About your health publishers ; 2003 : 219-35.*

[7] COUGHLIN MJ. Lesser-toe abnormalities. *J Bone Joint Surg Am 2002 ; 84 : 1446-69.*

[8] BOYER ML, DEORIO JK. Transfer of the flexor digitorum longus for the correction of lesser-toe deformities. *Foot Ankle Int 2007; 28(4): 422-30.*

[9] TAYLOR RC. The treatment of claw toes by multiple transfers of flexor into extensor tendons. *J Bone Joint Surg. Br 1951; 33: 539.*

[10] MYERSON MS, SHEREFF MJ. The pathological anatomy of claw and hammer toes. *J Bone Joint Surg Am, 1989. 71(1): 45-9.*

[11] PICLET-LEGRÉ B, HELIX-GIORDANINO M. Ténotomie isolée du fléchisseur court avec arthrolyse interphalangienne plantaire et ostéotomie de la phalange dans le traitement des griffes d'orteils : résultats préliminaires. *Communication Sofcot-AFCP 2009.*

[12] TAMIR E, MCLAREN AM, GADJIL A, DANIELS TR. Outpatient percutaneous flexor tenotomies for management of diabetic claw toe deformities with ulcers: a preliminary report. *Can J Surg 2008; 51(1) : 41-4.*

[13] DEBARGE R, PHILIPPOT R, VIOLA J, BESSE JL. Clinical outcome after percutaneous flexor tenotomy in forefootsurgery. *Int Orthop 2009; 33(5): 1279-82.*

[14] SCHEPERS T, BERENDSEN HA, OEI IH, KONING J. Functional outcome and patient satisfaction after flexor tenotomy for plantar ulcers of the toes. *J Foot Ankle Surg 2010; 49(2): 119-22.*

[15] ROUKIS TS, SCHADE VL. Percutaneous flexor tenotomy for treatment of neuropathic toe ulceration secondary to toe contracture in persons with diabetes: a systematic review. *J Foot Ankle Surg 2009; 48(6): 684-9.*

La réduction radiologique des sésamoïdes influence-t-elle le résultat clinique dans le traitement de l'hallux valgus par ostéotomie Scarf "évolution" ? Étude d'une série continue de 30 patients

E. Van Eynde, B. Ferré, J. Cazal, M. Maestro

Introduction

Quelles sont les attentes des patients et des chirurgiens après le traitement chirurgical de l'hallux valgus ? Pour le patient le plus important est de retrouver un pied indolore et chaussable ainsi qu'une marche illimitée. Pour le chirurgien c'est un hallux sans callosité, indolore, mobile, fort et pérennement stable [1].

Le problème de base de l'hallux valgus est un déséquilibre des tissus mous, entre des muscles varisants (Abductor hallucis (ABH)) et valgisants [Adductor hallucis (ADH) et extensor hallucis brevis (EHB)] [2]. Dès que la déformation s'est installée, des structures sans effet déformant intrinsèque rajoutent des forces valgisantes (*Extensor hallucis longus* (EHL), *flexor hallucis longus* (FHL) et *brevis* (FHB)) et la rotation de l'insertion de l'ABH diminue son vecteur varisant. Dans la prévention de récidive de la déformation dans le plan frontal, la correction de ces vecteurs par reconstruction des tissus mous est aussi importante que le réalignement des structures osseuses par ostéotomie [3]. Seule l'association d'une correction osseuse et des tissus mous est capable de corriger le pathoméchanisme et de garantir des bons résultats à long terme [4].

Le but de ce travail était d'évaluer si la réduction radiologique des sésamoïdes influence le résultat clinique dans le traitement chirurgical de l'hallux valgus par ostéotomie Scarf. Pour cela le score AOFAS [5] a été complété par le score FAAM [6]. Cette étude rétrospective est une série consécutive des données de 36 cas cliniques.

Matériel et méthodes

Patients

Les dossiers des quarante-huit hallux valgus opérés par un seul chirurgien (MM) entre juin et décembre 2007 ont été revus rétrospectivement à la troisième année. Les patients avec un suivi de moins de deux ans ont été exclus.

Trente patients avec 36 pieds ont été retenus avec un âge moyen de 56.63 ans (min 19.53, max 81.71). Il s'agissait de 27 femmes et trois hommes, 20 pieds droits et 16 gauches. Les déformations ont été classées selon la classification de Coughlin [7] (Tableau 1) avec un hallux valgus faible (4.8 %), huit modérés (38.1 %) et douze sévères (57.1 %). Quinze pieds (41.7 %) n'ont pas pu être classés par manque de radiographies préopératoires.

Tableau 1 : Classification de Coughlin pour hallux valgus

Hallux valgus	**Angle M1P1**	**Angle M1M2**	**Subluxation sésamoïde latéral**
Faible	< 20°	< 11°	< 50 %
Modéré	20° - 40°	11 – 16°	50 - 75 %
Sévère	> 40°	> 16°	> 75 %

Technique chirurgicale

Le procédé chirurgical associait :

- Une libération latérale des parties molles [8] en conservant le ligamentum collatérale latérale (LCL). Une libération supraligamentaire des fibres de la fronde latérale de l'extenseur, pour permettre le recentrage de l'EHL. Ensuite une libération infraligamentaire en trois étapes comprenant :
  - une clasie pour mobiliser le sésamoïde latéral par rapport à la tête métatarsienne,
  - une section horizontale proximo-distale du ligament métatarso-sésamoïdien latéral,
  - une section des fibres latérales du tendon conjoint au bord latéral de P1 *(PIB proximal insertional band).*

  Ces gestes ayant pour but d'horizontaliser l'appareil sésamoïdien avec les tendons fléchisseurs.
- L'ostéotomie métatarsienne utilisée dans tous les cas était une ostéotomie Scarf "évolution" fixée par une cheville impactée d'autogreffe osseuse (résection du prisme osseux distal) et une ostéosuture distale au fil résorbable. Ce procédé permettait une translation importante de la première tête, nécessaire dans les formes sévères. Dans la majorité des cas une ostéotomie de varisation phalangienne était associée.

Méthode de révision et analyse statistique

Les angles métatarso-phalangiens (M1P1) et intermétatarsiens (M1M2) ainsi que la subluxation du sésamoïde latéral, ont été mesurés comme décrit par Coughlin [7] sur des radiographies dorso-plantaires en charge. Les scores cliniques AOFAS et FAAM ont été employés lors de la revue clinique. L'analyse statistique a été effectuée par Microsoft Excel.

Résultats

Dix patients avec 12 pieds ont été perdus de vue. Le suivi moyen des trente-six pieds retenus était de 2,6 ans (2,2-2,9 ans).

Complications

Une patiente a présenté une compression du nerf collatéral dorsal nécessitant une neurolyse. Chez une autre patiente, les plaintes de paresthésies de l'hallux étaient transitoires. Aucune infection, pseudarthrose, ostéonécrose, *complex regional pain* syndrome ou autre complication a été objectivée.

Résultats fonctionnels

Le FAAM à la révision était en moyenne de 97 (73-100). Le score AOFAS moyen était de 95 (77-100).

Résultats radiographiques et corrélations

À l'analyse radiologique la réduction complète des sésamoïdes a été obtenue dans 78 % des cas (fig. 1). La subluxation persistante était de moins de 50 % dans 19 % des cas et entre 50 et 75 % dans 3 % des cas. Aucun pied n'a présenté de subluxation supérieure à 75 %. Une patiente a montré une hypercorrection sésamoïdienne sans hallux varus iatrogène (respect du LCL).

La correction moyenne des angles métatarso-phalangiens et intermétatarsiens par la procédure était de 21.9° et 9.5° (Tableau 2). Les moins bonnes réductions sésamoïdiennes ne correspondent pas aux mauvais résultats cliniques (FAAM 98 pour subluxation supérieure à 75 %). Au contraire, le moins bon résultat fonctionnel (FAAM 73) a été retrouvé chez une patiente avec une réduction parfaite (Tableau 3).

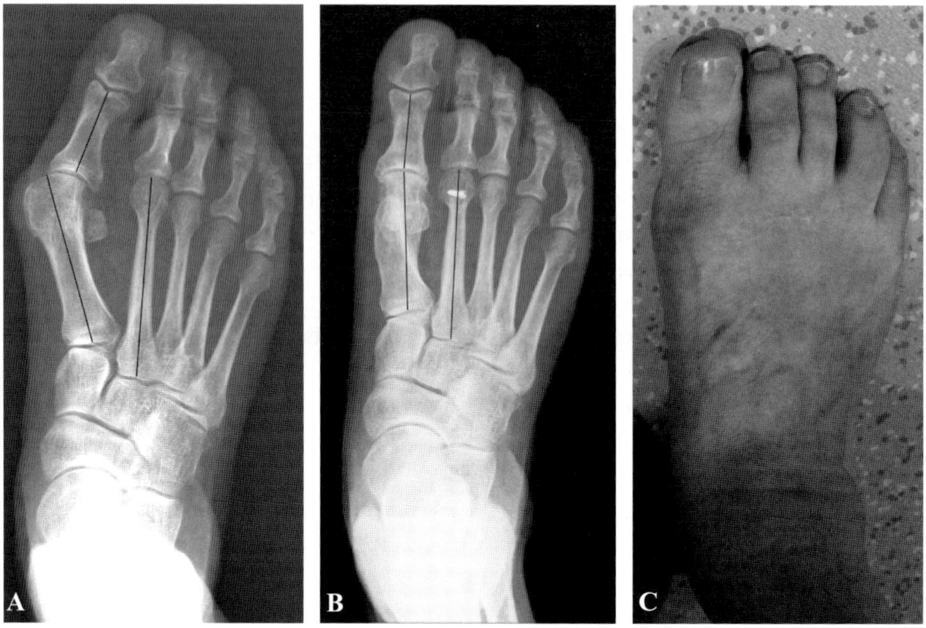

A) RX préopératoire — B) RX postopératoire — C) Résultat clinique

Fig. 1

Tableau 2 : Résultats radiologiques : Correction des angles M1P1 et M1M2.

Angle	Préopératoire	Postopératoire	Correction
M1P1 moyen ± SD (min-max)	29.8° ± 9.3 (15-54)	7.9° ± 5.3 (-3-4)	21.9° ± 8.9 (10-42)
M1M2 moyen ± SD (min-max)	12.8° ± 3.6 (7-20)	3.3° ± 2.5 (-1-7)	9.5° ± 3.4 (5-16)

Tableau 3 : Résultats : Réduction des sésamoïdes et score clinique.

Réduction sésamoïdes	Nombre de patients	FAAM moyen ± SD (min-max)	AOFAS moyen ± SD (min-max)
Parfaite	28/36	96.5 ± 6.6 (73-100)	94.7 ± 4.5 (85-100)
Subluxation < 50 %	7/36	96.8 ± 3.5 (92-100)	94.1 ± 8.2 (77-100)
Subluxation 50-75 %	1/36	98 (98-98)	Données non disponibles
Subluxation > 75 %	0/36	-	-
Total	36/36	96.6 ± 6.0 (73-100)	94.5 ± 5.6 (77-100)

Discussion

Dans la chirurgie de l'hallux valgus, il n'y a pas de consensus sur la question suivante "est-il nécessaire et, si oui, comment exécuter une libération latérale des parties molles associée avec une ostéotomie métatarsienne ?". Bien que certains auteurs pensent que la libération est redondante avec l'ostéotomie [9], il semble que la libération des parties molles favorise une meilleure correction [4], mais soit aussi responsable de plus de raideur [10]. Beaucoup de procédures ont été décrites, utilisant des approches variées, et une relative imprécision sur les structures libérées [11]. Récemment, bien que ce fût constaté de longue date, l'accent a été mis sur les lésions ostéochondrales. Celles-ci sont quasi constantes [12] et peuvent expliquer certaines évolutions arthrosiques et surtout certaines récidives partielles [13].

Une faiblesse de cette étude est le nombre limité de patients, en partie lié à la perte de vue de patients non négligeable. Le suivi de 2.5 ans est le minimum pour donner une idée des résultats. Pour apprécier l'évolution de l'état clinique et surtout l'absence de récidives, un suivi à très long terme est indispensable, mais pas facile à réaliser. Les scores n'avaient pas toujours été complétés en préopératoire, ce qui empêche la comparaison de l'évolution. Les points forts sont le caractère de série consécutive et les procédures qui ont été effectués de façon standardisée par le même opérateur, avec un évaluateur différent.

Depuis 15 ans, nous pratiquons la libération latérale réglée des parties molles par une seule incision médiale commune avec celle de l'ostéotomie et par voie transarticulaire. Plus tard cette option a été validée [14-15]. Toutefois dans notre série, la réduction parfaite des sésamoïdes n'intervient que dans 78 % des cas, cela peut s'expliquer par les déformations articulaires dues à l'usure et aux ostéophytes dans les formes graves.

La satisfaction des patients n'est pas associée à la position postopératoire des sésamoïdes ni au changement de position [16]. Il semble qu'il n'y a pas de différence dans la position des sésamoïdes par rapport au deuxième métatarsien, dans le plan transverse et frontal. Alors, le but de la chirurgie est de remettre la tête du premier métatarsien sur les sésamoïdes relativement immobiles [17]. La réduction des sésamoïdes n'est pas le but mais le moyen pour obtenir une bonne fonction du premier rayon réaligné par les ostéotomies métatarsiennes et phalangiennes. Le réalignement métatarso-phalangien et des tissus mous – principalement l'EHL et les sésamoïdes avec les tendons de fléchisseur – devraient empêcher la récidive. Il n'y a pas de réponse claire dans la littérature à cette question. Une réduction incomplète des sésamoïdes peut être un facteur de risque pour une récidive. L'identification peropératoire de ce problème permet un changement des procédures chirurgicales et une amélioration des résultats [18]. Des clichés standard dorso-plantaires ne présentent pas l'incidence préférée pour évaluer la position des sésamoïdes vu l'influence de la rotation [19], mais des incidences tangentielles sont impossibles à obtenir en postopératoire immédiat.

La fiabilité des mesures des angles M1P1 et M1M2 a été validée, contrairement au DMAA (*Distal metatarsal articular angle*) dont la fiabilité est discutable [20]. L'angle de DMAA, étant donné les doutes sur sa genèse et les imprécisions auxquelles expose sa mesure, n'a pas été pris en considération, bien que pour certains auteurs, il soit important pour le pronostic [21]. La correction du DMAA par rotation horizontale excessive peut avoir un effet évolutif arthrogène [22]. Il est certain à l'inverse, qu'il ne doit pas être aggravé par l'ostéotomie. Des mesures électroniques pourraient réduire les erreurs inter- et intra-observateur que l'on retrouve avec les mesures manuelles [23-24]. Néanmoins, il y a peu de corrélation entre les résultats radiologiques (angles M1P1 et M1M2) et le score AOFAS global [25]. Le score AOFAS n'a pas été validé et n'est vraisemblablement pas adapté pour évaluer des résultats, il faudrait inclure d'autres critères [25]. Jusqu'à aujourd'hui, il n'y a aucun score validé disponible pour l'hallux valgus.

D'autres séries démontrent des résultats comparables pour la correction des angles M1P1 et M1M2 et le score AOFAS (Tableau 4). Concernant la réduction des sésamoïdes, la comparaison se complique à cause des différentes méthodes de mesure utilisées. À notre connaissance, il n'y a pas de donnés disponibles pour le FAAM dans la correction de l'hallux valgus.

Tableau 4 : Comparaison des résultats des différentes séries sur l'ostéotomie scarf.

	Nombre pieds/patients	**Correction M1P1**	**Correction M1M2**	**Position des sésamoïdes**	**Correction AOFAS**
Aslam [26]	22/13	16°	6°	amélioration	-
David-West [27]	30/24	-	-	27 à 97 % grade I	-
De Vil [28]	23/23	19°	6°	-	47 à 83
Garrido [29]	32/26	17.4°	5.8°	14 à 84 % grade I	46 à 86
Jones [25]	35/24	19°	6°	-	52 à 89
Kerr [30]	36/35	15.7°	4.1°	-	59 à 86
Lipscombe [31]	31/22	20.4°	6.9°	-	48 à 96
Wilson [16]	46/45	22°	7°	Gr III à I	

Conclusion

Nous n'avons pas retrouvé de relation entre la réduction des sésamoïdes et le résultat clinique dans la correction de l'hallux valgus par ostéotomie Scarf. Une libération transarticulaire latérale des parties molles associée à l'ostéotomie Scarf est un procédé fiable pour la correction du valgus de l'hallux, quelle que soit la sévérité de la déformation. Malgré un taux de recentrage parfait modeste, la libération de l'appareil sésamoïdien semble toutefois nécessaire. Cela permet de pousser la tête métatarsienne assez loin latéralement afin de pouvoir corriger efficacement l'angle M1P1. Le suivi à long terme est nécessaire pour connaître l'apparition ou pas de récidives.

Conflits d'intérêt

Les auteurs déclarent l'absence de conflits d'intérêt.

Références

[1] SCHNEIDER W, KNAHR K. Surgery for hallux valgus. The expectations of patients and surgeons. *Int Orthop 2001; 25(6): 382-5.*

[2] ARINCI IN, GENÇH, ERDEM HR, YORGANCIOGLU ZR. Muscle imbalance in hallux valgus: an electromyographic study. *J Phys Med Rehabil 2003; 82(5): 345-9.*

[3] SALTZMAN CL, APER RL, BROWN TD. Anatomic determinants of first metatarsophalangeal flexion moments in hallux valgus. *Clin Orthop Relat Res 1997. 339: 261-9.*

[4] TRNKA HJ, ZEMBSCH A, KAIDER A, SALZER M, RITSCHL P. Korrektur der hochgradigen Sesambeinluxation beim Hallux valgus durch Austin Osteotomie mit und ohne lateralem Weichteileingriff. *Z Orthop Ihre Grenzgeb 1997. 135(2): 150-6.*

[5] KITAOKA HB, ALEXANDER IJ, ADELAAR RS, NUNLEY JA, MYERSON MS, SANDERS M. Clinical rating systems for the ankle-hindfoot, midfoot, hallux, and lesser toes. *Foot Ankle Int. 1994 Jul; 15(7): 349-53.*

[6] MARTIN RL, IRRGANG JJ, BURDETT RG, CONTI SF, VAN SWEARINGEN JM. Evidence of validity for the Foot and Ankle Ability Measure (FAAM). *Foot Ankle Int. 2005 Nov; 26(11): 968-83.*

[7] COUGHLIN MJ. Instructional course lectures, the American Academy of Orthopaedic Surgeons - Hallux valgus. *J Bone Joint Surg Am 1996; 78: 932-66.*

[8] MAESTRO M. The ruled lateral release of the metatarso phalangeal and metatarso sesamoid joint in hallux valgus by the medial approach. *Poster EFAS Paris, 23-25 octobre 1997.*

[9] ESEMENLI T, YILDIRIM Y, BEZER M. Lateral shifting of the first metatarsal head in hallux valgus surgery: effect on sesamoid reduction. *Foot Ankle Int. 2003 Dec; 24(12): 922-6.*

[10] GRANBERRY WM, HICKEY CH. Hallux valgus correction with metatarsal osteotomy: effect of a lateral distal soft tissue procedure. *Foot Ankle Int. 1995 Mar; 16(3): 132-8.*

[11] LIN I, BONAR SK, ANDERSON RB, DAVIS WH. Distal soft tissue release using direct and indirect approaches: an anatomic study. *Foot Ankle Int. 1996 Aug; 17(8): 458-63.*

[12] ROUKIS TS, WEIL LS, WEIL LS, LANDSMAN AS. Predicting articular erosion inhallux valgus: clinical, radiographic, and intraoperative analysis. *J Foot Ankle Surg. 2005 Jan-Feb; 44(1): 13-21.*

[13] LARGEY, A, CANOVAS F, ROUSSANNE Y, HEBRARD W, BONNEL F. Les lésions cartilagineuses métatarso-sésamoïdiennes dans les résultats de l'ostéotomie scarf: A propos d'une série prospective de 100 cas. *Rev Chir Orthop Reparatrice Appar Mot 2008; 94(7): 685-92.*

[14] STAMATIS ED, HUBER MH, MYERSON MS. Transarticular distal soft-tissue release with an arthroscopic blade for hallux valgus correction. *Foot Ankle Int. 2004 Jan; 25(1):13-8.*

[15] WALDECKER U. Lateral release in hallux valgus surgery: comparison of two approaches. *Foot Ankle Surg 2004; 10(4): 195-9.*

[16] WILSON JD, BAINES J, SIDDIQUE MS, FLECK R. The effect of sesamoid position on outcome following scarf osteotomy for hallux abducto valgus. *Foot Ankle Surg 2009; 15(2): 65-8.*

[17] RAMDASS R, MEYR AJ. The multiplanar effect of first metatarsal osteotomy on sesamoid position. *J Foot Ankle Surg 2010; 49(1): 63-7.*

[18] OKUDA R, KINOSHITA M, YASUDA T, JOTOKU T, KITANO N, SHIMA H. Postoperative incomplete reduction of the sesamoids as a risk factor for recurrence of hallux valgus. *J Bone Joint Surg Am. 2009 Jul; 91(7): 1637-45.*

[19] TALBOT KD, SALTZMAN CL. Assessing sesamoid subluxation: how good is the AP radiograph? *Foot Ankle Int. 1998 Aug; 19(8): 547-54.*

[20] COUGHLIN MJ, FREUND E. The reliability of angular measurements in hallux valgus deformities. *Foot Ankle Int 2001. 22(5) (): 369-79.*

[21] BONNEL F, CANOVAS F, POIRÉE G, DUSSERRE F, VERGNES C. Evaluation of the scarf osteotomy in hallux valgus related to distal metatarsal articular angle: a prospective study of 79 operated cases. *Rev Chir Orthop Reparatrice Appar Mot 1999; 85(4): 381-6.*

[22] BRESLAUER C, COHEN M. Effect of proximal articular set angle-correcting osteotomies on the hallucal sesamoid apparatus: a cadaveric and radiographic investigation. *J Foot Ankle Surg. 2001; 40(6): 366-73.*

[23] PANCHBHAVI VK, TREVINO S. Comparison between manual and computer-assisted measurements of hallux valgus parameters. *Foot Ankle Int 2004; 25(10): 708-11.*

[24] PIQUÉ-VIDAL C, MALED-GARCÍA I, ARABI-MORENO J, VILA J. Radiographic angles in hallux valgus: differences between measurements made manually and with a computerized program. *Foot Ankle Int 2006; 27(3): 175-80.*

[25] JONES S, AL HUSSAINY HA, ALI F, BETTS RP, FLOWERS MJ. Scarf osteotomy for hallux valgus. A prospective clinical and pedobarographic study. *J Bone Joint Surg Br. 2004 Aug; 86(6): 830-6.*

[26] ASLAM N, LAVIS G, PORTER D, COOKE PH. A radiographic evaluation of the scarf osteotomy for the correction of hallux valgus. *Foot Ankle Surg 2004; 10: 35-9.*

[27] DAVID-WEST KS, MOIR JS. Radiological assessment of tibial sesamoid position after scarf osteotomy for hallux valgus correction. *Foot Ankle Surg 2002; 8: 209-12.*

[28] DE VIL JJ, VAN SEYMORTIER P, BONGAERTS W, DE ROO PJ, BOONE B, VERDONK R. Scarf osteotomy for hallux valgus deformity: a prospective study with 8 years of clinical and radiologic follow-up. *J Am Podiatr Med Assoc 2010; 100(1) : 35-40.*

[29] GARRIDO IM, RUBIO ER, BOSCH MN, GONZÁLEZ MS, PAZ GB, LLABRÉS AJ. Scarf and akin osteotomies for moderate and severe hallux valgus: clinical and radiographic results. *Foot Ankle Surg 2008; 14(4): 194-203.*

[30] KERR HL, JACKSON R, KOTHARI P. Scarf-Akin osteotomy correction for hallux valgus: short-term results from a district general hospital. *J Foot Ankle Surg 2010; 49(1): 6-9.*

[31] LIPSCOMBE S, MOLLOY A, SIRIKONDA S, HENNESSY MS. Scarf osteotomy for the correction of hallux valgus: midterm clinical outcome. *J Foot Ankle Surg 2008; 47(4): 273-7.*

Libération latérale de l'articulation métatarso-phalangienne : Efficacité et indication

R. Augoyard, A. Largey, F. Canovas

Introduction

Les études anatomiques du point d'angle latéro-plantaire ont permis d'identifier les éléments rétractés sur le versant latéral de la sangle sésamoïdienne, responsables de l'aggravation et de la fixation de la déformation.

La libération latérale de la sangle sésamoïdienne est variable en fonction des auteurs. Dans la littérature, cette libération comprend la section du ligament métatarso-sésamoïdien latéral associée ou non à la section du *phalangeal insertionnal band* (PIB) et la désinsertion complète de l'adducteur de l'hallux sur le sésamoïde fibulaire. Il s'agit d'une étape clé dans la chirurgie de l'hallux valgus. Elle a été très peu étudiée, d'où l'absence de consensus sur la manière de la réaliser. Il est admis que l'absence de libération latérale est source de récidive. Cependant nous connaissons mal son efficacité et ce qu'elle apporte dans la réduction de la déformation.

Nous réalisons dans cette étude prospective une libération séquentielle de différents points d'attache afin de mesurer à chaque étape l'efficacité apportée par la libération de chaque structure rétractée. Nous voulons établir un consensus visant à standardiser la libération du versant latéral de la sangle sésamoïdienne, déterminant ainsi ce qu'il est nécessaire de sectionner en fonction de la gravité de la déformation.

Matériel et méthodes

Patients inclus

Il s'agissait d'une étude prospective et continue menée de janvier 2009 à juillet 2010. Seuls les hallux valgus d'étiologie mécanique étaient inclus, excluant tous patients souffrant d'un rhumatisme inflammatoire (polyarthrite rhumatoïde…) ou d'une maladie du collagène (Marfan, Ehlers Danlos). L'arrière-pied devait être normo-axé.

Les patients ne devaient avoir aucun antécédent chirurgical sur l'avant ou sur l'arrière-pied.

Nous avons inclus 50 hallux valgus (27 pieds droits, 23 pieds gauche) chez 41 patients. 9 patients ont eu les deux pieds opérés. La population était représentée par une prédominance féminine (5 hommes, 36 femmes). L'âge moyen à l'inclusion était de 52.7 ans ± 18 (19-76 ans). Tous les patients souffraient de douleurs de l'articulation métatarsophalangienne liées à la déformation.

Analyse radiologique préopératoire

Tous les patients avaient les pieds radiographiés selon une incidence dorso-plantaire respectant les critères de qualité édictés par Besse *et al.* [1] : les pieds joints en charge, en schuss. Le rayon incident devait être incliné de 15 à 20° et la distance source-plaque était de 1 m. Les têtes métatarsiennes latérales devaient être rondes et l'interligne cunéo-métatatarsien du premier rayon devait être visible. Les critères de bonne qualité des clichés étaient la visualisation de l'articulation C1M1 ainsi qu'un aspect arrondi des têtes de M2 et de M3, avec les sésamoïdes proches de l'interligne articulaire de M1P1.

Les paramètres radiographiques mesurés sur le cliché de face étaient l'angle métatarso-phalangien du premier rayon (M1P1), l'angle intermétatarsien du premier espace (M1M2) et le niveau de luxation sésamoïdienne selon le *Research Commitee of the American Orthopaedic Foot and Ankle Surgery* (RC AOFAS) [2].

L'angle M1P1 était mesurée entre l'axe mécanique de M1 [3, 4] et l'axe métaphyso-diaphysaire de la phalange proximale (P1) de l'hallux. Sa valeur était positive pour une orientation de l'hallux en valgus, et négative pour une orientation en varus. L'angle M1M2 était mesuré entre l'axe mécanique de M1 et l'axe métaphyso-diaphysaire du deuxième métatarsien. Nous avons utilisé pour la luxation de la sangle sésamoïdienne une classification en quatre stades (fig. 1) : le *stade 0* (normal) avec un axe de M1 passant entre les deux sésamoïdes, le *stade 1* (pincement) avec un axe de M1 tangent ou avec intersection minime par rapport au contour du sésamoïde médial (Sm), le *stade 2* (subluxation) avec un axe de M1 passant à ± 1 mm par le centre du Sm, et le *stade 3* (luxation) avec un Sm passant plus ou moins complètement sur le versant latéral de l'axe de M1.

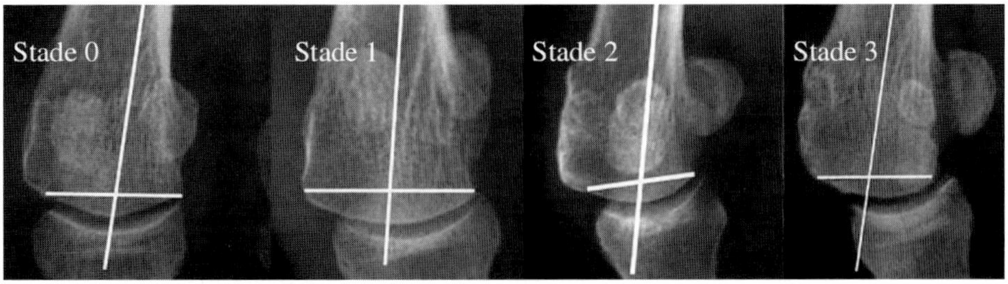

Fig. 1 : *Classification de la translation sésamoïdienne latérale selon le RC AOFAS. Le niveau de luxation est défini en fonction du positionnement du sésamoïde médial par rapport à l'axe mécanique du premier métatarsien. Figure tirée de la thèse de Largey A. [40].*

Technique opératoire

Les patients étaient opérés par le même opérateur sous anesthésie générale ou anesthésie locorégionale. Un garrot pneumatique était positionné à la racine du membre. L'étude de la libération latérale se faisait avant tout geste d'ostéotomie sur M1 ou P1. Il était réalisé de façon systématique un abord médial avec arthrotomie de l'articulation métatarsophalangienne. La libération latérale de l'articulation était réalisée par une deuxième incision dorsale au niveau du 1er espace intermétatarsien. La libération de la sangle sésamoïdienne se faisait de façon séquentielle et toujours dans le même ordre.

Pour les 30 premiers pieds, l'étude comportait trois étapes
À chaque étape était sectionné dans le même ordre les points d'attache suivant : *1)* le ligament métatarso-sésamoïdien latéral *2)* le PIB a son attache sur P1 *3)* la désinsertion complète de l'adducteur de l'hallux au niveau du sésamoïde fibulaire. Il était réalisé après chaque section un point de capsulorraphie médial en X allant chercher le point d'angle médio-plantaire afin de repositionner correctement la sangle sésamoïdienne sous la tête de M1. A chaque étape le pied du patient était mis en appui plantigrade sur la table d'opération, permettant de réaliser un cliché de fluoroscopie. Le fluoroscope était positionné afin d'avoir un rayon incident de 15 à 20°, critère nécessaire afin d'obtenir des clichés radiographiques de l'avant-pied de bonne qualité.

Il a été ajouté une quatrième étape du 31e au 50e pied. Elle se situait avant tout geste de libération, soit avant la section du ligament métatarso-sésamoïdien. Ce temps consistait à réaliser un geste de resanglage des sésamoïdes en réalisant après arthrotomie le point de capsulorraphie médial. Ce temps était le temps 0. Les étapes se déroulaient selon l'ordre suivant : *0)* resanglage sésamoïdien *1)* section du ligament métatarso-sésamoïdien latéral *2)* section du PIB a son attache sur P1 *3)* désinsertion complète de l'adducteur de l'hallux au niveau du sésamoïde fibulaire.

Méthodes d'études

• Analyse des clichés fluoroscopiques

Les images étaient récupérées afin d'être transformé au format DICOM pour être analysées à l'aide du logiciel de traitement d'imagerie médicale (Myrian, module XP-Ortho V1.1.0, Intrasense SAS, Montpellier, France). À chaque cliché était mesuré l'angle M1P1, l'angle M1M2 et l'indice de luxation des sésamoïdes selon le RC AOFAS. Nous avons calculé la valeur de l'angle de correction de M1P1 à chaque temps permettant d'exprimer en pourcentage la proportion de libération apportée par chaque étape. La valeur de l'angle de correction apportée par le temps 1 n'était pas liée uniquement à la section du ligament métatarso-sésamoïdien. Tout patient présentant un hallux valgus même fixé depuis plusieurs années possédait une part de réductibilité de la déformation. Celle-ci a pu être calculée grâce au temps 0 de resanglage des sésamoïdes, permettant d'exprimer la part de correction apportée réellement par la section du ligament suspenseur métatarso-sésamoïdien. Pour l'indice de luxation des sésamoïdes nous considérions comme normal un indice égal à zéro.

• Réductibilité des déformations en fonction de la gravité de l'hallux valgus

Mann *et al.* [5] avaient classé les hallux valgus en différents stades de gravité en fonction de l'importance de l'angle M1P1 et M1M2. Nous avons donc analysé la réductibilité des déformations en fonction des angles M1P1 et M1M2 préopératoire en fonction de cette classification. Nous avons analysé le nombre de déformations qui était réduite après réalisation d'une libération latérale au temps 3. La déformation était considérée comme réduite lorsque l'angle M1P1 était inférieur à 15°.

• Analyse statistique

L'analyse statistique a été réalisée par le département d'informatique médicale du CHU de Montpellier à l'aide du logiciel SAS 9.1.3. Il a été utilisé un test de Student lorsque les variables étaient de répartition normale. Quand elle ne l'était pas nous utilisions un test de Wilcoxon appariée. Nous avons réalisé deux courbes ROC *(Receiver Operating Characteristic)* dans le but de déterminer des seuils d'angle M1P1 et M1M2 préopératoire pour lesquels la simple libération latérale ne suffisait pas à réduire la déformation. L'une pour la variable de l'angle M1P1 initiale (fig. 4), l'autre pour la variable M1M2 initial (fig. 5). Après analyse des premiers résultats nous avons décidé de réaliser ces courbes au temps opératoire numéro 2 après la section du PIB. Les critères de réduction au temps 2 étaient un angle M1P1<15 et un indice de luxation=0.

Résultats

Corrections radiologiques

L'angle M1P1 décroissait de façon significative entre les différents temps passant de 29,5° en moyenne en préopératoire à 11° au troisième temps. L'angle de correction M1P1 suivait la même progression. L'angle M1M2 subissait une variation significative entre le temps préopératoire (temps préop) et le premier temps passant de 10,9° à 9,3° en moyenne, soit une diminution de 1,6° en moyenne. Par contre il n'existait pas de variations significatives de l'angle M1M2 entre les temps de libération 1, 2 et 3 (Tableau 1).

Tableau I : Evolution des paramètres radiographiques à chaque étape de libération.

	Préopératoire (temps i)	**Temps 1**	**Temps 2**	**Temps 3**	**p**
angle M1-P1	29,5 ± 9,8	17,5 ± 8,2	12,5 ± 6,6	11 ± 4,8	< 0,001
angle M1-P2	**10,9 ± 2,7 S**	**9,3 ± 2,5 NS**	8,8 ± 2,5 NS	9 ± 2,4	**< 0,001**
angle correction M1-P1		12 ± 4	17 ± 7	18,5 ± 8	< 0,001

***S** : significatif. **NS** : non significatif.*

• Réduction de l'angle M1P1 apportée par chaque temps de libération

Le temps 0 de resanglage permettait une réduction l'angle M1P1 8,2° ± 5,6° ce qui correspondait à 44 % de l'angle de correction M1P1 total au temps 3. Le temps 1 de libération comprenant la section du ligament métatarso-sésamoïdien participait à 21 % soit 3,9° ± 3.1° de l'angle de correction M1P1 global. La section du PIB apportait 27 % de la réduction complète au temps 3 soit 5° ± 4.4° et la désinsertion complète de l'adducteur sur le sésamoïde fibulaire ne permettait de gagner que 8 % soit 1,5° ± 2.5° de réduction de l'angle M1P1 (fig. 2).

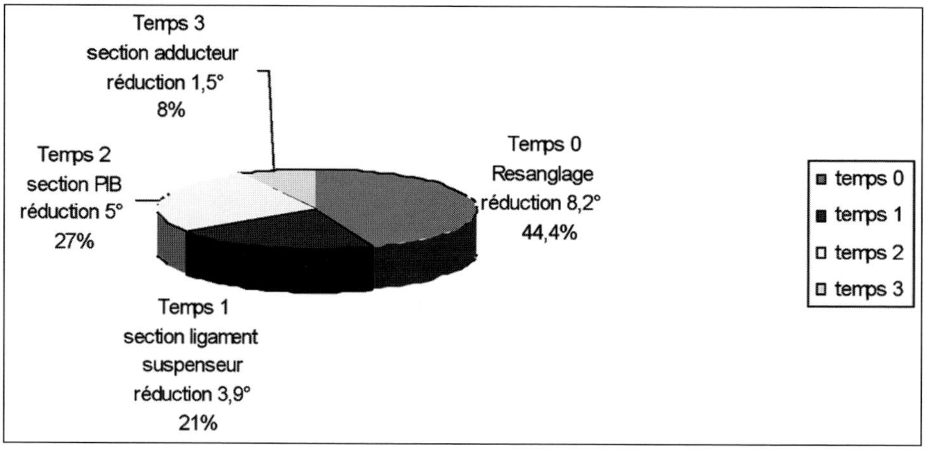

Fig. 2 : Proportion de libération apportée par chaque temps par rapport à l'angle de correction M1P1 totale après libération complète.

• Evolution de l'indice de luxation des sésamoïdes

36 % des sésamoïdes étaient réduits au temps 1 et 56 % au temps 2. La réduction des sésamoïdes se faisait pendant les deux premiers temps puisque le dernier temps n'apportait que 4 % de sésamoïdes réduits en plus. L'ensemble des caractéristiques de l'évolution de l'indice de luxation est récapitulé à la figure 3.

• Analyse de la réductibilité des déformations (Tableau 2)

Nous avions plus de 50c% des patients qui n'était pas réduit lorsque l'angle M1P1 initiale était supérieur à 30° et lorsque l'angle M1M2 initiale était supérieur à 9°. La libération seule devenait insuffisante.

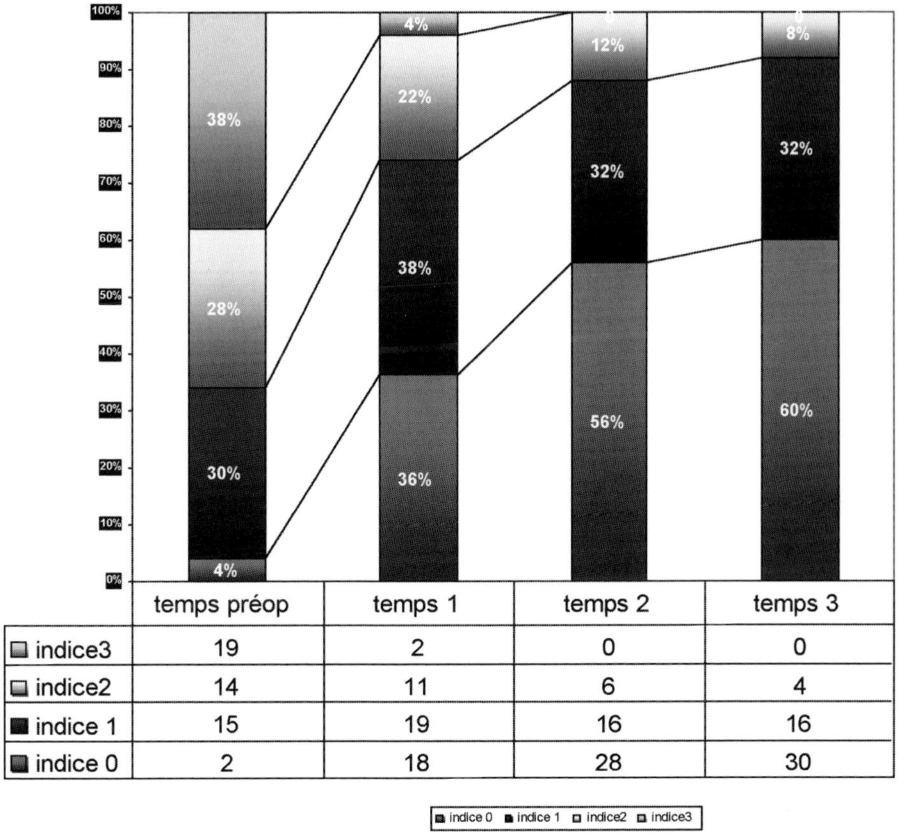

***Fig. 3 :** Evolution de l'indice de luxation des sésamoïdes.*

Tableau II : Pourcentage de déformation réduite (M1P1 < 15°) après un release complet.

M1M2 préop / M1P1 préop	< 9°			9° à 11°			12 à 17°			n total
	n	n non réduit	% non réduit	n	n non réduit	% non réduit	n	n non réduit	% non réduit	
< 15°	1	0	0	0	0	0	0	0	0	1
15 à 20°	4	0	0	5	1	20 %	1	0	0	10
21 à 30°	3	0	0	7	0	0	5	1	20 %	15
31 à 29°	1	1	100 %	5	3	**60 %**	10	5	**50 %**	16
> 40°	0	0	0	3	3	**100 %**	5	4	**80 %**	8
n total	9			20			21			50

L'interprétation des courbes ROC se faisait de la manière suivante :

Pour la valeur seuil M1P1 = 26° : (fig. 4)
Sensibilité = 90 % : 90 % des patients qui n'ont pas été réduits avaient un angle M1P1 initial supérieur à 26. Spécificité = 71 % : 71 % des patients qui ont été réduits avaient un angle M1P1 initial inférieur à 26. Valeur Prédictive Positive = 81 % : 81 % des patients qui ont un angle M1P1 initial supérieur à 26 n'ont pas été réduits. Valeur Prédictive Négative = 83 % : 83 % des patients qui ont un angle M1P1 initial inférieur à 26 ont été réduits.

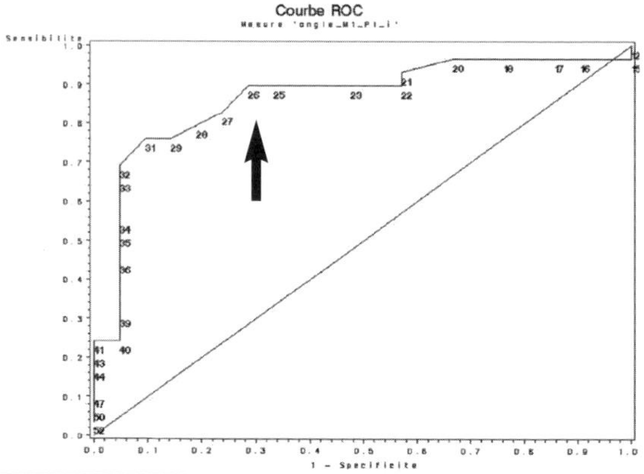

Seuil M1P1	Sensibilité	Spécificité	Vrais positifs	Vrais négatifs	Faux positifs	Faux négatifs	VPP	VPN
20	0.97	0.33	28	7	14	1	0.67	0.87
21	0.93	0.43	27	9	12	2	0.69	0.81
22	0.90	0.43	26	9	12	3	0.68	0.75
23	0.90	0.52	26	11	10	3	0.72	0.79
25	0.90	0.67	26	14	7	3	0.79	0.82
26	**0.90**	**0.71**	**26**	**15**	**6**	**3**	**0.81**	**0.83**
27	0.83	0.76	24	16	5	5	0.83	0.76
28	0.79	0.81	23	17	4	6	0.85	0.74
29	0.76	0.85	22	18	3	7	0.88	0.72
31	0.76	0.90	22	19	2	7	0.92	0.73
32	0.69	0.95	20	20	1	9	0.95	0.69
33	0.66	0.95	19	20	1	10	0.95	0.67
34	0.55	0.95	16	20	1	13	0.94	0.61
35	0.52	0.95	15	20	1	14	0.94	0.59
36	0.45	0.95	13	20	1	16	0.93	0.56
39	0.31	0.95	9	20	1	20	0.90	0.50
40	0.24	0.95	7	20	1	22	0.88	0.48

Fig. 4 *: Résultats courbe ROC pour l'angle M1P1 initial*

Pour la valeur seuil M1M2 = 9° : (fig. 5)
Sensibilité = 93 % : 93 % des patients qui n'ont pas été réduits avaient un angle M1M2 initial supérieur à 9. Spécificité = 33 % : 33 % des patients qui ont été réduits avaient un angle M1M2 initial inférieur à 9. Valeur Prédictive Positive = 66 % : 66 % des patients qui ont un angle M1M2 initial supérieur à 9 n'ont pas été réduits. Valeur Prédictive Négative = 78 % : 78 % des patients qui ont un angle M1M2 initial inférieur à 9 ont été réduits.

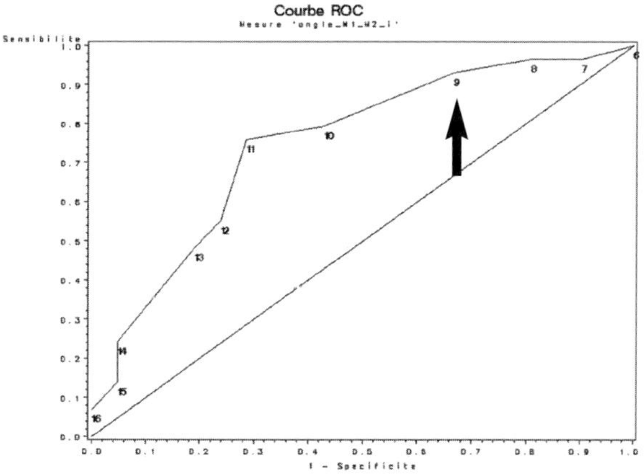

Seuil M1M2	Sensibilité	Spécificité	Vrais positifs	Vrais négatifs	Faux positifs	Faux négatifs	VPP	VPN
6	1.00	0.00	29	0	21	0	0.58	-
7	0.96	0.09	28	2	19	1	0.60	0.66
8	0.96	0.19	28	4	17	1	0.62	0.80
9	**0,93**	**0,33**	**27**	**7**	**14**	**2**	**0.66**	**0.78**
10	0.79	0.57	23	12	9	6	0.72	0.66
11	0.76	0.71	22	15	6	7	0.79	0.68
12	0.55	0.76	16	16	5	13	0.76	0.55
13	0.48	0.81	14	17	4	15	0.78	0.53
14	0.24	0.95	7	20	1	22	0.88	0.48
15	0.14	0.95	4	20	1	25	0.80	0.44
16	0.07	1.00	2	21	0	27	1.00	0.44

***Fig. 5** : Résultats courbe ROC pour l'angle M1M2 initial*

Analyse des résultats

• Efficacité sur l'angle M1P1 et M1M2

Cette étude a permis de mettre en évidence l'efficacité de chaque structure anatomique sur la correction chirurgicale de l'hallux valgus. Le temps 0 de resanglage apportait une réduction de 44 % de l'angle M1P1. Il était le temps le plus important et le plus efficace sur la réduction de l'angle M1P1. D'autre part, il permettait de réduire l'angle M1M2 de 1,6° alors que les autres temps de libération n'avaient aucun effet sur l'angle M1M2. Basile *et al.* [6] avait rapporté une réduction de 1° de l'angle M1M2 avec une libération latérale isolée alors que Mann *et al.* [5] avait observé une réduction de 5,2° avec une intervention de type McBride modifiée. Cette réduction de l'angle M1M2 signe une mobilité dans l'articulation cunéo-métatarsienne. Comme Coughlin *et al.* [7], nous pensons que cette hypermobilité est la conséquence et non la cause de l'hallux valgus. Elle serait liée à la distension capsulaire médiale. En grande partie responsable de la déformation, elle est un élément important à prendre en compte dans la correction de l'hallux valgus. Il est donc important d'effectuer une réfection solide du plan capsulaire médial.

Parmi les gestes de libération, la section du ligament métatarso-sésamoïdien et du PIB permettaient 48 % de la réduction de l'angle M1P1, assurant la majorité de la correction de la déformation. Roth *et al.* [8] avaient analysé l'efficacité d'une libération latérale séquentielle sans gestes associés sur la correction de la déformation. La section du ligament métatarso-sésamoïdien puis de l'adducteur avaient permis une réduction de l'angle M1P1 de 7.8° et 1.6° respectivement pour un angle M1P1 initial de 28.4° en moyenne.

Le dernier temps de libération de l'adducteur sur le sésamoïde fibulaire n'avait jamais été étudié. Dans notre étude, sa participation dans la réduction de la déformation était modeste. Elle ne représentait que 8 % de la réduction liée à la libération totale et n'avait pas de grande influence sur la réduction de la luxation des sésamoïdes. L'adducteur transverse en s'insérant légèrement en arrière des sésamoïdes à une action d'adduction sur M1. Étant donné le faible intérêt que représente sa libération, il est préférable de conserver son insertion.

• Efficacité sur les sésamoïdes

Certains auteurs [2, 9, 10] considèrent normal un indice égal à zéro ou 1. En prenant ces critères de réduction, 74 % des sésamoïdes étaient réduits au temps 1 passant à 88 % au temps 2. Cependant l'essentiel de la réduction des sésamoïdes sous la tête de M1 était apporté par la section du ligament suspenseur métatarso-sésamoïdien et du PIB. Pour notre part, nous estimons qu'il est indispensable que l'indice de luxation des sésamoïdes soit égal à zéro après correction. La réduction des sésamoïdes est un geste important. Okuda *et al.* [10] avaient montré que l'absence de réduction des sésamoïdes était un facteur de récidive de l'hallux valgus. Elle permet à la chaîne musculaire du premier rayon de travailler dans l'axe du premier métatarsien.

• Limites de la libération

L'analyse de la réductibilité des déformations a mis en évidence que plus de 50 % des patients qui présentaient une déformation avec un angle préopératoire M1P1 > 30° et un angle M1M2 ≥ 9° n'étaient pas réduit après une libération complète. Les courbes ROC ont permis de rechercher des valeurs seuils pour les angles M1P1 et M1M2 préopératoires pour lesquels, la simple libération latérale de la sangle sésamoïdienne serait insuffisante pour corriger les déformations. D'après ces courbes, nous estimons que la libération latérale est efficace pour corriger des déformations avec un angle M1P1 < 27 et un angle M1M2 < 10.

Biais de l'étude

Le point de fermeture capsulaire médial réalisé à chaque temps représentait un biais technique. En effet, il devait être réalisé systématiquement de la même manière entre les patients et entre les différents temps de libération. Pour le limiter, nous avons choisi de réaliser cette étude avec un seul opérateur et une cohorte importante.

Indications de la libération latérale

• Données de la littérature

L'anatomie pathologique de l'hallux valgus comprend une rétraction des éléments capsulo-ligamentaires latéraux, une distension et un affaiblissement de la capsule médiale, une augmentation du metatarsus varus et une subluxation latérale de la phalange proximale. Cette déformation concourt a un déséquilibre complet de la musculature intrinsèque du premier rayon qui aggrave la déformation avec le temps [5, 11]. Plus de 200 techniques opératoires ont été décrites, cependant aucune ne semble s'appliquer à tous les types de déformation. Hardy et Clapham [12] avaient mis en évidence qu'il existait une forte corrélation (r=0.71) entre l'évolution de l'angle M1P1 et de l'angle M1M2. Pourtant Okuda *et al.* [13] retrouvaient une corrélation moindre (r=0.54). Nous avons trouvé une corrélation (r=0.56). L'angle M1M2 a tendance à augmenter avec l'angle M1P1, mais de façon non linéaire. Il n'est pas rare de voir un hallux valgus important sans métatarsus varus. Cette diversité des déformations rend la pathologie plus complexe, entraînant la multiplicité des interventions. Le succès de ces opérations réside dans l'association de plusieurs gestes chirurgicaux. Parmi ceux-ci, l'un est commun à toutes ces interventions : la libération latérale de la sangle sésamoïdienne. Décrit initialement par Silver en 1923 [14], elle consistait à libérer le ligament suspenseur sésamoïdien, le PIB et le ligament transverse intermétatarsien. Mc Bride [15] complétera par la suite ce geste par une sésamoïdectomie latérale avec transfert du tendon de l'adducteur sur la tête de M1, intervention qui sera modifiée plus tard par DuVries [16]. Cette libération latérale de la sangle sésamoïdienne était pour Mac Bride l'élément principal de l'intervention, alors que pour d'autres, elle est une clé nécessaire à la correction de la déformation. Elle est le plus souvent associée à des gestes d'ostéotomie sur M1 et P1 variant selon les différents opérateurs [6, 7, 13, 17-21]. Dans les différentes séries on retrouve plusieurs manières de la réaliser, allant de la simple section du ligament suspenseur métatarso-sésamoïdien [22], à la libération complète de toutes attaches sur le sésamoïde fibulaire [23], coupant parfois le ligament collatéral latéral [24]. Après avoir observé de nombreux chirurgiens, Baudet [25] propose une libération qui comprend la section systématique du ligament suspenseur et du tendon conjoint. En cas d'insuffisance de correction, il réalise à la demande une désinsertion complète de l'adducteur sur le sésamoïde fibulaire. Dans certaines études, cette libération comprend également la section complète du ligament intermétatarsien et celle du ligament collatéral latéral. Nous estimons qu'elles ne sont pas nécessaires. Roth *et al.* [8] avaient démontré que la section du ligament intermétatarsien n'avait aucun effet sur la réduction de l'angle M1P1 et M1M2. Nous estimons que du fait de son insertion sur le sésamoïde fibulaire, il permet d'éviter l'excès de correction des sésamoïdes qui porterait l'axe de travail de la chaîne intrinsèque des muscles du premier rayon en dedans de l'axe mécanique du premier métatarsien, ce qui peut être responsable d'un hallux varus à long terme. Labovitz *et al.* [26] montrait que la rupture traumatique du ligament collatéral latéral entraînait une déformation en hallux varus, toute section même contrôlée de ce dernier aurait inévitablement le même effet. A ce jour, il n'existe aucun consensus sur la manière de réaliser cette libération.

• Conséquences chirurgicales

L'intervention de Mc Bride, modifié ou non, a été utilisée de façon majoritaire pendant de nombreuses années. Certaines études relèvent de 91 à 96 % de résultats satisfaisants [27-29]. Mann *et al.* [30] ont estimé que ces échecs étaient liés à la correction de trop grande déformation amenant au risque d'insuffisance de correction, et imposant une libération excessive de la partie latérale de la sangle sésamoïdienne source d'hallux varus. Ils avaient conclu à un risque important d'échecs lorsque les angles préopératoires (en utilisant l'axe anatomique M1) M1M2 > 15° et M1P1 > 30°. D'après notre étude, une libération latérale associée à un renfort du plan capsulaire médiale [31-33] (capsuloplastie) peut être utilisé avec efficacité pour des déformations ayant un angle M1M2 < 10° et un angle M1P1 < 27°. Pour nous, la libération ne doit concerner que la section du ligament suspenseur métatarso-sésamoïdien et du PIB à la base de P1. Si l'adducteur venait à être désinsérés du sésamoïde fibulaire, il faudrait le transposer sur M1. En dehors de ces indications, il est préférable d'associer une ostéotomie de M1 afin de ne pas s'exposer au risque de récidive. Depuis quelques années, la cure chirurgicale de l'hallux valgus est centrée sur l'ostéotomie de M1. Certains auteurs essaient même de démontrer que la libération latérale serait inutile [34, 35]. Cependant Granberry *et al.* [36] avaient de meilleurs résultats lorsqu'ils associaient à une ostéotomie de M1 une libération latérale. Les interventions utilisant la libération latérale comme geste principal restent une procédure de choix. Elles permettent d'éviter le risque de complications liées à une ostéotomie de M1 : fracture du métatarse, gène des vis. Elles vont de 1,9 à 9,7 % selon les séries [37-39]. Notre avis reste que le traitement de l'hallux valgus est une construction dépendante de chaque patient associant un geste métatarso-phalangien systématique (libération latérale, excision osseuse du bugnon et réfection capsulaire médiale), une éventuelle ostéotomie phalangienne en cas d'hallomégalie ou de crosse interphalangienne, et une ostéotomie métatarsienne en cas de métatarsus varus.

Conclusion

La libération latérale de la sangle sésamoïdienne doit comprendre la section du ligament suspenseur métatarso-sesamoïdien et la désinsertion du PIB à la base de P1. Nous estimons que la correction de l'hallux valgus peut être réalisée par une simple libération latérale et une capsuloplastie lorsque l'angle M1P1 < 27° et M1M2 < 10°.

Conflit d'intérêt

Aucun.

Références

[1] BESSE J, MAESTRO M, RAGUSA R. Radiographies standard et pathologies de l'avant-pied. in SAS E (ed): Chirurgie de l'avant-pied, Valtin B et Leemrijse. *Cahier d'enseignement de la SOFCOT N° 89. Paris, 2005, vol 112-25.*

[2] SMITH RW, REYNOLDS JC, STEWART MJ. Hallux valgus assessment: report of research committee of American Orthopaedic Foot and Ankle Society. *Foot Ankle 1984; 5: 92-103.*

[3] MITCHELL CL, FLEMING JL, ALLEN R, GLENNEY C, SANFORD GA. Osteotomy-bunionectomy for hallux valgus. *J Bone Joint Surg Am 1958; 40-A:41-58; discussion 59-60.*

[4] SCHNEIDER W, KNAHR K. Metatarsophalangeal and intermetatarsal angle: different values and interpretation of postoperative results dependent on the technique of measurement. *Foot Ankle Int 1998; 19: 532-6.*

[5] MANN RA, RUDICEL S, GRAVES SC. Repair of hallux valgus with a distal soft-tissue procedure and proximal metatarsal osteotomy. A long-term follow-up. *J Bone Joint Surg Am 1992; 74: 124-9.*

[6] BASILE A, BATTAGLIA A, CAMPI A. Comparison of chevron-Akin osteotomy and distal soft tissue reconstruction-Akin osteotomy for correction of mild hallux valgus. *Foot and ankle surg 2000; 6: 155-63.*

[7] COUGHLIN MJ, JONES CP. Hallux valgus and first ray mobility. A prospective study. *J Bone Joint Surg Am 2007; 89: 1887-98.*

[8] ROTH KE, WALDECKER U, MEURER A. Sequential lateral soft-tissue release of the big toe: an anatomic trial. *Z Orthop Unfall 2007; 145: 322-6.*

[9] DAVID-WEST K, MOIR J. Radiological assesment of tibial sesamoid position after Scarf osteotomy for Hallux valgus correction. *Foot and ankle surg 2002; 8: 209-12.*

[10] OKUDA R, KINOSHITA M, YASUDA T, JOTOKU T, KITANO N, SHIMA H. Postoperative incomplete reduction of the sesamoids as a risk factor for recurrence of hallux valgus. *J Bone Joint Surg Am 2009; 91: 1637-45.*

[11] STEPHENS M. Pathogenesis of hallux valgus. *1994.*

[12] HARDY RH, CLAPHAM JC. Observations on hallux valgus; based on a controlled series. *J Bone Joint Surg Br 1951; 33-B: 376-91.*

[13] OKUDA R, KINOSHITA M, MORIKAWA J, JOTOKU T, ABE M. Distal soft tissue procedure and proximal metatarsal osteotomy in hallux valgus. *Clin Orthop Relat Res 2000: 209-17.*

[14] SILVER D. The operative treatment of hallux valgus. *J Bones Joint Surg. 1923; 5: 225-32.*

[15] McBRIDE ED. The McBride bunion hallux valgus operation. *J Bone Joint Surg Am 1967; 49: 1675-83.*

[16] DU VRIES H. in Surgery of the foot St-Louis: *Mosby Co, 1959, 381.*

[17] AKIN O. The treatment of hallux valgus - a new operative procedure and its results. *Med Sentinel 1925; 33: 678-9.*

[18] BAROUK LS. Scarf osteotomy for hallux valgus correction. Local anatomy, surgical technique, and combination with other forefoot procedures. *Foot Ankle Clin 2000;5: 525-58.*

[19] LEE WC, KIM YM. Correction of hallux valgus using lateral soft-tissue release and proximal Chevron osteotomy through a medial incision. *J Bone Joint Surg Am 2007; 89 Suppl 3: 82-9.*

[20] BAUER T, DE LAVIGNE C, BIAU D, DE PRADO M, ISHAM S, LAFFENETRE O. Percutaneous hallux valgus surgery: a prospective multicenter study of 189 cases. *Orthop Clin North Am 2009; 40: 505-14, ix.*

[21] CHIODO CP, SCHON LC, MYERSON MS. Clinical results with the Ludloff osteotomy for correction of adult hallux valgus. *Foot Ankle Int 2004; 25: 532-6.*

[22] TRNKA HJ, HOFSTAETTER SG. Chevron osteotomy with lateral soft tissue release. *Foot and ankle surg 2006; 5: 250-6.*

[23] COUGHLIN MJ, SMITH BW. Hallux valgus and first ray mobility. Surgical technique. *J Bone Joint Surg Am 2008; 90 Suppl 2 Pt 2: 153-70.*

[24] TRNKA HJ, HOFMANN S, SALZER M, RITSCHL P. Clinical and radiological results after Austin bunionectomy for treatment of hallux valgus. *Arch Orthop Trauma Surg 1996; 115: 171-5.*

[25] BAUDET B. Gestes communs de la liberation latérale dans la chirurgie de l'hallux valgus. in Masson E (ed): Leemrisje T et Valtin B, *Pathologie du pied et de la cheville. Paris, 2009.*

[26] LABOVITZ JM, KACZANDER BI. Traumatic hallux varus repair utilizing a soft-tissue anchor: a case report. *J Foot Ankle Surg 2000; 39: 120-23.*

[27] MANN RA, PFEFFINGER L. Hallux valgus repair. DuVries modified McBride procedure. *Clin Orthop Relat Res 1991: 213-8.*

[28] MITTAL D, RAJA S, GEARY NP. The modified McBride procedure: clinical, radiological, and pedobarographic evaluations. *J Foot Ankle Surg 2006; 45: 235-9.*

[29] KAYALI C, OZTURK H, AGUS H, ALTAY T, HANCERLI O. The effectiveness of distal soft tissue procedures in hallux valgus. *J Orthop Traumatol 2008; 9: 117-21.*

[30] MANN RA, COUGHLIN MJ. Hallux valgus-etiology, anatomy, treatment and surgical considerations. *Clin Orthop Relat Res 1981: 31-41.*

[31] BORRELLI AH, SCHILLING RA. The brevis buttress effect in hallux valgus surgery. *J Foot Ankle Surg 2005; 44: 246-8.*

[32] FREUND EI. Capsular closure after hallux valgus surgery. *Foot Ankle Int 1999; 20: 137.*

[33] GEORGE E, QUILL J. Realignment capsulorrhaphy for hallux valgus correction. *Foot and ankle surgery 2005; 4: 269-72.*

[34] ESEMENLI T, YILDIRIM Y, BEZER M. Lateral shifting of the first metatarsal head in hallux valgus surgery: effect on sesamoid reduction. *Foot Ankle Int 2003; 24: 922-6.*

[35] LEE HJ, CHUNG JW, CHU IT, KIM YC. Comparison of distal chevron osteotomy with and without lateral soft tissue release for the treatment of hallux valgus. *Foot Ankle Int; 31: 291-5.*

[36] GRANBERRY WM, HICKEY CH. Hallux valgus correction with metatarsal osteotomy: effect of a lateral distal soft tissue procedure. *Foot Ankle Int 1995; 16: 132-8.*

[37] FRESLON M, GAYET LE, BOUCHE G, HAMCHA H, NEBOUT J, PRIES P. Scarf osteotomy for the treatment of hallux valgus: a review of 123 cases with 4.8 years follow-up. *Rev Chir Orthop Reparatrice Appar Mot 2005; 91: 257-66.*

[38] HAMMEL E, ABI CHALA ML, WAGNER T. Complications of first ray osteotomies: a consecutive series of 475 feet with first metatarsal Scarf osteotomy and first phalanx osteotomy. *Rev Chir Orthop Reparatrice Appar Mot 2007; 93: 710-19.*

[39] SAMMARCO GJ, IDUSUYI OB. Complications after surgery of the hallux. *Clin Orthop Relat Res 2001: 59-71.*

[40] LARGEY A. Lésions cartilagineuses dégénératives du complexe métatarso-sésamoïdo-phalangien. (Etude anatomique et applications dans la chirurgie de l'hallux valgus). *In Université Montpellier I. 2007.*

Evaluation radiographique des liserés et géodes périprothétiques après prothèse totale de cheville Akile®CLL

A propos de 71 cas

E. Simon, O. Laffenêtre, V. Darcel,
G. Andrault, L. Villet, D. Chauveaux

Introduction

Depuis les premières générations de prothèses totales de cheville (PTC) [1, 2] dans les années 1970, nous avons assisté à leur perfectionnement et à l'amélioration des taux de survie de ces implants, initialement dérisoires [3, 4]. Il faudra attendre l'avènement de ceux dit de "troisième génération" pour retrouver un engouement chirurgical : des améliorations au niveau de leur dessin, en particulier tibial, voient le jour ; parallèlement, les implants non cimentés s'imposent progressivement. Ainsi, le taux de survie des PTC de troisième génération à 5 ans serait de 90.6 %, et parmi leurs complications principales on note 1.6 % d'infection et 14.7 % de conflits, ayant nécessité des reprises chirurgicales dans 12.5 % des cas, avec au final une arthrodèse tibio-talienne 1 fois sur 2 [5].

Un phénomène inquiète actuellement les chirurgiens poseurs de prothèses de cheville : les liserés et géodes péri-prothétiques. Dans l'arthroplastie totale de hanche, la géode est considérée comme une réaction à corps étranger due à l'usure et au relargage de particules de polyéthylène, de métal, voire de ciment [6, 7].

Concernant les prothèses totales de cheville, des publications récentes traitent du sujet [11, 32, 33, 35, 36] mais de nombreuses questions subsistent : à partir de quand ces géodes deviennent-elles significatives et présentent-elles un risque pour la stabilité des implants ? Doit-on prendre en compte leur évolutivité ? Doivent-elles être comblées ? Des facteurs tels le sexe, l'âge, l'étiologie, le mode d'ancrage, les favorisent-ils ?

Dans certaines séries l'ostéolyse péri-prothétique, liseré et géodes confondus, peut atteindre 75 % des cas [8-10].

Nous avons voulu revoir à distance, par une étude radiographique, la prévalence géodique péri prothétique de la prothèse AKILE®CLL afin d'apporter notre contribution à ce débat.

Matériel et méthode

Patients

Nous rapportons une étude rétrospective clinique et radiologique de prothèse totale de cheville AKILE® CLL.

• Critères d'inclusions

Tout patient, présentant une arthropathie destructrice de la cheville ayant bénéficié d'une PTC pris en charge dans le service de chirurgie orthopédique C du CHU Bordeaux de mai 1997 à mai 2008. Un recul clinique et radiographique de 12 mois minimum était requis. Les interventions étaient réalisées par 2 chirurgiens seniors. La relecture des dossiers a été effectuée par un chirurgien junior indépendant du service.

• Critères d'exclusions

Recul inférieur à un an.

• Population

Une cohorte de 71 cas a été étudiée. Il s'agissait de 37 hommes pour 32 femmes, deux patients ayant une atteinte bilatérale. On notait la proportion de 34 chevilles droites et 30 gauches.

Les étiologies étaient multiples mais dominées par l'arthrose post-traumatique (fig. 1).

L'âge moyen lors de la chirurgie était de 56,6 ans (18 à 71 ans).

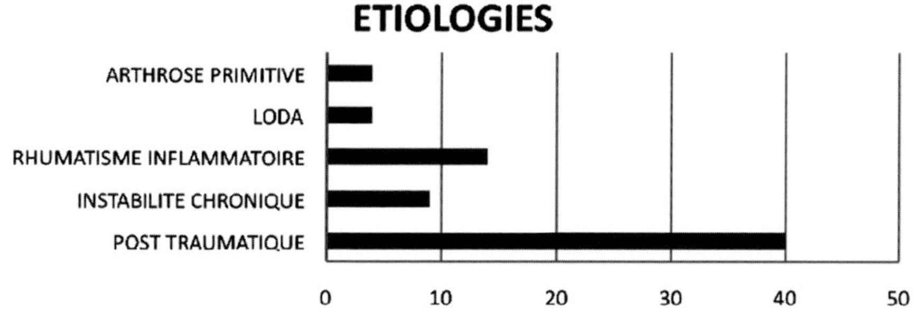

	Post Traumatique	Instabilité chronique	Rhumatisme inflammatoire	Loda	Arthrose primitive
■ Nombre de cas	40	9	14	4	4

Fig. 1 *: Tableau rapportant les différentes étiologies de la série*

Caractéristiques de l'implant

Il s'agit d'une prothèse de troisième génération de géométrie trochléo-sphérique moyennement congruente possédant une quille tibiale optionnelle verrouillable depuis 2004.

Les implants sont en acier inoxydable à haute résistance enrichi en Nitrogène (Norme ISO 5832/9). Entre la trochlée talienne et la sphère tibiale s'interpose un patin en polyéthylène ultra haute densité doublement curviligne.

Les interfaces frottantes des implants sont recouvertes de CARBIOCERAM® (fig. 2) : cette céramisation de surface réalisée par la technique des dépôts ioniques améliore les caractéristiques tribologiques. Ainsi, la limite élastique est de 450 MPa (PASCAL). La microdureté est de 4500 Hv (DURETÉ VICKERS) contre 500 Hv pour l'inox, permettant de conserver son état de surface, donc de ne pas induire de rugosité néfaste pour le polyéthylène. Le revêtement CARBIOCÉRAM® de 3 à 5 microns d'épaisseur, permet de protéger l'état poli-glace des zones fonctionnelles. Aussi, il permet de réduire le coefficient de frottement contre le polyéthylène à 0,07, ce qui diminue le taux d'usure. Enfin, il diminue le risque de fluage du patin.

L'interface implant/os en alumine permettant une implantation cimentée optionnelle n'est disponible qu'à partir de 2003.

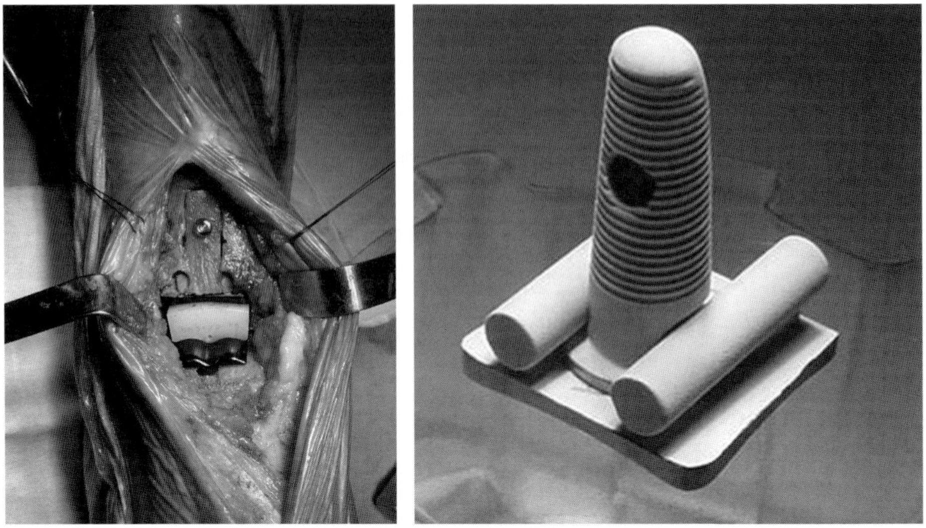

Fig. 2 : Implant AKILE céramisé par le CARBIOCERAM® *sur la face articulaire en place avec quille verrouillée.*

Technique chirurgicale

Par une voie d'abord antérieure, le retinaculum des extenseurs est incisé longitudinalement, permettant le repérage des tendons, long extenseur des orteils en dehors et propre de l'hallux en dedans, avant de réaliser la capsulectomie antérieure. L'intervention se poursuit par l'ablation des ostéophytes antérieurs. La coupe tibiale est d'abord réalisée en utilisant une visée extra-médullaire. Les chambres, pour les plots d'ancrage tibiaux, sont réalisées à la mèche et si une quille est préconisée son emplacement également préparé.

On effectue ensuite la coupe talienne, dépendante de la coupe tibiale. Les chanfreins du talus sont préparés à la scie.

Les pièces d'essai sont positionnées et la taille du patin intermédiaire choisie en fonction du meilleur équilibrage ligamentaire. Tout au long de l'intervention, un contrôle scopique ponctue les étapes.

Les implants définitifs sont cimentés ou impactés en "press fit" selon l'état de la stabilité primaire, les habitudes des opérateurs ou la date de pose (introduction de l'alumine permettant cet usage hybride à partir de 2003).

Le protocole postopératoire varie selon l'ancrage choisi : pour les prothèses cimentées plutôt en début d'expérience, botte orthopédique amovible avec appui autorisé et rééducation à partir de J15, passé la phase cicatricielle. Pour les prothèses non cimentées, une botte résine 6 semaines à 90° sans appui suivi de la rééducation.

Méthode d'analyse

L'évaluation clinique se basait sur le score AFCP [37] défini par plusieurs auteurs dans un but évident d'harmonisation de l'évaluation et dont il a été démontré la parfaite corrélation avec le score AOFAS, beaucoup plus utilisé (fig. 3). L'évaluation radiologique s'est effectuée sur des clichés de la cheville de face selon Méary et de profil médial, tous deux en charge. Les critères étudiés ont été (fig. 4) :

SCORE CHEVILLE AFCP

Date :
Identité :

1. Interrogatoire / 73

Douleur	absente	45	**Anomalie de la marche**	marche et course normales	4
	minime (non traitée)	40		marche normale	3
	légère (traitement épisodique)	30		boîterie légère	2
	moyenne (antalgique permanent)	15		boîterie modérée	1
	majeure	5		boîterie invalidante	0
	invalidante, spontanée, nocturne	0			
Support	non nécessaire	3	**Stabilité**	pas d'inst., chaussage normal	3
	occasionnel (1 canne)	2		sensation d'inst. et/ou entorse, ou chaussage haut nécessaire	2
	permanent (1 ou 2 cannes)	0		instabilité majeure	0
Périmètre	illimité	8	**Escaliers**	***montée*** normale	3
	> 1 km	7		rampe	2
	< 500 m > 1 km	5		marche à marche	1
	vie courante	0		impossible	0
				descente normale	3
Marche en terrain irrégulier	normale	4		rampe	2
	difficile ou appréhension	2		marche à marche	1
	impossible	0		impossible	0

2. Analyse clinique / 27

Mobilité A + B

A *globale*	> 40°	15	**B *flexion dorsale***	présente	0
	< 40 > 30°	13		nulle	-2
	< 30 > 20°	10		équin présent	-5
	< 20 > 10°	5			
	< 10°	0			

Station unipodale genou en extension			**Laxité**	
élévation pointe dix fois de suite	10		nulle ou symétrique au côté contro-latéral	2
élévation pointe cinq fois de suite	8		anomalie par rapport au côté contro-latéral	0
station pointe seulement maintenue	5			
station pointe impossible, stabilité à plat	3			
station pointe impossible, pas de stabilité	0			

Score = 1 + 2 = / 100

Fig. 3 : *Score AFCP d'évaluation de la cheville.*

- ***L'angle Alpha*** : déterminé entre l'axe horizontal de la pièce tibiale et l'axe tibial. Sa valeur théorique est 90°. Au-delà des valeurs +5° et -5°, il y a défaut d'implantation.
- ***L'angle Bêta*** : déterminé entre l'axe sagittal de la pièce tibiale et l'axe tibial. Sa valeur normale est de 86°, car il faut tenir compte de la pente tibiale de 4°. Au-delà des valeurs +10° et -10°, il y a défaut d'implantation.

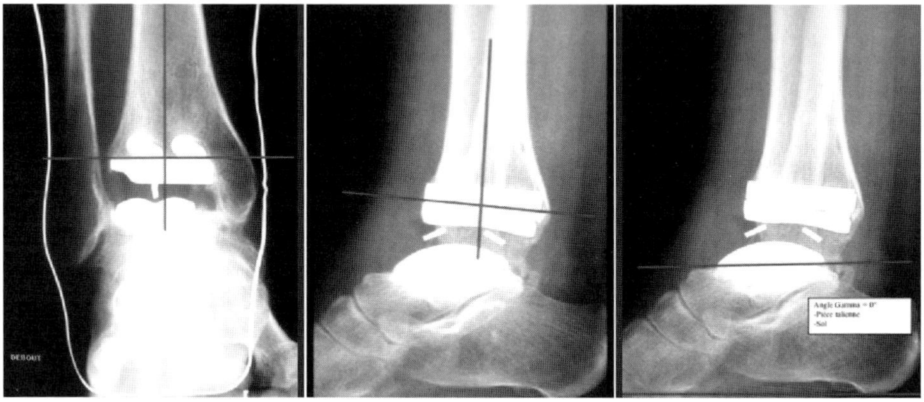

Fig. 4a *: Angles alpha, beta, gamma de notre analyse radiographique.*

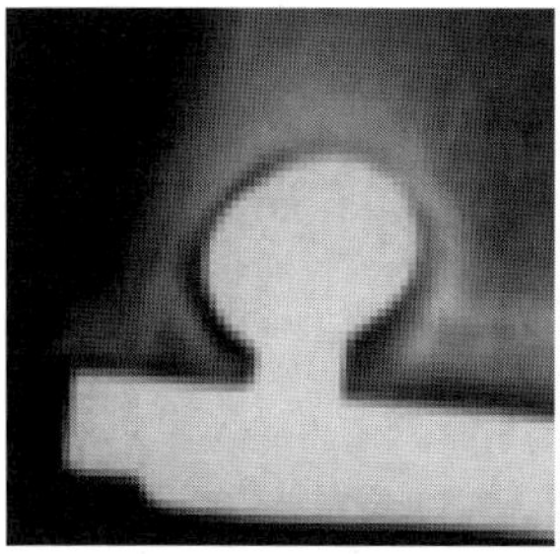

Fig. 4b *: Liseré péri-prothétique défini supérieur à 1 mm.*

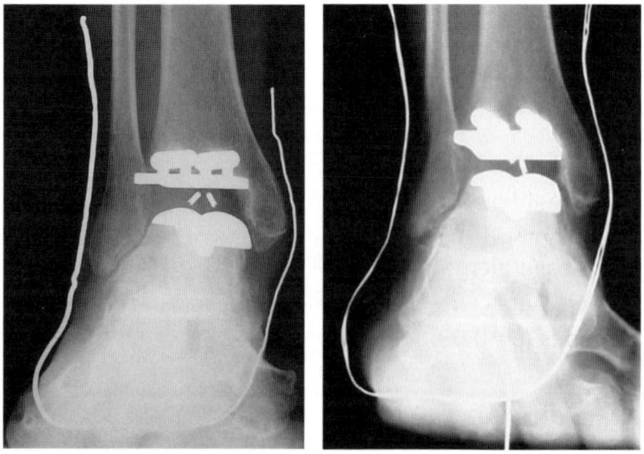

Fig. 4c *: Géode malléolaire médiale asymptomatique apparue précocement à 4 mois (1) chez cette patiente rhumatoïde, stable à 2 ans (2) et n'entachant pas le résultat fonctionnel qui reste excellent (Score AFCP 97/100). Implant non cimenté.*

- ***L'angle Gamma :*** déterminé par l'axe de la pièce talienne et le sol. Sa valeur normale est de zéro. Au-delà des valeurs +10° et -10°, il y a défaut d'implantation.
- ***Les liserés :*** définis comme une zone radio transparente à l'interface os-prothèse supérieure à 1 mm. Leur évolutivité a également été notée.
- ***Les géodes :*** Toute image radio transparente de plus de 5 mm non présente en préopératoire a été mesurée et qualifiée ; péri-prothétique ou à distance, évolutive ou non, en rapport avec descellement ou non, nécessitant un comblement ou non. Afin de pouvoir comparer nos résultats aux autres séries, les géodes de plus de 10 mm de grand axe seront considérées comme "marquées" [11].
- ***Outils statistiques :*** Les comparaisons ont été effectuées par le test *t* de Fisher et Student après vérification des conditions d'applications. Un *p* sera considéré comme significatif si inférieur à 0,05.

  Le délai moyen, lors de la révision, était de 45 mois (12-120).

Résultats

Les liserés (fig. 5)

Un liseré tibial a été authentifié sur 31 radiographies de face (43.6 %), quasi systématiquement en tibial des cas mais à l'analyse des différentes radiographies successives, aucun n'a été considéré comme évolutif. Ces liserés n'étaient pas retrouvés sur les clichés de profil.
Un cas unique de liseré talien a été colligé sur les clichés de profil. Notons que cette patiente ne présentait pas de liseré tibial associé.

• Influence du sexe

16 femmes pour 15 hommes. La différence n'était pas significative (p= 0,48).

• Influence de l'âge

Pour 25 patients âgés de moins de 50 ans lors de la mise en place de la prothèse, 15 présentaient un liseré à la revue soit 60 %.
Pour les 46 autres âgés de plus de 50 ans lors de la mise en place de l'implant, seuls 17 présentaient un liseré à la revue soit 37 %.
Cependant, il n'y avait pas de différence statistique significative entre les deux groupes (p=0.08).

Les géodes (fig. 6-7)

Sur les radiographies de face 9 géodes ont été retrouvées contre 4 sur les clichés de profil. Deux lésions géodiques étaient visibles de face comme de profil. Donc sur ces 11 géodes (15.4 % des radiographies), 7 étaient “marquées”. Le plus grand axe moyen de ces géodes mesurait 11,9 mm. Les géodes étaient péri-prothétiques 7 fois (zones 1 et 2 selon Besse), toujours attenantes à l’implant tibial et dans 4 cas à distance au niveau de la malléole médiale (zone 4 selon Besse). Dans notre série, aucune n’a été comblée.

	GEODE +	GEODE -	p
HOMMES	n=5	n=33	p=0.75
FEMMES	n=6	n=27	
MOINS DE 50 ANS	n=5	n=22	p=0,73
PLUS DE 50 ANS	n=6	n=38	
CIMENTATION TIBIA	n=8	n=25	**p=0,09 OR=3.66**
PAS DE CIMENTATION TIBIA	n=3	n=35	
POST TRAUMATIQUE	n=8	n=32	p=0,25
LODA	n=1	n=3	
RHUMATISME INFLAMMATOIRE	n=0	n=14	
INSTABILITE CHRONIQUE	n=2	n=7	
ARTHROSE PRIMITIVE	n=0	n=4	
ALPHA OK	n=10	n=58	p=0,40
ALPHA HORS LIMITE	n=1	n=2	
BETA OK	n=10	n=53	p=1
BETA HORS LIMITE	n=1	n=7	
GAMMA OK	n=10	n=53	p=1
GAMMA HORS LIMITE	n=1	n=7	
REPRISE PAR ARTHRODESE	n=4	n=10	**p=0,21 OR=2,80**
PAS DE REPRISE POUR ARTHRODESE	n=7	n=50	

Fig. 6 : *Analyse des géodes dans la série*

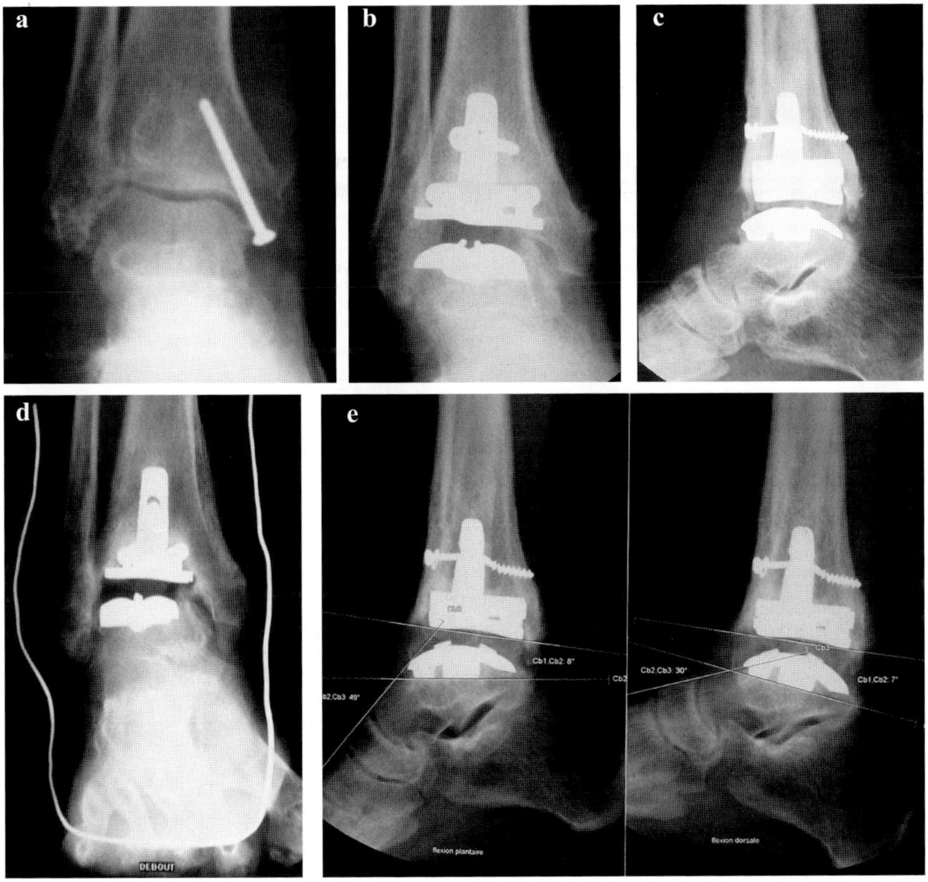

Fig. 7 : Patient peintre en bâtiment avec séquelles traumatiques (a) et bénéfice d'une arthroplastie non cimentée sans quille en 2003. Contrôle à 1 an (b, c) et reprise de son travail. Géode infra-centrimétrique fibulaire à 3 ans en rapport avec le descellement de la pièce tibiale (d) impactée bien visible sur le profil dynamique (e) alors qu'il conserve 20° d'amplitude prothétique. Patient depuis arthrodèse, mais qui n'a pas repris son activité.

• Influence du sexe

6 femmes présentaient une géode contre 5 hommes sans différence significative.

• Influence de l'âge

Chez 5 des 11 patients géodiques, la prothèse avait été posée avant leurs 50 ans. Il n'y a aucune influence de l'âge sur la survenue de géode (p=0,73).

• Influence de l'étiologie

Même si 8 des 11 patients présentant une géode ont bénéficié d'une prothèse totale de cheville dans le cadre d'une arthrose post-traumatique, il n'y a pas de corrélation statistique entre l'étiologie de la destruction articulaire et l'apparition d'une géode au cours de l'évolution (p=0,25).

• Influence de la cimentation

Concernant la cimentation de l'implant tibial, (33 implants sur 71), 8 présentent des géodes. La relation n'est pas significative (p=0.09) mais l'odds ratio étant de 3.66, le risque de développer une géode tibiale était 3 fois et demi plus important lorsque l'implant tibial était cimenté.

• Influence de l'utilisation d'une quille tibiale

Il n'y avait aucun lien statistique.

• Influence d'une malposition d'un des composants prothétiques

Il n'existait aucune relation statistique entre la survenue de géode et un angle α ou β ou γ anormal.

• Relation présence d'une géode et dépose de la prothèse suivie d'arthrodèse

Parmi les 14 patients ayant subi une dépose de la prothèse suivie d'une arthrodèse 4 présentaient une géode soit 28 %. La différence n'était pas significative (p=0.21). Cependant le risque d'avoir une arthrodèse était 3 fois plus important lorsque les radiographies présentaient une géode.

• Relation présence d'une géode et score AFCP

Le score AFCP moyen dans le groupe "géode" était de 67 (48-91) contre 74,24 (36-96) dans le groupe "géode absente " sans qu'il n'y ait de différence statistiquement significative (p=0,13).

Concernant la méthodologie, nous pouvons critiquer l'utilisation des radiographies [12] ; une tomodensitométrie aurait sans aucun doute été idéale, mais n'a pu être mise en place pour des raisons économiques. Même si l'évolutivité des lésions ostéolytiques sur les différentes radiographies est rapportée, cette étude reste rétrospective avec ses propres biais.

L'ostéolyse après arthroplastie de cheville est recensée dans plus de 75 % des cas [8-10] dans certains travaux. Ces phénomènes sont présents dans notre étude dans 52 % des cas, dont 15,4 % pour les phénomènes géodiques seuls. Paradoxalement, les implants présentant un vice de pose, la présence de liseré ou de géodes n'est pas accrue statistiquement.

Koivu, dans sa série de 130 PTC AES® *(Ankle Evolutive System)* [11], retrouve avec une méthodologie assez proche de la nôtre 37 % de phénomènes ostéolytiques dont 56 % de géodes marquées soit 21 % de géodes marquées sur la totalité de la série contre 10,9 % dans la nôtre. Dans cette étude, les phénomènes ostéolytiques touchent aussi bien le tibia que le talus alors que pour nous, le tibia est quasiment toujours siège de ces processus. Comme nous l'avons montré dans nos résultats, l'âge et l'étiologie de la dégénérescence articulaire n'influencent pas la survenue des phénomènes. A l'inverse, il retrouve une prédominance masculine, ce qui n'est pas le cas pour nous.

Pour Besse [32] concernant également la prothèse AES®, des géodes étaient présentes dans 62 % des cas sur le versant tibial et 43 % des cas en talien. Il n'existait pas de lien entre la présence de géodes et l'altération du score fonctionnel clinique.

Ces études ne prennent pas en considération la cimentation car il s'agit d'implants non cimentés avec revêtement bicouche ; hydroxyapatite et titane poreux recouvrant un implant Chrome-Cobalt.

Concernant les phénomènes géodiques et la prothèse Salto®, ils sont recensés dans un peu plus de 8 % des cas dans une revue à long terme avec un très faible taux de ré intervention [35].

Enfin dans la méta analyse de l'AFCP, les géodes sont diagnostiquées dans 15 % des cas [36].

Un point essentiel nous semble être la cimentation, elle peut paraître paradoxale dans notre expérience, qui rappelons le débute en 1995 au moment où la domination du sans-ciment n'était alors pas aussi tranchée qu'aujourd'hui. A l'époque nous avons pensé dans la conception de cet implant que la tribologie était plus importante que la cimentation, ce qui explique le choix de la céramisation par CARBIOCÉRAM® dont le coefficient de frottement avec le polyéthylène n'est que de 0.07. L'introduction tardive du revêtement alumine et de la non-cimentation optionnelle des implants date en effet de 2003 en raison de difficultés industrielles à marier sur un même implant ces deux composants. Le choix même de l'alumine n'est pas innocent car ces implants peuvent être cimentés en cas de stock osseux pauvre, ou de stabilité primaire précaire, même si, notre choix va d'abord à la non-cimentation, appuyé en cela par la littérature, puis par nos propres résultats. En cas de cimentation de l'implant tibial, il existe un lien statistique significatif avec la survenue de liseré (p=0,003) et un risque 3 fois et demi plus important (p=0.09) de présenter une géode, même si dans notre expérience qui a commencé avec une cimentation systématique, bon nombre d'implants n'ont absolument pas à démériter (fig. 8), avec pour certains maintenant plus de 10 ans de recul.

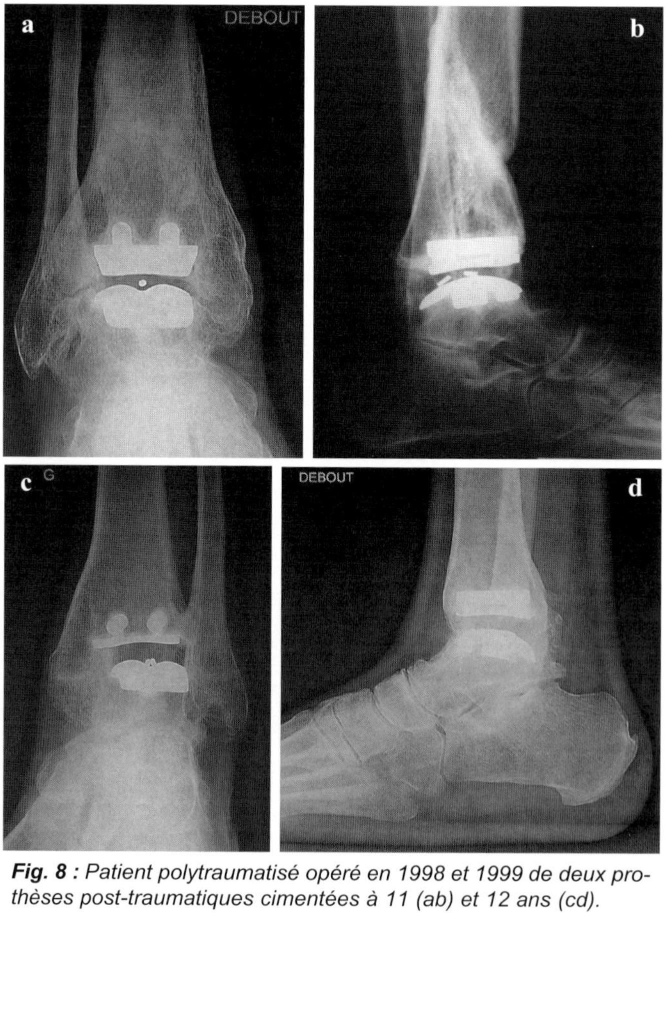

***Fig. 8 :** Patient polytraumatisé opéré en 1998 et 1999 de deux prothèses post-traumatiques cimentées à 11 (ab) et 12 ans (cd).*

La pathogénie des phénomènes ostéolytiques est double : biologique et mécanique [6]. Du fait de contraintes mécaniques, des microparticules sont libérées dans l'articulation et phagocytées. De fait, de nombreuses cytokines pro inflammatoires relarguées par les macrophages, les fibroblastes et les lymphocytes T participent à ce processus en réponse à la présence de microparticules de ciment, de polyéthylène et de métal. Il semble également que la triade OPG (ostéoprotégérine)/ RANK *(receptor activator of nuclear factor kappa B)*/ RANKL *(receptor activator of nuclear factor kappa B ligand)* joue un rôle fondamental dans les phénomènes ostéolytiques [13-16].

En dépit de larges zones granulomateuses péri-prothétiques, certains auteurs considèrent que la stabilité des implants n'est pas, comme pour d'autres localisations prothétiques, forcément en péril [15] mais presque physiologique [8, 17]. Un liseré non évolutif autour du composant tibial est considéré comme bénin et dû à un "stress shielding" avec remodelage du tibia distal [18, 19]. Dans notre étude, le risque de dépose de la prothèse suivie d'arthrodèse est tout de même de 2.74 comparé aux implants sans liseré.

Comment alors expliquer les ostéolyses avec une prothèse non cimentée ? Il semble que cela soit en lien avec la composition de l'implant et à son revêtement. En effet, l'analyse microscopique des tissus péri prothétique a permis de retrouver un taux important de particules de titane et de chrome-cobalt [11]. Bien que le titane soit couramment utilisé en orthopédie du fait de sa biocompatibilité, de sa résistance à la corrosion et de sa nature non allergisante, un relargage de microparticules est fréquent en relation avec son manque de dureté [20]. Par ailleurs, *in vitro*, il a été démontré que les particules de titane, de chrome et de cobalt stimulaient la production par les macrophages des cytokines pro-inflammatoires et ce, bien plus que les particules de polyéthylène [21-23], interféraient sur la fonction ostéoblastique [24, 25] et stimulait l'ostéoclasie sans doute par la voie OPG/RANK/RANKL évoquée précédemment [17, 26, 27].

A l'inverse, il semble que les débris d'alumine utilisés pour la prothèse Akile®CLL respectent mieux l'homéostasie articulaire prothétique [28] ce qui pourrait expliquer la faible évolutivité des phénomènes ostéolytiques après mise en place de cet implant. De plus, il semble maintenant admis qu'un revêtement aluminique favorise l'ostéointégration et donc la stabilité secondaire et ce, dans un délai rapide [29-31] (fig. 9).

Bien qu'en moyenne le score fonctionnel AFCP soit moindre lorsque liseré ou géodes sont présents, cette différence n'est pas statistiquement significative. Il persiste encore des inconnues : les mobilités du patin intermédiaire où les contraintes en rotation semblent plus importantes que les contraintes en translation lors des mouvements de flexion extension [34] et l'étude des flux liquidiens articulaires et à travers les géodes.

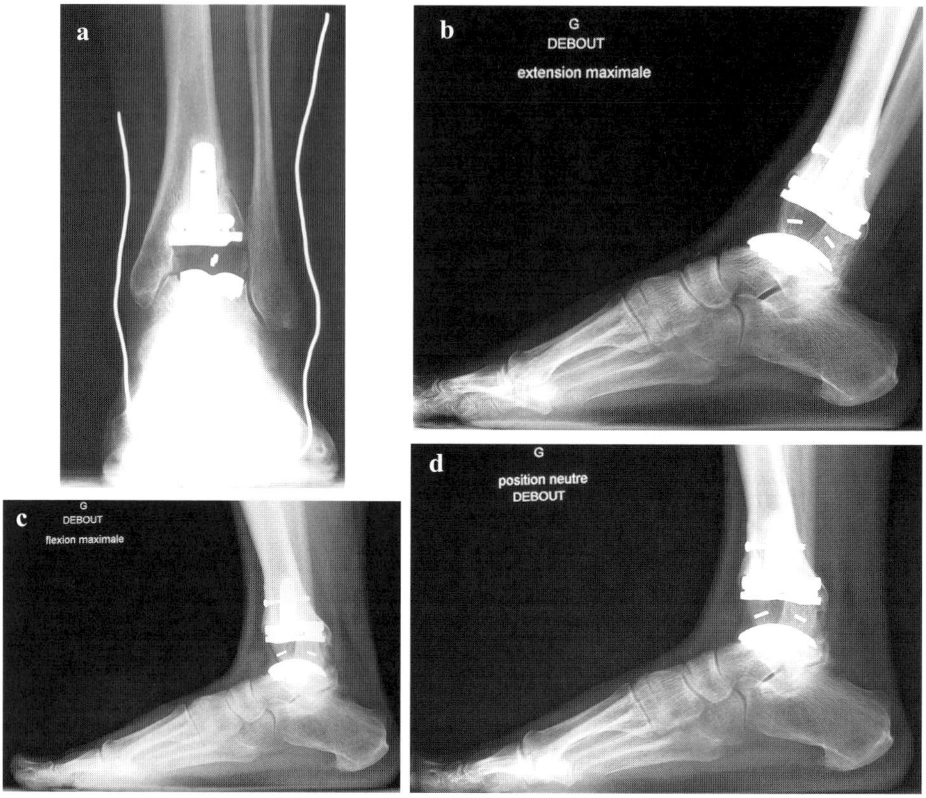

Fig. 9 : Aspect classique à 24 mois d'une prothèse Akile 4 de dernière génération Carbioceram/Alumine avec quille verrouillée, non cimentée. Score AFCP 88/100 (a-d).

Conclusion

Malgré l'avènement des prothèses de troisième génération, les taux de survie de ces implants ne sont pas encore comparables à ceux des autres prothèses du membre inférieur. D'après nos résultats, l'existence de liseré péri-prothétique et la présence de géodes augmentent le risque d'arthrodèse de sauvetage après PTC. Il semble que l'association d'un revêtement aluminique comme interface implant/os et d'une céramisation de surface à l'interface implant/polyéthylène par le Carbiocéram®, en association avec des implants en acier et du polyéthylène hautement réticulé, protège des phénomènes géodiques ou des liserés, à condition que les implants soient non cimentés. Cette combinaison originale, en diminuant les phénomènes physiopathologiques de réaction à corps étrangers, et ceux de friction pourrait donc ouvrir de nouvelles perspectives, car l'utilisation du Carbiocéram® recouvrant les surfaces de glissement diminue également les produits de tribocorrosion.

Le fait qu'une partie de la série comporte des implants totalement cimentés s'avère finalement très intéressant, d'une part pour confirmer le grand intérêt de la non-cimentation, mais aussi pour justement mettre en exergue le fait que la composition même des implants et leur revêtement semblent bien plus importants que l'utilisation du ciment. Il sera sans doute maintenant extrêmement instructif de suivre la seule cohorte d'implants sans ciment pour juger de ses résultats et de sa propre évolution radiologique.

Conflits d'intérêt

Deux des auteurs sont concepteurs de l'implant sans en tirer aucun bénéfice ni reversement sous quelconque forme.

Références

[1] LORD G, JH MAROTTE Total ankle prosthesis. Technic and 1st results. A propos of 12 cases. *Rev Chir Orthop Reparatrice Appar Mot, 1973. 59(2): p. 139-51.*

[2] WAUGH TR, PM EVANSKI, WC MCMASTER Irvine ankle arthroplasty. Prosthetic design and surgical technique. *Clin Orthop Relat Res, 1976 (114): p. 180-4.*

[3] STAUFFER RN, NM SEGAL Total ankle arthroplasty: four years' experience. *Clin Orthop Relat Res, 1981(160): p. 217-21.*

[4] BOLTON-MAGGS BG, RA SUDLOW MA FREEMAN Total ankle arthroplasty. A long-term review of the London Hospital experience. *J Bone Joint Surg Br, 1985. 67(5): p. 785-90.*

[5] STENGEL D *et al.* Efficacy of total ankle replacement with meniscal-bearing devices: a systematic review and meta-analysis. *Arch Orthop Trauma Surg, 2005. 125(2): p. 109-19.*

[6] PURDUE PE *et al.* The central role of wear debris in periprosthetic osteolysis. *HSS J, 2006. 2(2): p. 102-13.*

[7] HOLT G *et al.* The biology of aseptic osteolysis. *Clin Orthop Relat Res, 2007. 460: p. 240-52.*

[8] KNECHT SI *et al.* The Agility total ankle arthroplasty. Seven to sixteen-year follow-up. *J Bone Joint Surg Am, 2004. 86-A(6): p. 1161-71.*

[9] SCHUTTE BG, JW LOUWERENS Short-term results of our first 49 Scandanavian total ankle replacements (STAR). *Foot Ankle Int, 2008. 29(2): p. 124-7.*

[10] SPIRT AA, M ASSAL, ST HANSEN Jr, Complications and failure after total ankle arthroplasty. *J Bone Joint Surg Am, 2004. 86-A(6): p. 1172-8.*

[11] KOIVU H. *et al.* Severe periprosthetic osteolytic lesions after the Ankle Evolutive System total ankle replacement. *J Bone Joint Surg Br, 2009. 91(7): p. 907-14.*

[12] HANNA RS, SL HADDAD, ML LAZARUS Evaluation of periprosthetic lucency after total ankle arthroplasty: helical CT versus conventional radiography. *Foot Ankle Int, 2007. 28(8): p. 921-6.*

[13] MALIK MH *et al.* Genetic susceptibility to hip arthroplasty failure-association with the RANK/OPG pathway. *Int Orthop, 2006. 30(3): p. 177-81.*

[14] BAUMANN B. *et al.* Effects of polyethylene and TiAlV wear particles on expression of RANK, RANKL and OPG mRNA. *Acta Orthop Scand, 2004. 75(3): p. 295-302.*

[15] BYLSKI D. *et al.* Alumina ceramic particles, in comparison with titanium particles, hardly affect the expression of RANK-, TNF-alpha-, and OPG-mRNA in the THP-1 human monocytic cell line. *J Biomed Mater Res A, 2009. 89(3): p. 707-16.*

[16] BOYCE BF, L XING Functions of RANKL/RANK/OPG in bone modeling and remodeling. *Arch Biochem Biophys, 2008. 473(2): p. 139-46.*

[17] BUKATA SV *et al.* PGE2 and IL-6 production by fibroblasts in response to titanium wear debris particles is mediated through a Cox-2 dependent pathway. *J Orthop Res, 2004. 22(1): p. 6-12.*

[18] WOOD PL, S DEAKIN Total ankle replacement. The results in 200 ankles. *J Bone Joint Surg Br, 2003. 85(3): p. 334-41.*

[19] KOFOED H. Cylindrical cemented ankle arthroplasty: a prospective series with long-term follow-up. *Foot Ankle Int, 1995. 16(8): p. 474-9.*

[20] BRUNSKI Classes of materiels used in medecine. *San Diego Academic Press, 1996.*

[21] LEE SH *et al.* Human monocyte/macrophage response to cobalt-chromium corrosion products and titanium particles in patients with total joint replacements. *J Orthop Res, 1997. 15(1): p. 40-9.*

[22] NAKASHIMA Y. *et al.* Induction of macrophage C-C chemokine expression by titanium alloy and bone cement particles. *J Bone Joint Surg Br, 1999. 81(1): p. 155-62.*

[23] RADER CP *et al.* Cytokine response of human macrophage-like cells after contact with polyethylene and pure titanium particles. *J Arthroplasty, 1999. 14(7): p. 840-8.*

[24] WANG JY *et al.* Prosthetic metals interfere with the functions of human osteoblast cells in vitro. *Clin Orthop Relat Res, 1997(339): p. 216-26.*

[25] YAO J. *et al.* Suppression of osteoblast function by titanium particles. *J Bone Joint Surg Am, 1997. 79(1): p. 107-12.*

[26] SHANBHAG AS *et al.* Effects of particles on fibroblast proliferation and bone resorption in vitro. *Clin Orthop Relat Res, 1997(342): p. 205-17.*

[27] MA HM *et al.* Long-term results of total condylar knee arthroplasty. *J Arthroplasty, 2005. 20(5): p. 580-4.*

[28] GRANCHI D *et al.* The influence of alumina and ultra-high molecular weight polyethylene particles on osteoblast-osteoclast cooperation. *Biomaterials, 2004. 25(18): p. 4037-45.*

[29] MENDONCA G *et al.* Nanostructured alumina-coated implant surface: effect on osteoblast-related gene expression and bone-to-implant contact in vivo. *Int J Oral Maxillofac Implants, 2009. 24(2): p. 205-15.*

[30] TOHMA Y *et al.* Early bone in-growth ability of alumina ceramic implants loaded with tissue-engineered bone. *J Orthop Res, 2006. 24(4): p. 595-603.*

[31] SHINZATO S *et al.* Bone-bonding behavior of alumina bead composite. *J Biomed Mater Res, 1999. 46(2): p. 287-300.*

[32] BESSE JL, N BRITO, C LIENHART Clinical evaluation and radiographic assessment of bone lysis of the AES total ankle replacement. *Foot Ankle Int, 2009. 30(10): p. 964-75.*

[33] RODRIGUEZ D, BEVERNAGE BD, DELEU PA, TRIBAK K, LEEMRIJSE T. Medium term follow-up of the AES ankle prosthesis: High rate of asymptomatic osteolysis. *Foot Ankle Surg. 16(2): p. 54-60.*

[34] LESZKO F. *et al.* In vivo kinematics of the salto total ankle prosthesis. *Foot Ankle Int, 2008. 29(11): p. 1117-25.*

[35] BONNIN M, GAUDOT F, LAURENT JR, ELLIS S, COLOMBIER JA, JUDET T. The Salto Total Ankle Arthroplasty: Survivorship and Analysis of Failures at 7 to 11 years. *Clin Orthop Relat Res. 2010, Jul 1 (epub ahead of print).*

[36] BESSE JL, COLOMBIER JA, ASENCIO J, BONNIN M, GAUDOT F, JARDE O, JUDET Th, MAESTRO M, LEEMRIJSE T, LEONARDI C, TOULLEC E, l'AFCP. Total Ankle arthroplasty in *France Orthop Traumatol Surg Res. 2010, 96: 291-303.*

[37] LAFFENETRE O. *et al.* Score chiffré d'évaluation clinique de l'articulation talo-crurale: mise au point et comparaison avec 5 fiches d'évaluation de la littérature internationale. *Med Chir du Pied 2002.18.3*

Ostéosynthèse mini invasive des fractures thalamiques du calcanéum par une voie d'abord postérieure et réduction intrafocale

M. Goldzak, P. Simon, J.A. Colombier

Introduction

L'un des problèmes posés par le traitement chirurgical des fractures thalamiques du calcalneum reste celui de la cicatrisation des voies d'abord latérales. Les études prospectives sont rares. Dans celle de Buckley [1] sur 249 fractures 17 % de complications cutanées et 5 % d'infections sont rapportées.

Nous décrivons notre expérience d'un abord intra-osseux postérieur moins invasif, permettant de faire une réduction anatomique de ces fractures qui, associée à une ostéosynthèse percutanée, permet d'optimiser les résultats.

Matériel et méthodes

Patients

Il s'agissait d'une série préliminaire, prospective, de 10 patients avec un recul minimum de trois mois et maximum de 12 mois.

Nous avions 8 hommes et deux femmes. L'âge moyen était de 36 ans (19 ans-56 ans).

Cette courte série était hétérogène : 4 fractures mixtes à un trait, 2 mixtes à deux traits, 2 verticales et 2 horizontales.

La fixation a été faite par ostéosynthèse simple dans 4 cas, ostéosynthèse associée à un embrochage temporaire talo-calcanéen (6 semaines) dans 6 cas. Une arthrodèse d'emblée avait été réalisée dans 2 cas.

Nous avons proposé l'utilisation d'un abord talonnier avec forage du calcanéum à la trephine. Associée à l'utilisation d'un distracteur talo-calcanéen, elle permettait un accès direct intra focal aux fragments articulaires.

Cette technique d'abord nous a donné la possibilité de corriger les déplacements de la tubérosité et d'obtenir une bonne réduction articulaire pour les fractures où les fragments articulaires sont volumineux ou de faire une arthrodèse d'emblée dans les fractures articulaires plus complexes.

La réduction articulaire et calcanéenne a ensuite été maintenue par une ostéosynthèse percutanée adaptée au type de fracture définie par la classification d'Utheza [2]. Trois types de fixation étaient possibles : un vissage simple, un visage associé à des broches talo calcanéennes temporaires ou une arthrodèse reconstruction sans jamais aborder l'articulation sous-talienne directement.

• Installation

L'intervention a été réalisée en décubitus latéral, le membre fléchi reposant sur un coussin, le pied en dehors de la table permettant des contrôles fluoroscopiques de profil et rétro thalamique par la rotation externe du pied et bascule du tube dans l'axe de la table.

• Mise en place de trois broches

La première a permis de guider la tréphine pour le forage et de réaliser la réduction par relèvement des fragments articulaires thalamiques (surface articulaire talaire dorsale du calcanéum) (fig. 1). Il s'agissait d'une broche avec un épaulement permettant de guider la tréphine et d'éviter une excentration du forage.

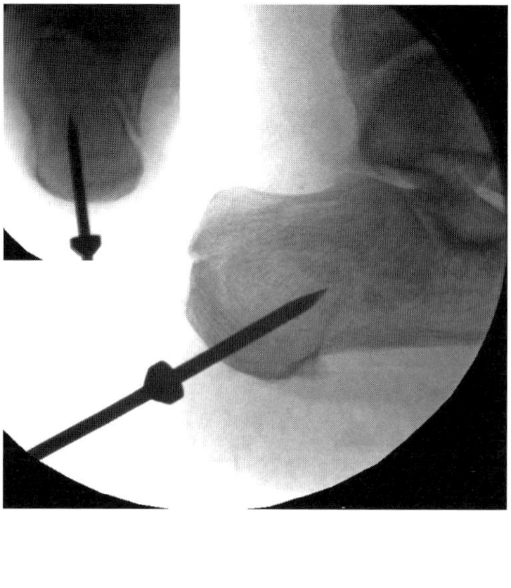

Fig. 1 : *Vue fluoroscopique de profil et en incidence rétrothalamique de la broche guide de forage (broche n° 1).*

Le point d'entrée se situait au talon, une incision verticale de 25 mm a permis l'introduction d'un protecteur de parties molles et d'une tréphine de 13 mm de diamètre. Sur le profil elle était orientée à 60° de bas en haut et se dirigeait d'arrière en avant. Sur le rétrotibial, elle devait être centrée au milieu de la tubérosité, il fallait viser le 4e espace interdigital pour éviter un conflit lors du forage avec la corticale de la face médiale du calcanéum.

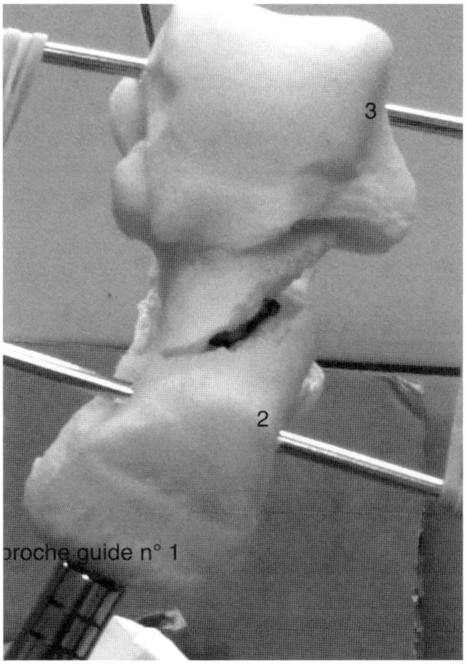

Fig. 2 : Vue postérieure sur une pièce anatomique d'os sec de l'emplacement des broches calcanéennes et talaire de fixation du distracteur de Caspar (broches n° 2 et 3).

Les deux autres broches ont été introduites transversalement par rapport à l'axe du pied pour la mise en place d'un distracteur de Caspar. Leur positionnement a permis de réduire la déformation de la grosse tubérosité et distracter l'espace talo-calcanéen (fig. 2). La deuxième broche transversale postérieure (point de fixation du distracteur) était placée au moins 10 mm au-dessus du point de forage sur la grosse tubérosité. Sur le rétro-tibial : elle devait être perpendiculaire au grand axe de la tubérosité. La troisième broche a été placée sur la face latérale du talus. Sur le profil elle était située sur le tubercule latéral sur le centre de la circonférence du dôme talien (fig. 3). Le distracteur de Caspar a été mis en place, les broches traversaient respectivement le talus et le calcanéum et elles étaient palpables sous la peau médiale du pied qu'elles ne devaient pas traverser.

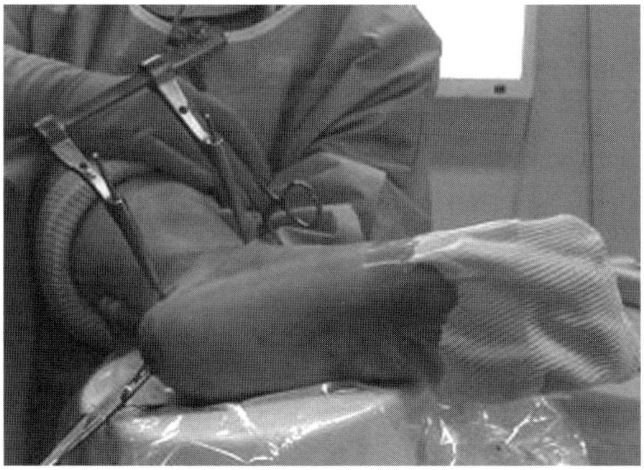

Fig. 3 : Vue fluoroscopique du forage à la tréfine par voie postérieure.

• Réduction

Le forage à la tréphine motorisée permettait de retirer une carotte osseuse qui était repositionnée en fin d'intervention, sa longueur était de 2 à 5 cm en fonction de l'accès à la zone de fracture (fig. 4). On procédait au relèvement du fragment articulaire médial et latéral à l'aide d'un chasse-greffon courbe et l'aide d'un maillet pour désenclaver les fragments. La récupération de l'angle de Böelher et la reconstruction de l'angle de Gissane ont été les repères de la réduction (fig. 5).

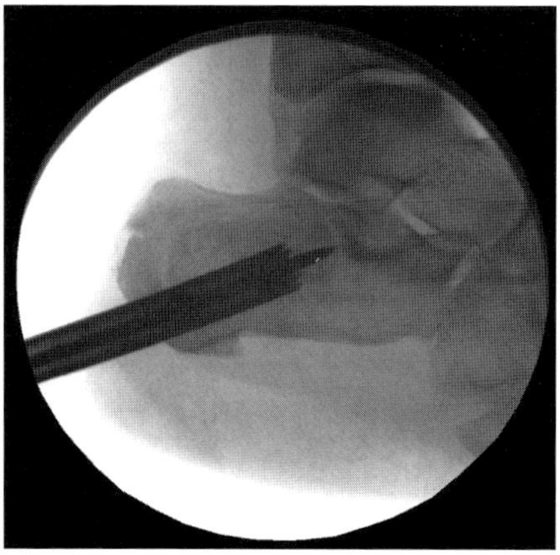

***Fig. 4** : Placement du distracteur et utilisation de chasse-greffon pour réduire les fragments articulaires du calcanéum.*

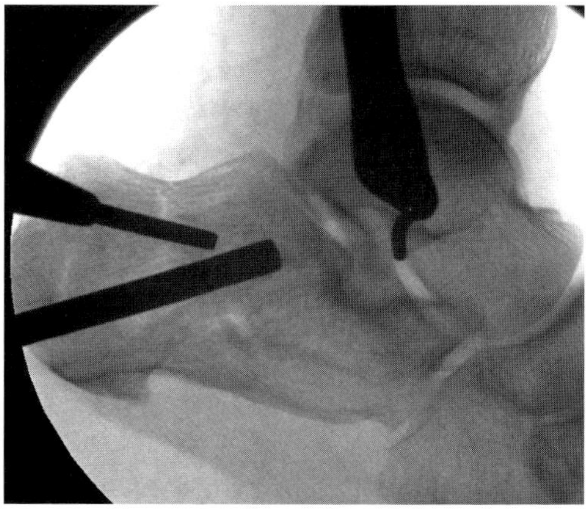

***Fig. 5** : Vue fluoroscopique de la manœuvre de réduction de la surface articulaire.*

• Ostéosynthèse

La fixation dépendait du type de fracture et était réalisée grâce à des vis cannelées ; rarement une arthrodèse subtalaire après résection du cartilage articulaire peut être réalisée sous arthroscopie.

Méthodes de révision

Tous les patients de la série ont bénéficié d'un bilan radiologique avec une incidence de profil et rétrothalamique suivi par la réalisation d'une tomodensitométrie préopératoire avec reconstruction tridimensionnelle par le logiciel Osirix® permettant de classer les fractures.

Une visite de contrôle a été proposée à J21 pour la surveillance de la cicatrisation et arrêt de l'immobilisation à J45 avec une radiographie de contrôle de profil et incidence rétro thalamique pour évaluer l'angle de Böehler et la reprise de l'appui partiel et à J90 avec évaluation du score AOFAS et un contrôle par tomodensitométrie avec reconstruction tridimensionnelle selon le même procédé qu'en préopératoire

Résultats

Nous avons un recul minimum de trois mois mais la série est récente et seulement la moitié des cas a été suivie à 6 mois. Nous n'avons pas eu de perte de vue sur une durée limitée.

Complications

Nous avons eu une algodystrophie, un syndrome du canal tarsien avec irritation du tendon du long fléchisseur de l'hallux. Nous n'avons pas eu, dans notre série, de complication cutanée ni infectieuse.

Résultats fonctionnels

La totalité des patients était satisfait du résultat, seul deux patients présentaient des douleurs séquellaires à la marche. A la fin du suivi le Score AOFAS moyen était de 84/100 avec une différence en fonction du type de fracture. Les fractures horizontales et verticales (4 cas) avaient un score moyen à 89/100, les mixtes un score à 78/100 mais avec des extrêmes de 49/100 à 84/100.

Résultats radiologiques

La qualité de la reconstruction calcanéenne radiologique a été évaluée par l'angle de Böelher et le crucial angle de Gissane. L'angle de Böelher moyen était en préopératoire à 4° et à 22° en postopératoire. Le crucial angle de Gissane a été reconstitué en postopératoire dans 8 cas sur 10.

La reconstruction articulaire était appréciée à l'aide d'une reconstruction tridimensionnelle du calcaneus avec sous-traction du talus et du bloc pédieux. Cette reconstruction nous a permis de mesurer un index de hauteur en TDM 3D (sur l'incidence de face en soustraction ratio de la hauteur de la facette cuboïdienne et hauteur totale au milieu de la surface thalamique, normalement égal à 0,5) ; il est passé d'une hauteur moyenne préopératoire de 0,20 à 0,45 en postopératoire. Nous avons également noté l'aspect de la surface articulaire à l'aide de l'image 3D pré et postopératoire (fig. 6).

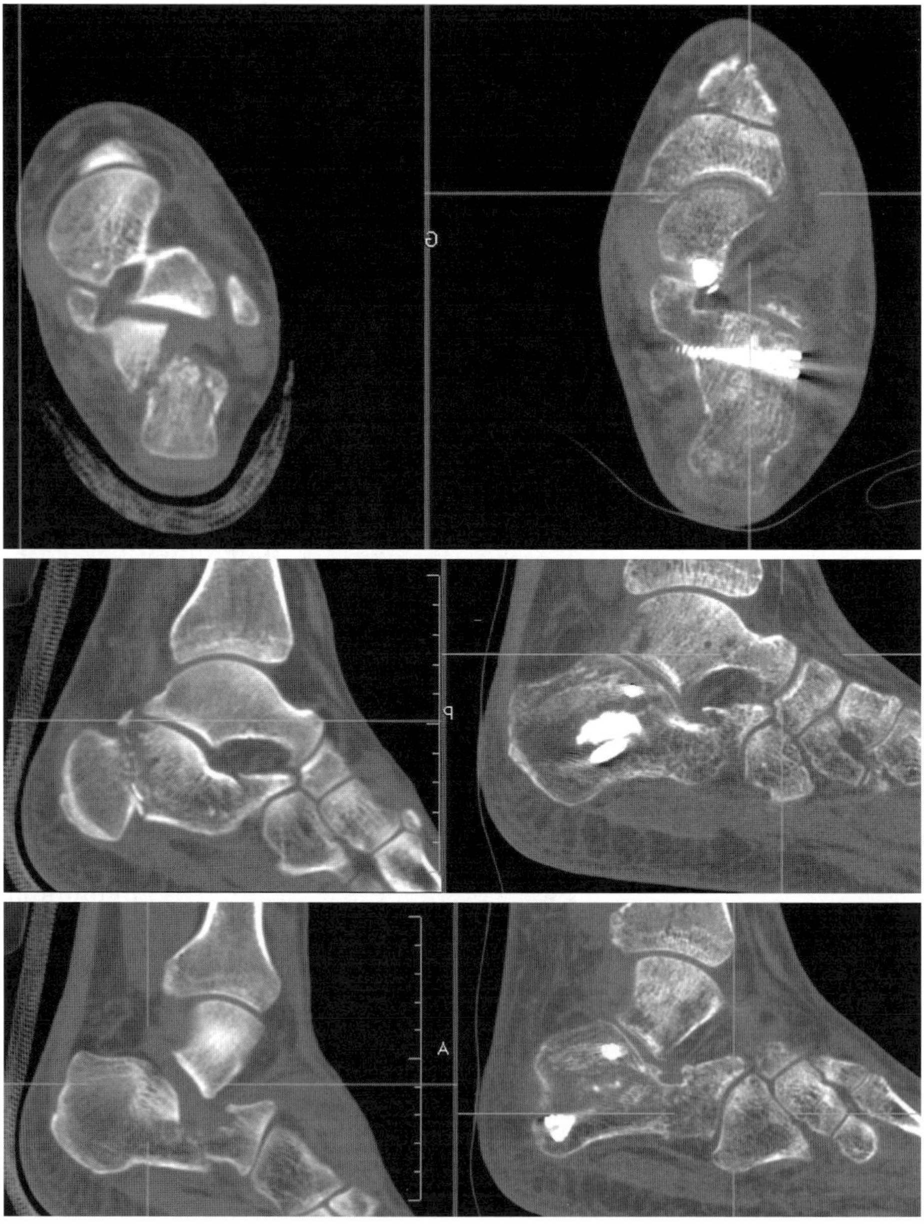

Fig. 6 : *Vues TDM en reconstruction 2D axiales et sagittales pré et postopératoires.*

Cette technique simplifie l'acte chirurgical et les suites opératoires mais l'abord postérieur implique une bonne connaissance du volume et de la position des principaux fragments articulaire.

Cela nécessite une planification du mode de fixation à partir de l'analyse basée de ces fractures dans notre cas basé sur la classification d'Utheza *et coll.* [2] en TDM après soustraction talienne et de l'avant-pied.

Dans la plupart des cas, il s'agit de fractures verticales, horizontales ou mixtes à un trait pour lesquelles la reconstruction est possible. Dans le cas des fractures complexes avec un double trait articulaire (mixtes à deux traits) associées souvent à une atteinte comminutive de la portion antérieure (grande apophyse calcanéenne) on peut proposer une synthèse avec fixation talo-calcanéenne temporaire ou une reconstruction arthrodèse d'emblée (Stultz) (fig. 8).

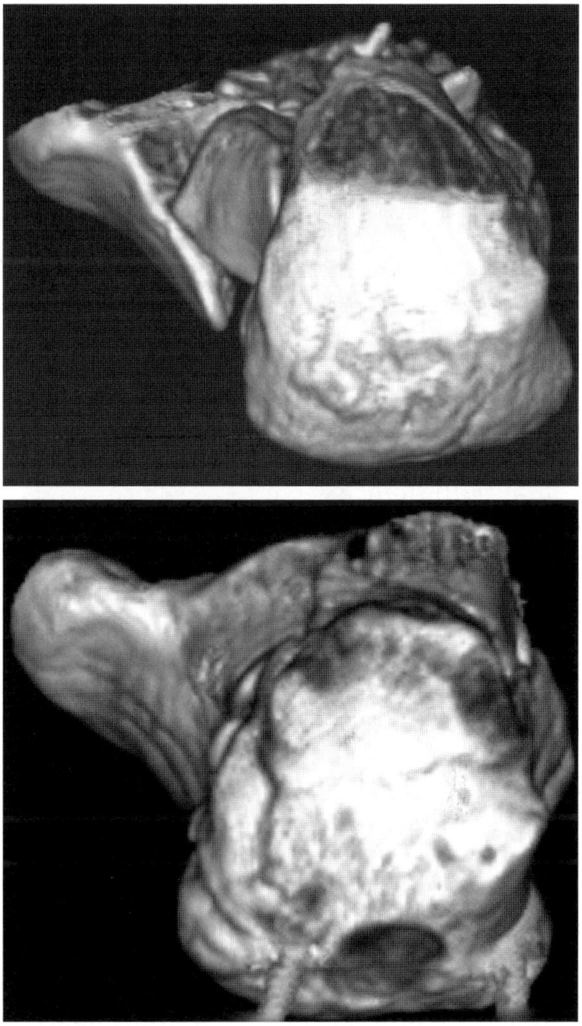

Fig. 7 : *Vue postérieure TDM en reconstruction 3D pré et postopératoire. On visualise le forage postérieur.*

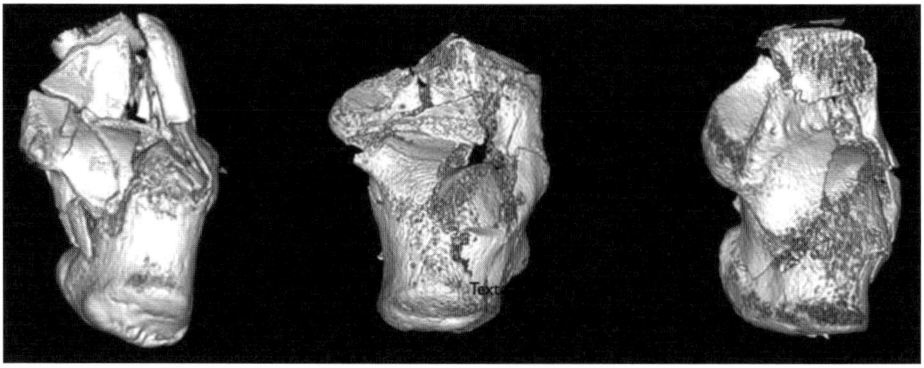

Fig. 8 : *Vue supérieure TDM en reconstruction 3D des fractures articulaires complexes.*

Conclusion

Il s'agit essentiellement d'une proposition de technique opératoire. Cette dernière est reproductible et fiable, elle nécessite une sélection des cas pour adapter la fixation mais l'abord reste universel pour garantir un résultat optimal.

L'incidence de cette fracture 2 % de toutes les fractures et sa gravité nous semble justifier de poursuivre dans cette voie et de diffuser cette technique dans le but de réaliser l'inclusion de plusieurs centres pour augmenter le niveau de preuve et accélérer l'accroissement de la série.

Conflit d'intérêt

Aucun.

Références

[1] BUCKLEY R, TOUGH S, McCORMACK R, PATE G, LEIGHTON R, PETRIE D, GALPIN R. Operative Compared with Nonoperative Treatment of Displaced Intra-Articular Calcaneal Fractures: A Prospective, Randomized, Controlled Multicenter Trial. *J Bone Joint Surg Am, 2002; 84: 1733-44.*

[2] UTHEZA G, FLURIN PH, COLOMBIER JA. Les fractures thalamiques du calcanéum: description et anatomopathologie apport de la tomodensitométrie. *Rev Chir Orthop 1993, 79, 47-57.*

Le syndrome tibial antérieur chez l'ultra trailer ou le coureur de fond

S. Abrassart, P. Hoffmeyer

Introduction

Les lésions du sportif et particulièrement celles du coureur et du marathonien sont bien connues.

De plus en plus de personnes prennent part à des marathons ou à des courses multisports. En dehors de l'effet positif de la course sur la santé, les marathons particulièrement et les courses longues, peuvent être la cause de lésions et particulièrement au niveau du membre inférieur. Différentes études ont rapporté des taux annuels de lésions touchant les membres inférieurs des coureurs (avec une incidence de 19 à 75 % [1, 2, 3]. Le site prédominant est le genou ou douleur rétropatellaire connue sous le nom de "runner's knee", avec une incidence de 9 à 50 % [4]. On retrouve aussi la tendinite du tendon d'Achille très souvent décrite [5, 6], la fasciite plantaire, les fractures de fatigue.

Cependant, peu d'études ont été consacrées aux coureurs multi-terrains. Chez l'ultra trailer, nous avons remarqué que la tendinite du jambier antérieur était la plus fréquente, soit 20 % des lésions du membre inférieur.

Cette lésion a souvent été décrite dans la polyarthrite, chez le patient en surpoids, dans les pathologies microcristallines, et chez le patient âgé. En fait, elle est aussi très fréquente chez le jeune sportif [6, 7, 8, 9, 10]. Les ruptures sont fréquentes chez les sujets âgés mais heureusement exceptionnelles chez le sportif. Deux types de lésions sont rencontrés : les ruptures vraies (rares) qui siègent en plein corps sous les poulies de réflexion ou en distal au niveau de son insertion et les lésions fissuraires (plus fréquentes). Ces lésions font suite à un long passé de ténosynovite ou de tendinopathie, fréquentes chez le coureur. Le diagnostic doit être fait par l'examen clinique, les examens complémentaires, sauf la radiographie à la recherche d'un arrachement osseux distal, ne sont pas indispensables. Le traitement chez le sportif est chirurgical avec la nécessité pour les ruptures en plein corps de faire une plastie avec l'extenseur du troisième orteil. Les suites sont longues, il faut savoir attendre le résultat avec une reprise progressive.

Rappel anatomique

Le jambier antérieur ou muscle tibial antérieur est le muscle le plus gros de la loge antérieure de la jambe. Il prend son origine sur les 2/3 supérieurs de la face antéro-latérale du tibia jusqu'au bord de la crête tibiale, sur la partie adjacente de la membrane interosseuse et sur la tête de la fibula Il suit un trajet oblique vers le dedans, le bas et l'avant. Il se termine à la face inférieure du premier cunéiforme et sur la base du premier métatarsien. Le rétinaculum permet la réflexion de ce muscle à angle droit. Ses actions sont la flexion dorsale et la supination du pied. Il est proche du tendon du long extenseur commun du premier qui suit un trajet parallèle et passe lui aussi sous le ligament annulaire *(extenseur retinaculum)* de la cheville. Le nerf fibulaire profond (ou nerf tibial antérieur) issu du nerf fibulaire, descend oblique en avant vers la cloison intermusculaire antéro-externe qu'il perfore pour pénétrer dans la loge antérieure. Après avoir traversé la partie supérieure du muscle long extenseur des orteils (ancien muscle extenseur commun des orteils), il descend en avant de la membrane interosseuse et croise en avant l'artère tibiale antérieure entre les muscles longs extenseurs des orteils et tibial antérieur puis entre celui-ci et le muscle long extenseur de l'hallux, passe avec le tendon de ce muscle sous le rétinaculum inférieur des muscles extenseurs du pied (ligament annulaire antérieur) et après un court trajet à la face dorsale du pied entre le muscle long extenseur de l'hallux en dedans et le muscle court extenseur des orteils en dehors, il se divise en ses deux branches terminales au niveau du dos du pied (fig. 1).

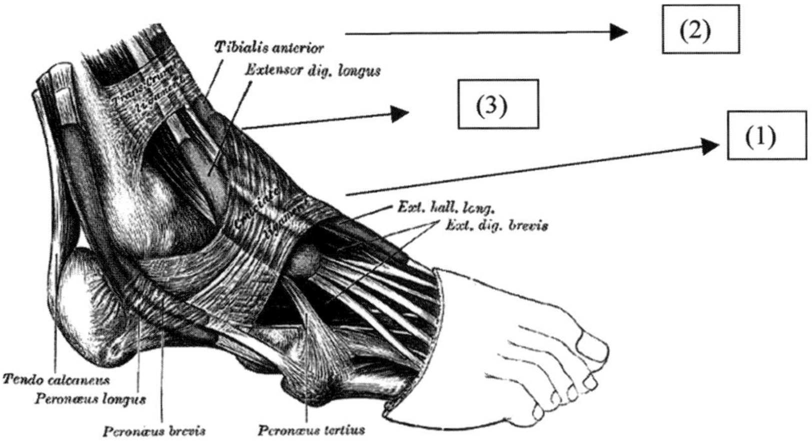

Fig. 1 : *Le "retinaculum extensor" : 1) sous lequel passent le tendon tibial antérieur ; 2) et celui du long extenseur commun ; 3) à la face antérieure de la cheville.*

De quoi s'agit-il ?

Il existe un conflit répétitif entre le tendon du jambier antérieur et le rétinaculum antérieur.

Comment expliquer la douleur ?

La fonction du muscle tibial antérieur est la dorsiflexion du pied. Les autres muscles soit le long extenseur commun et l'extenseur du premier, relèvent les orteils. Ces muscles sont sollicités dans les mouvements de propulsion de la course : le coureur atterrit violemment sur le sol en appui sur le talon. Quand le pied touche le sol, maintenu en dorsiflexion dans le mouvement de projection de la jambe en avant, il doit brutalement se mettre en flexion plantaire pour assurer l'équilibre. Toute la plante du pied repose alors sur le sol. Cette extension forcée du pied cause une élongation rapide des muscles et de leur insertion. Cette contraction puissante induit un endolorissement musculaire et des probables microlésions des structures musculo-tendineuses. Un facteur favorisant de la douleur est la relative faiblesse des muscles de la loge antérieure de la jambe comparée à ceux de la loge postérieure : muscles gastrocnémiens et soléaires. C'est ce déséquilibre musculaire qui est responsable de la douleur. De plus le nerf fibulaire profond, mixte, de par sa position en "sandwich" entre les 2 muscles tibial antérieur et extenseur peut être compressé par ces structures hypertoniques et hypervascularisées durant l'effort et engendrer des troubles sensitifs et douloureux.

Matériel et méthodes

Cette étude met en évidence la spécificité de la tendinite du jambier antérieur chez le trailer et tente de montrer les causes et facteurs favorisants.

Il s'agit d'une étude prospective sur une course d'ultratrail se déroulant sur 46 heures maximum et présentant 166 km dont 9400 m de dénivelé positif. La course a été réalisée sur un terrain de montagne et sur une surface alternant entre terre battue douce et rocher dur. Les conditions climatiques étaient extrêmement variables allant de moins 2 degrés la nuit à plus 30 degrés l'après-midi. Trois pays ont été traversés : France, Italie et Suisse. Le vainqueur a remporté la course en 21 h 30. 5403 personnes participaient à cette course et 3749 l'ont terminée durant le temps limite. Chaque participant devait présenter un certificat d'aptitude physique avant la course. La plupart des coureurs se sont entraînés en altitude pendant une semaine avant le départ.

Les critères d'inclusion des coureurs impliqués dans l'étude sont les suivants : check-up médical avant la course, pas de prise de dopants et reprise de la course après les soins. Ainsi, 288 coureurs (15 femmes et 273 hommes) ont bénéficié de soins médicaux divers.

178 hommes et 15 femmes ont été inclus dans le registre médical suite à une lésion quelconque. Il s'agissait d'un effectif total de 193.

Parmi ceux-ci : 38 patients (n1 = 38), ont été impliqués dans l'étude et présentaient une symptomatologie tibiale antérieure. Ceux-ci ont été vus et examinés par une infirmière et un médecin. Ils ont ensuite été traités par un kinésithérapeute et un médecin aux postes de secours répartis tout au long du circuit.

Résultats

Plusieurs pathologies ont été observées : malaises, fatigue, mais surtout atteinte du membre inférieur avec majoritairement atteinte du jambier antérieur (38 patients) sur 178 lésions du membre inférieur (entorse du ligament latéral externe de la cheville, douleur rotulienne, plaies, lésions des pieds).
La série des 38 patients comportait 29 hommes d'âge moyen 41 ans (20 ans-72 ans) et 9 femmes d'âge moyen 38 ans (27 ans-49 ans).

Les symptômes étaient constants avec sensation de serrement au niveau de la face antérieure de la jambe ainsi qu'une impression de faiblesse musculaire. La douleur augmentait au fur et à mesure de la course. A l'examen clinique, on notait une forte douleur à la palpation de la crête tibiale et au niveau de l'aponévrose. Les douleurs étaient exacerbées lors de la dorsiflexion et de la flexion du pied. Cette lésion est apparue indifféremment à droite et à gauche.

Le diagnostic différentiel avec une fracture de stress du tibia ou un syndrome des loges doit toujours être évoqué. Dans ce dernier cas, un gonflement peut être associé, la douleur est intense et non calmée par les moyens classiques, les pouls pédieux et tibiaux sont mal voire non perçus. La pression critique se situe entre 30 et 50 mmhg. Il s'agit d'une urgence qui nécessite l'hospitalisation et parfois une fasciotomie.

Le traitement du syndrome jambier antérieur a consisté en l'application d'AINS locaux et de massages profonds. A cela étaient associés des mouvements d'élongation. Souvent des antalgiques, de type paracétamol, ont été ajoutés.

L'application de glace s'est avérée utile : la vasoconstriction induite par le froid a eu une action antalgique. Aucun des patients n'a reçu d'anti-inflammatoire par voie orale. Aucun d'entre eux n'a présenté de syndrome des loges et tous les coureurs ont pu reprendre la course. Le port de bas compressif n'a pas diminué les symptômes. A ce propos, les bas compressifs qui favorisent très bien le retour veineux , seraient une source de compression supplémentaire à la jonction chaussure-chaussette

Discussion

La tendinite du tibial antérieur apparaît comme la pathologie la plus fréquente chez les ultra-trailers (15 % des hommes et 60 % des femmes). Cette inflammation concerne le tendon du muscle tibial antérieur, le fascia du muscle tibial antérieur et le rétinaculum antérieur. Il est intéressant de noter la différence de symptomatologie entre le Marathonien et le Trailer. Chez le marathonien, la douleur se situe au niveau de la cheville. Chez le patient âgé, la douleur est présente à la face antérieure de la cheville et du pied. Chez le trailer, la douleur se situe plus haut au niveau de la jambe [10].

Quel est le mécanisme de cette pathologie ?

On a vu que l'anatomie était en partie responsable. C'est l'hyper-mobilisation de la cheville dans toutes les directions, pendant une longue période, sur des terrains irréguliers et durs. Le tendon et le muscle tibial antérieur ainsi que le long extenseur des orteils sont hypersollicités. L'irritation apparaît entre le rétinaculum antérieur, le fascia du muscle tibial antérieur et du long extenseur commun et les masses musculaires elles-mêmes. Le port des bas compressifs a été évoqué mais nécessite une étude complémentaire pour cette pathologie.

Pourquoi cela touche-t-il plus particulièrement les trailers ?

Ces sportifs sont plus exposés à cette pathologie pour plusieurs raisons : longueur de la course, terrain dur et irrégulier qui augmente les mouvements de varus-valgus de la cheville, changement de directions fréquents et rapides, alternance de dénivelés. Les dénivelés positifs accroissent la supination et les dénivelés négatifs la pronation du pied ainsi que la charge excentrique. C'est pourquoi, la douleur se répercute plus haut sur la jambe. D'autre part, les trailers ont l'habitude de serrer d'avantage le laçage des chaussures en descente pour éviter que le pied ne bouge dans la chaussure et que cela n'entraîne des frottements cutanés. Cette habitude augmente encore la pression sur la face antérieure de la cheville et les tendons.

Le traitement

Il inclut les massages profonds qui dans cette course ont donné des résultats très satisfaisants. On sait que ce massage transverse profond (MTP) a un effet antalgique dans les douleurs liées à une souffrance ligamentaire ou tendino-périostée. Cette technique a été décrite par J. Cyriax. Et se pratique en général avec les doigts en crochets en effectuant des frictions profondes transversales par rapport aux fibres concernées. Les étirements qui consistent en une mise en tension plus ou moins douce ou tonique de la peau et des muscles sous-jacents avec les deux mains qui s'éloignent l'une de l'autre ont également été utilisés ainsi que la mobilisation passive.

Les patchs de gel froid sont efficaces par leur effet vasoconstricteur ainsi les anti-douleurs. Notons que la philosophie de la course était d'éviter l'usage intempestif des AINS.

Le repos est bien entendu le traitement le plus efficace. Dans certains cas de tendinite récidivante, une botte en résine de repos peut être posée pendant trois semaines.

Y a-t-il une prévention possible ?

Le chaussage est important : laçage raisonnablement serré, semelles épaisses et bien adhérentes type "CONTACTGRIP" ou "VIBRAM" s'adaptant correctement au sol. Les semelles en gel sont complémentaires pour amortir les chocs. Le stretching des des muscles de la jambe et l'échauffement en prévention trouve toute leur place dans cette pathologie.

Conclusion

Cette tendinite du jambier antérieur apparaît donc dans notre série comme la lésion la plus fréquente lors des courses multi-terrains. Un syndrome des loges doit chaque fois être évoqué dans ce contexte. Si les douleurs persistent après le repos et le traitement classique, une radiographie voire une I.R.M. doit être réalisée afin d'exclure une fracture de fatigue [11].

Conflit d'intérêt

Les auteurs n'ont aucun conflit d'intérêt.

Références

[1] MAUGHAN RJ, MILLER JD. Incidence of training-related injuries among marathon runners. *Br J Sports Med. 1983; 17162-5.*

[2] TAUNTON JE, AL. RYAN MB, CLEMENT DB, MCKENZIE DC, LLOYD-SMITH DR, ZUMBO BD. A prospective study of running injuries: the Vancouver Sun Run "In Training" clinics. *Br J Sports Med. 2003; 37: 239-44.*

[3] LUN V, MEEUWISSE WH, STERGIOU P, STEFANYSHYN D. Relation between running injury and static lower limb alignment in recreational runners. *Br J Sports Med. 2004 ;38: 576-80.*

[4] SATTERTHWAITE P, LARMER P, GARDINER J, NORTON R. Incidence of injuries and other health problems in the Auckland Citibank marathon, 1993. *Br J Sports Med. 1996; 30: 324-6.*

[5] KNOBLOCH K, YOON U, VOGT PM. Acute and overuse injuries correlated to hours of training in master running athletes. *Foot Ankle Int. 2008; 29: 671-6.*

[6] AZEVEDO LB, LAMBERT MI, VAUGHAN CL, O'CONNOR CM, SCHWELLNUS MP. Biomechanical variables associated with Achilles tendinopathy in runners. *Br J Sports Med. 2009; 43: 288-92.*

[7] SAMMARCO VJ, SAMMARCO GJ, HENNING C, CHAIM S. Surgical repair of acute and chronic tibialis anterior tendon ruptures. *J Bone Joint Surg Am. 2009 ;91: 325-32.*

[8] BEISCHER AD, BEAMOND BM, JOWETT AJ, O'SULLIVAN R. Distal tendinosis of the tibialis anterior tendon. *Foot Ankle Int. 2009 ; 30: 1053-9.*

[9] GOLDMAN F. Snapping of the tibialis anterior tendon. *J Am Podiatry Assoc. 1983 ;73: 29-30.*

[10] KAUSCH T, RÜTT J. Subcutaneous rupture of the tibialis anterior tendon: review of the literature and a case report. *Arch Orthop Trauma Surg. 1998; 117: 290-3.*

[11] MAQUIRRIAIN J, SAMMARTINO M, GHISI JP, MAZZUCO J. Tibialis anterior tenosynovitis: Avoiding extensor retinaculum damage during endoscopic debridement. *Arthroscopy. 2003 ;19: E9.*

[12] FALLON KE. Musculoskeletal injuries in the ultramarathon: the 1990 Westfield Sydney to Melbourne run. *Br J Sports Med. 1996 ; 30:319-23.*

[13] ASHFORD R. Trauma related shin splints *BMJ. 1999 5; 318: 1560.*

Intérêt de la cale céramique et de l'orientation du trait d'ostéotomie dans la technique d'Evans pour le traitement des pieds-plats valgus souples de l'adulte

C. Pandeirada, E. Toullec, H. Bouin, S. Brunot

Introduction

Le traitement des pieds plats valgus souples symptomatiques est de creuser l'arche médiale affaissée et de corriger ses déformations associées. L'arrière-pied, en se valgisant, induit un accourcissement relatif du tendon d'Achille. L'abduction du médiotarse découvre la tête du talus. Celle-ci aura tendance à plonger en médial. L'avant pied se porte en supination pour compenser ces déformations et maintenir le pied plantigrade. Cette supination initialement souple et réductible devient progressivement fixée. L'articulation subtalienne présente également un certain degré d'incongruence lié à un glissement et une rotation du talus sur la surface articulaire thalamique. L'ensemble de ces déformations se conjugue à différents degrés, ce qui fait la complexité de son traitement.

Trois méthodes conservatrices existent dans le traitement des pieds-plats réductibles et non arthrosiques : l'ostéotomie de médialisation du calcanéum de Myerson [1] (associé à un geste tendineux médial), l'arthrorise par prothèse expansive du sinus du tarse [2] et l'allongement de la colonne latérale du calcanéum ou intervention d'Evans [3]. L'allongement de la colonne latérale répond aux exigences de corrections multiplanaires : elle creuse l'arche médiale et rechausse le naviculaire sur la tête talienne réduisant l'abduction de l'avant-pied. L'allongement est habituellement obtenu par l'interposition dans l'apophyse antérieure du calcanéum d'une greffe osseuse associée à une ostéosynthèse.

Les objectifs de cette étude prospective sont :

- D'évaluer l'intérêt de l'utilisation d'une cale céramique microporeuse qui offre l'avantage d'éviter le prélèvement potentiellement iatrogénique de la crête iliaque.
- D'analyser l'orientation du trait de coupe afin de déterminer les critères d'une ostéotomie stable. Cette stabilité intrinsèque doit permettre de se passer d'une ostéosynthèse compte tenu de la haute résistance de la cale céramique.

Matériel et méthode

Patients

Cette étude prospective portait sur onze patients (6 femmes et 5 hommes) âgés de 18 à 72 ans (âge moyen de 43 ans) correspondant à 12 pieds opérés (1 cas bilatéral). Onze pieds étaient classés stade II B de Bluman. Un pied stade IV A avait également été inclus dans l'étude car il était souple et réductible sans arthrose associée.

Technique chirurgicale

L'intervention comportait systématiquement un allongement du tendon d'Achille en percutané et un allongement du tendon du court fibulaire selon la technique de Green en zone rétro-malléolaire. L'ostéotomie calcanéenne selon Evans et la section de l'aponévrose plantaire latérale étaient réalisées par la même voie latérale. Après une incision cutanée longitudinale latérale et le repérage du nerf saphène externe, l'ostéotomie était oblique, transversale dans l'apophyse antérieure du calcanéum réalisée à la scie oscillante jusqu'à la corticale médiale. La coupe était complétée au ciseau à os sur le versant médial pour ne pas léser le pédicule tibial postérieur. La localisation préalable, à l'aiguille, de l'articulation calcanéo-cuboïdienne (ACC) guidait l'orientation de la coupe. Une broche 25/10 était positionnée dans la grande apophyse de part et d'autre du trait pour ouvrir l'ostéotomie grâce au distracteur d'Hintermann. L'allongement était apprécié cliniquement par visualisation du creusement du pied. Deux cales d'une épaisseur de 6 et 8 mm étaient disponibles. La mise en place de la cale de taille adaptée était facilitée par la distraction. Sa levée comprimait le foyer d'ostéotomie et fixait la céramique.

L'abord du tendon tibial postérieur et du "spring ligament" était réalisé pour 5 pieds. Une retension du tibial postérieur était effectué quand il était de bonne qualité sinon un transfert du fléchisseur commun des orteils (FCO) complétait la réparation (2 cas). Pour cela un tunnel de diamètre 4.5 mm était foré dans le naviculaire. Le tendon, sectionné au nœud de Henry, était passé de bas en haut et suturé à lui-même au fil Vicryl 0.

Pour les six autres pieds, un geste osseux complémentaire avait été réalisé pour positionner ou stabiliser le premier rayon. Ont été faites :

- *Trois ostéotomies* de soustraction plantaire du premier cunéiforme afin d'abaisser la première colonne. La supination fixée de l'avant pied avait motivé ce geste complémentaire (cas n° 8, 9, 10).
- *Trois arthrodèses* de la première cunéo-métatarsienne : deux avaient été nécessaires pour traiter une hypermobilité du premier rayon (cas n° 11, 12), la troisième pour traiter une arthrose post-traumatique du Lisfranc (cas n° 7).

Enfin, une reconstruction du plan ligamentaire interne avec l'hémi-tibial antérieur avait permis de stabiliser l'articulation talo-tibiale pour le pied en stade IV A de Bluman associé à un transfert du FCO pour la réparation du tibial postérieur (cas n° 4).

Méthodes de suivi

Le bilan pré et postopératoire comprenait des radiographies standards en charge (face, profil, Méary) ainsi qu'une baropodométrie. Une tomodensitométrie postopératoire vérifiait le positionnement de la cale et la consolidation osseuse.

Résultats

Les patients ont été revus à plus de 7,25 mois en moyenne (de 5 à 14 mois).

L'amélioration clinique s'était traduite par une normalisation de la marche à la baropodométrie dans 75 % des cas (fig. 1). Le score AOFAS moyen était de 55 en préopératoire et s'améliorait à 92 en postopératoire.

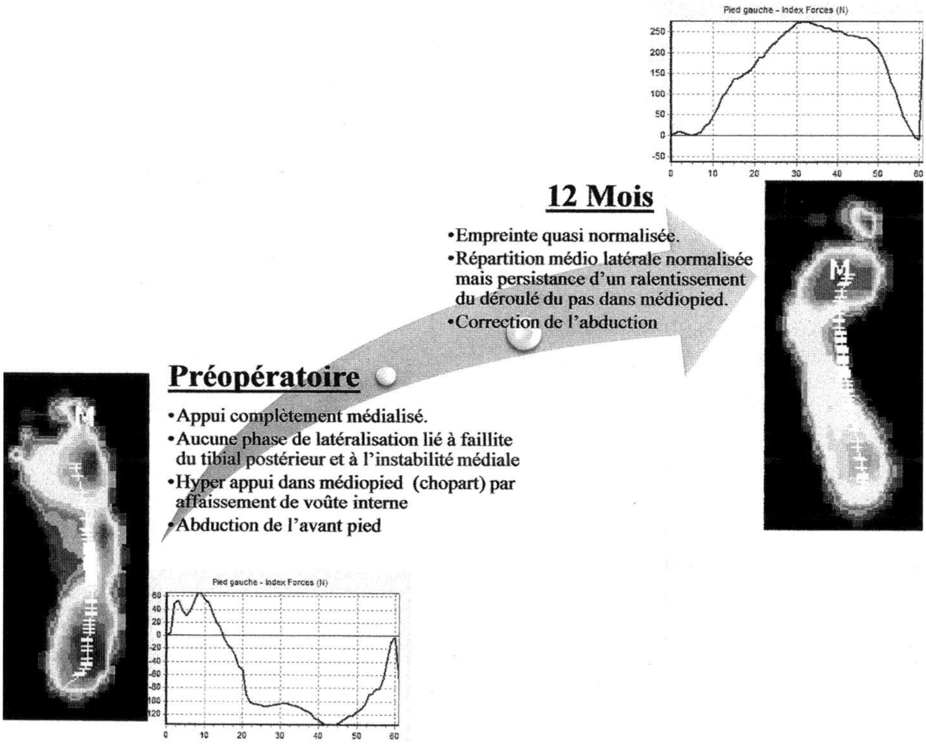

Fig. 1 : Résultat baropodométrique cas n° 4.

Les corrections radiographiques confirmaient une amélioration pour l'ensemble des déformations (Tableau 1). Sur les clichés dorsoplantaires, la couverture moyenne du talus passait de 43,5° en préopératoire (de 20° à 90°) à 6,9° en postopératoire (de 4° à 18°), l'alignement moyen de la première colonne (angle talo-M1) de 26° en préopératoire (de 13° à 40°) à 9,9° en postopératoire (de 1° à 24 °). Sur les clichés de profil, la pente calcanéenne moyenne augmentait de 9,4° en préopératoire (de 0° à 20°) à 20° en postopératoire (de 13° à 30°). L'angle talo-M1 était de 13,3° en préopératoire (de 13° à 40°) pour 7° en postopératoire (de 2° à 20°). Le valgus talonnier moyen était de 13,2° en préopératoire et de 7,6° en postopératoire.

Le TDM ne retrouvait pas de tassement de la cale et une bonne consolidation pour tous les cas (Tableau 2). Deux cales avaient été cassées en peropératoire et laissées, sans complication secondaire. Une migration dorsale de cale avait provoqué un conflit douloureux avec l'apophyse latérale du talus. Une géode s'était développée en contiguïté de la cale, sur l'apophyse talienne, témoignant de l'impingement. Quatre ascensions de l'apophyse antérieure du calcanéum étaient notées sans incidence sur le résultat. Dans les quatre cas, l'inclinaison de la coupe était verticale ou inclinée de proximo-dorsal à planto-distal. Trois pertes de correction de moins de 2 mm étaient retrouvées.

Discussion

La cale céramique (fig. 2)

Il s'agit d'une cale en alumine poreuse cellulaire Ceramil®. Ce matériau bio inerte est une suspension de particules d'alumine de diamètre moyen 0,5 m sur structure polymère cellulaire prédécoupée.

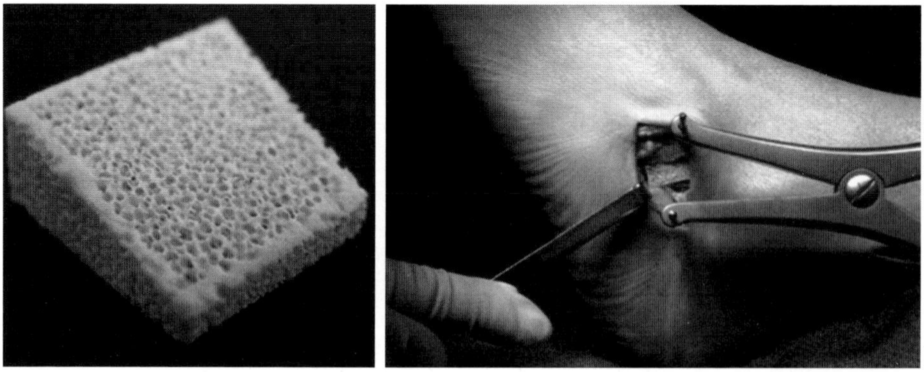

Fig. 2 : *Cale Calcanéenne céramique Céramil®, mise en place avec le distracteur d'Hintermann.*

Tableau 1 : Résultats radiologiques et cliniques

	Préopératoire						Postopératoire					
	C* Tête du talus	Angle talo-M1 profil	Angle talo-M1 face	Pente calcanéenne	Angle valgus	AOFAS	C* tête du talus	Angle talo-M1 profil	Angle talo-M1 face	Pente calcanéenne	Angle valgus	AOFAS
1	45	32	28	14	15	61	10	9	11	30	9	94
2	20	28	13	15	12	52	4	20	4	18	9	80
3	50	22	20	0	11	65	4	4	7	13	7	94
4	40	24	24	5	22	59	4	12	12	22	8	94
5	50	10	22	16	11	51	11	6	7	25	8	94
6	20	0	20	22	12	47	4	16	1	26	3	84
7	40	20	24	0	14	54	4	16	8	14	11.5	94
8	50	0	32	0	11	51	5	6	4	23	5	94
9	50	0	40	12	12	54	12	3	24	18	10	94
10	90	15	30	5	12	52	3	5	14	22	6	94
11	40	18	24	10	15	54	18	8	10	14	10	94
12	28	10	16	20	14	54	4	2	2	23	10	94

* Couverture

Tableau 2 : Résultats tomodensitométriques

	Distance supérieure ACC	Distance inférieure ACC	Angle axial calcanéen	Remarques
1	19	9	87	• Ascension de l'apophyse antérieure inférieure à 5 mm: Effet Grice
2	6	12.5	98	• Fracture de la cale. • Perte de correction minime. • Pas de migration du matériel ou de l'apophyse antérieure
3	11	9	90	• Cale céramique débordant dans le sinus du tarse : Effet calcanéo-stop • Douleur à l'appui avec développement d'un kyste de l'apophyse latérale du talus
4	10	8	90	• Ascension de l'apophyse antérieure : Effet Calcanéo-stop • Perte de réduction modérée, liée à enfoncement de l'implant dans l'os spongieux (2 mm)
5	14.6	15.8	77	• Pas de migration du matériel ou de l'apophyse antérieure.
6	16	10	86	• Pas de migration du matériel ou de l'apophyse antérieure.
7	6	6	89	• Ascension de l'apophyse antérieure de 7 mm et de la cale de 5 mm.
8	10	12	81	• Fracture de la cale • Pas de migration du matériel ou de l'apophyse antérieure
9	10	20	88	• Pas de migration du matériel ou de l'apophyse antérieure
10	8	14	90	• Pas de migration du matériel ou de l'apophyse antérieure • Perte de correction inférieure à 1 mm
11	3	15	87	• Pas de migration du matériel ou de l'apophyse antérieure • Perte de correction par enfoncement inférieure à 2 mm.
12	12	16	88	• Pas de migration du matériel ou de l'apophyse antérieure.

Son rôle est de maintenir un espace mais il ne joue pas le rôle de comblement comme les substituts osseux. Sa porosité ouverte et interconnectée de taille comprise entre 200 et 600 m octroie un volume poreux total de 60 %. Le volume disponible est réhabilité par les travées osseuses. La cale s'intègre sans résorption contrairement aux substituts bioactifs : phosphates tricalciques et dérivés calciques tels que l'hydroxyapatite, les sulfates calciques ou le dicalcium phosphate dihydraté. Aucun phénomène inflammatoire, de rejet, ou de pseudarthrose n'a été détecté dans notre étude.

Malgré sa porosité à 60 %, la résistance mécanique de cette céramique est élevée supportant des contraintes en compression de 60 Mpa. Elle est suffisante pour prévenir des pertes de correction par affaissement du matériau, à l'instar des complications classiques des greffons habituellement utilisés (autogreffe osseuse, allogreffe osseuse ou substituts osseux).

Les pertes de correction rapportées dans notre étude sont minimes (inférieures ou égales à 2 mm) et correspondent au tassement de l'os spongieux autour de la cale. Pour prévenir ce risque, la cale ne doit être enfoncée trop profondément pour garder un contact cortical périphérique. Ceci est permis par la morphologie de la cale, trapézoïdale, à base latérale qui reproduit l'anatomie de l'apophyse antérieure du calcanéum.

En plus, des qualités intrinsèques de cette céramique, son utilisation évite les inconvénients liés au prélèvement d'une autogreffe osseuse (morbidité du site de prélèvement, façonnage imparfait de la greffe, risques de perte de correction par tassement) et offre un gain de temps opératoire [4].

Dans notre étude, deux cas de bris de cale ont été notés, tous deux survenant lors de l'implantation. Les cales concernées ont été impactées à l'aide d'un chasse greffon pour parfaire leur positionnement. Etant donné la stabilité du montage en peropératoire, les cales n'ont pas été remplacées et aucune conséquence n'a été remarquée. Si la céramique possède une très haute résistance, elle ne tolère pas de choc direct sous peine de fracture. Afin d'éviter cet écueil, il faut veiller à distracter suffisamment le foyer d'ostéotomie pour bien positionner la cale sans impaction.

Dans la littérature, l'ostéotomie d'Evans est fixée par une vis, une plaque ou une agrafe. Cette ostéosynthèse doit empêcher les déplacements secondaires de la grande apophyse ou du greffon et diminuer le risque d'affaissement des greffons. Avec la cale céramique, seuls les systèmes de fixation pontant la cale sont utilisables car elle peut se casser en cas de méchage transfixiant. Notre ambition est de s'affranchir de cette ostéosynthèse en adaptant l'orientation du trait d'ostéotomie. En effet, la compression du foyer d'ostéotomie obtenue après l'allongement rend la cale stable.

Orientation du trait d'ostéotomie (fig. 3)

Pour augmenter la stabilité de l'ostéotomie, l'orientation de la coupe s'est révélée primordiale. Une modification de l'inclinaison de la coupe a été apportée par rapport à la technique décrite par Hintermann [5]. L'angulation ainsi obtenue rend la cale plus fixe, limite l'ascension de l'apophyse antérieure et l'effet de cisaillement inhérent au déroulé du pas. Les forces exercées lors de la marche compriment alors le foyer plus qu'elles ne le cisaillent.

La position du trait dans l'apophyse calcanéenne a également été modifiée et transposée distalement pour ne plus traverser le sinus du tarse. Elle se localise entre les surfaces articulaires antérieures et moyennes de la grande apophyse.

Pour permettre sa reproductibilité, nous avons mesuré au TDM les ostéotomies que nous considérions optimales. Une coupe regardant en avant et en plantaire par rapport à un plan perpendiculaire à la plante du pied est admise comme satisfaisante. Des mesures réalisées par rapport à des repères anatomiques peropératoire (articulation calcanéo-cuboïdienne (ACC) et face inférieure du calcanéum) nous ont permis de préciser ce trait : la coupe doit débuter à 10 mm de l'ACC sur son versant dorsal et 15 à 20 mm de l'ACC sur le versant plantaire. Au total l'inclinaison par rapport au bord inférieur du calcanéum varie entre 120° à 145° en fonction de la pente calcanéenne. Une vérification radioscopique peropératoire peut être réalisée pour s'assurer du bon positionnement. Des broches peuvent être disposées selon ces repères pour guider la lame de scie oscillante. Sur le

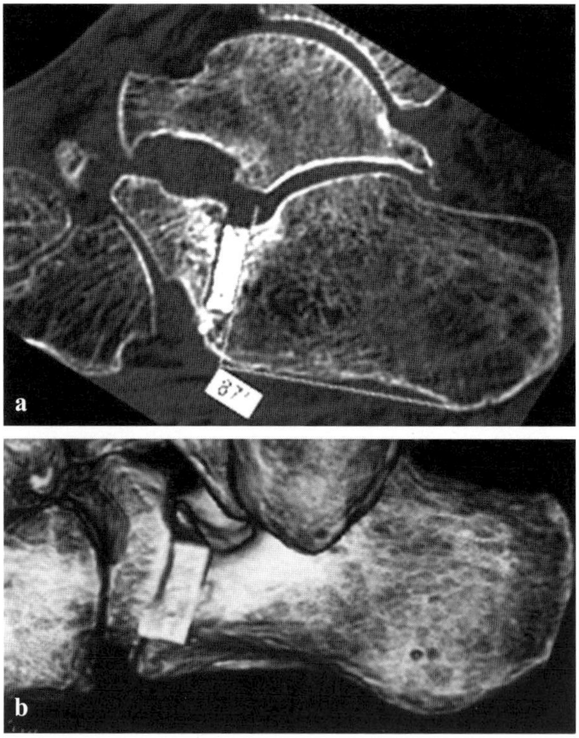

Fig. 3 a et b : *Mauvaise orientation du trait.*
L'ostéotomie est rendue instable par un trait dont l'inclinaison favorise les cisaillements. La correction de l'architecture osseuse imposée par l'allongement tend spontanément à déplacer dorsalement l'apophyse calcanéenne. Les broches du distracteur ont été déplacées en dorsal pour lutter contre cet effet.

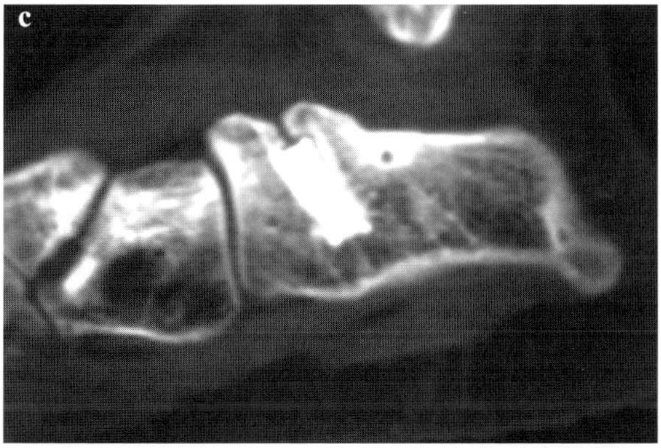

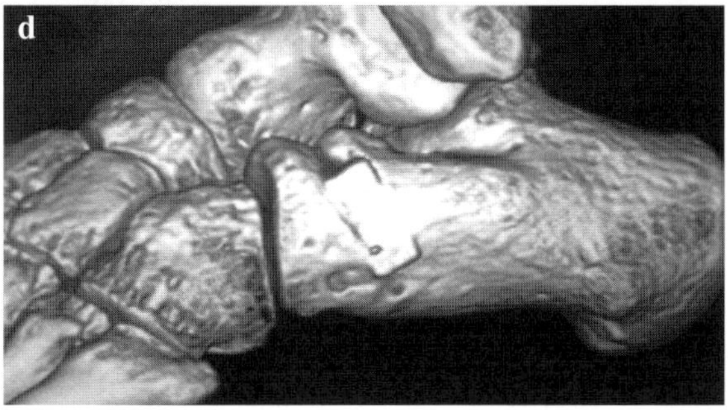

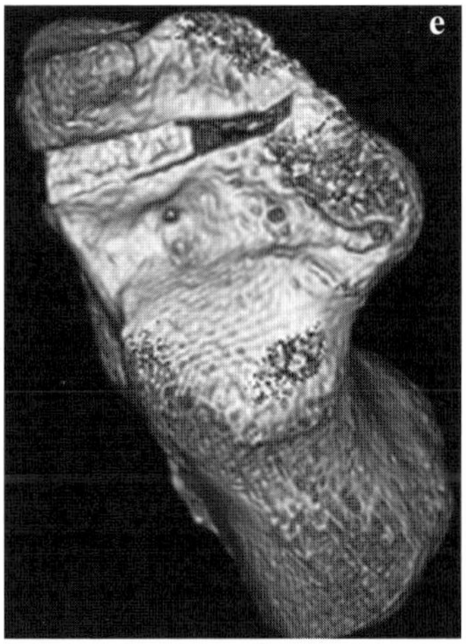

Fig. 3c, d et e : *Bonne orientation du trait.*
L'inclinaison du trait favorise la stabilité de l'apophyse antérieure et de la cale qui n'a pas tendance à se déplacer dorsalement. Le trait est parallèle à l'interligne ACC. La surface articulaire antérieure du calcanéum est préservée ainsi que le complexe ligamentaire.

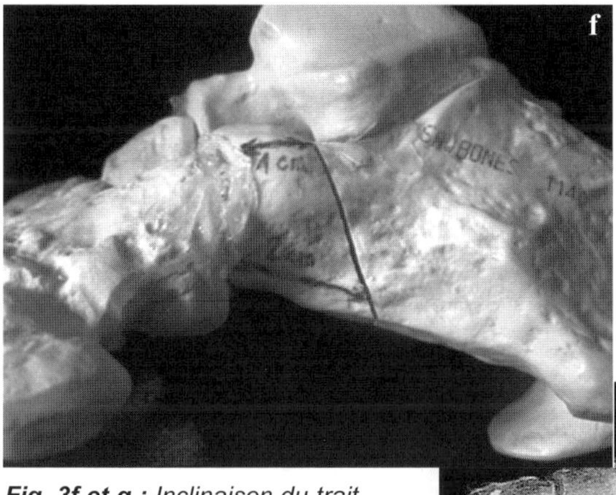

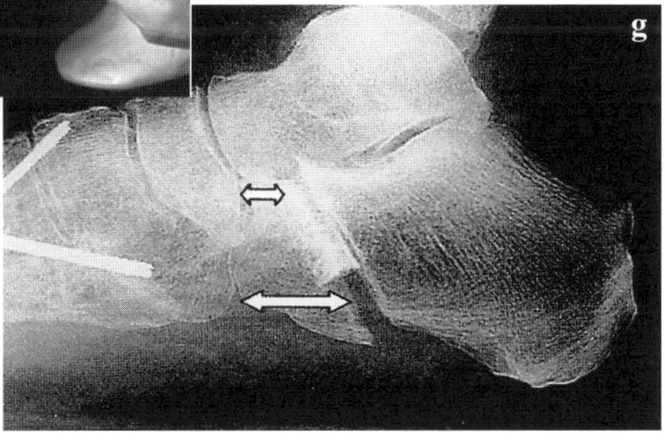

Fig. 3f et g : *Inclinaison du trait.*
L'inclinaison recherchée est obtenue après repérage de l'ACC au bord supérieur et inférieur : 1 cm du bord postérieur de l'ACC en dorsal et 1.5 à 2 cm de son bord inférieur en plantaire.

plan axial, l'orientation du trait de latéral en médial suit une angulation de 86° à 89° par rapport à la face externe du calcanéum relativement rectiligne. Ce trait doit garder une inclinaison inférieure ou égale à 90° pour préserver l'articulation talo-calcanéenne antérieure mais sans excès pour ne toucher ni la surface articulaire moyenne ni le complexe ligamentaire talo-calcanéen.

Supination de l'avant-pied

Le dépistage préopératoire des supinations fixées et des hypermobilités de la première colonne est apparu décisif pour obtenir un bon résultat sur le valgus de l'arrière-pied et la correction de la pente calcanéenne. En position plantigrade, l'absence de correction d'une supination de l'avant-pied quelle que soit son étiologie, induit une valgisation compensatoire du calcanéum et une subluxation dorsolatérale de l'articulation talo-naviculaire. Une surcharge médiale est à nouveau exercée sur le spring ligament et le tibial postérieur préparant le terrain à la récidive. Cet élément ne doit pas être négligé dans le bilan initial ni dans le traitement.

Rétraction d'Achille

L'allongement du tendon d'Achille a l'intérêt de faciliter la correction du valgus lors de l'allongement, mais aussi de limiter l'équinisme qui entre dans la physiopathologie de la plupart des pieds-plats valgus. Pour obtenir l'appui de l'avant-pied lorsque l'Achille est rétracté, un affaissement de l'arche médiale au travers de l'articulation talo-naviculaire se produit et conduit à la surcharge du plan interne. Il serait intéressant de préciser s'il s'agit d'une brièveté des gastrocnémiens ou si le complexe tricipito-sural est rétracté. Le traitement de ces deux entités diffère. En effet, la correction d'une brièveté des gastrocnémiens paraît moins invalidante que l'allongement tendineux. La récupération d'un déroulé du pas satisfaisant pourrait être facilité. Notre option est d'allonger l'Achille systématiquement au prix d'une lenteur de récupération et d'un hyperappui talonnier résiduel visible à la baropodométrie. Néanmoins, ce geste n'est pour certains pas systématique [6, 7].

Conclusion

La cale céramique offre de nombreux avantages dans l'ostéotomie d'Evans. Son design anatomique est parfaitement adapté à l'ostéotomie de la grande apophyse du calcanéum. Hormis le gain de temps et l'absence de la morbidité du prélèvement d'autogreffe osseuse, elle offre des qualités mécaniques de résistances indispensables pour cette ostéotomie.

Cette étude semble montrer que l'orientation du trait de planto-proximal en dorso-distal a une incidence sur la stabilité du montage en limitant l'effet de cisaillement lors du déroulé du pas, ce que pourra confirmer la poursuite de ce travail.

Conflit d'intérêt

Un des coauteurs, Dr Toullec, a participé à la conception de la cale. Néanmoins, la revue des patients ainsi que l'analyse des résultats a été effectuée par l'auteur principal de l'étude, de façon indépendante.

Références

[1] MYERSON MS. Adult acquired flat foot deformity: treatment of dysfunction of the posterior tibial tendon. *J Bone Joint Surg Am 1996; 78: 780-92.*

[2] ZARET DI, MYERSON MS. Arthroerisis of the subtalar joint. *Foot Ankle Clin. 2003; 8: 605-17.*

[3] EVANS D. Calcaneo-valgus deformity. *J Bone Joint Surg Br 1975; 57: 270-8.*

[4] BOONE DW. Complications of iliac crest graft and bone grafting alternatives in foot and ankle surgery. *Foot Ankle Clin. 2003; 8: 1-14.*

[5] HINTERMANN B, VALDERRABANO V, KUNDERT HP. Lengthening of the lateral column and reconstruction.of the medial soft tissue for treatment of acquired flat foot deformity associated with insufficiency of the posterior tibial tendon. *Foot Ankle Clin 1999; 20 (10): 622-9.*

[6] PINNEY SJ, MD, VAN BERGEYK A. Controversies in surgical reconstruction of acquired adult flat foot deformity. *Foot Ankle Clin. 2003; 8: 595-604.*

[7] TOOLAN BC. The treatment of failed reconstruction for adult acquired flat foot deformity. *Foot Ankle Clin 2003; 8: 647-54.*

Récupération fonctionnelle du tibial postérieur de pieds-plats acquis stade 2B traités par ostéotomie d'ouverture latérale du calcaneum

V. Noël, J. Brilhault

Introduction

Le pied-plat acquis de l'adulte a été attribué à une insuffisance du tendon tibial postérieur [1, 2]. Le stade 2B a été décrit par Weinraub et Heilala comme une déformation réductible du pied liée à une insuffisance du tendon tibial postérieur (TP) sans rupture du tendon [3]. L'insuffisance fonctionnelle du muscle TP est caractérisée par une incapacité à réaliser une élévation monopodale complète du talon accompagnée d'une inversion de l'arrière-pied. Le traitement chirurgical recommandé à ce stade associe une ostéotomie du calcanéum et une réanimation du TP par transfert musculaire ou reconstruction du tendon par transfert tendineux. Le but de l'ostéotomie calcanéenne étant de réaligner l'arrière-pied pour protéger la réanimation du TP [4, 5]. Parmi les ostéotomies proposées on retrouve l'ostéotomie d'ouverture du calcanéum dérivée de la technique décrite par Evans [6]. Bien que décrite initialement pour le pied-plat congénital de l'enfant, cette technique a été rapportée avec succès pour le pied-plat acquis de l'adulte en association avec une réanimation du TP [7, 8]. Le traitement conservateur médical associant orthèse montante et rééducation n'en reste pas moins une alternative efficace au traitement chirurgical dans les stades 2 faisant discuter la logique de la réanimation du TP par transfert musculaire du fait du potentiel de récupération du TP à ce stade [9, 10, 11]. La lourdeur du traitement et la potentielle dépendance à l'orthèse font que nombre de patients ont recours au traitement chirurgical.

En l'absence de preuves scientifiques (études de niveau 1) en faveur ou en défaveur de la réanimation du TP par transfert musculaire au stade 2B nous n'avons pas souhaité proposer ce dernier à nos patients. Nous nous sommes donc limités à effectuer un réalignement par ostéotomie d'ouverture du calcanéum associé à un équilibrage tendineux par allongement du tendon d'Achille et du tendon du muscle court fibulaire. Le but de cette étude rétrospective était dès lors d'évaluer la récupération fonctionnelle du muscle tibial postérieur à la suite de ce traitement chirurgical conservateur.

Matériel et méthodes

Critères d'inclusion

Il s'agissait d'une étude rétrospective continue portant sur des patients présentant un pied-plat acquis par insuffisance du TP de stade 2B traités par ostéotomie d'allongement du calcanéum, allongement percutané d'Achille et allongement du court fibulaire sans transfert musculaire associé. L'atteinte du TP était documentée par la douleur rétro malléolaire, l'absence de rupture au testing musculaire et l'insuffisance fonctionnelle par l'incapacité à réaliser une élévation du talon en appui monopodale avec varisation du talon. La chirurgie était réalisée par un seul opérateur (JB) selon un protocole opératoire prédéfini. Le premier cas a été réalisé en février 2004.

Technique opératoire

Le premier temps consistait un équilibrage tendineux. Il débutait par une correction de l'équin soit par l'allongement du tendon d'Achille en percutané, soit par une ténotomie de la lame des jumeaux. L'allongement du court fibulaire était ensuite réalisé pour corriger le valgus de l'arrière-pied. Il était réalisé par un allongement à la jonction tendino-musculaire par un abord latéral au ¼ distal de jambe. En cas d'insuffisance de réduction après l'allongement du court fibulaire, un allongement du long fibulaire était réalisé.

Le deuxième temps était celui de l'ostéotomie d'ouverture latérale du calcanéum. Un abord du sinus du tarse était réalisé au bord antérieur des tendons fibulaires. Ceux-ci étaient réclinés en plantaire sans ouvrir leur gaine. Après repérage de l'articulation calcanéo-cuboïdienne sans l'ouvrir, l'articulation était brochée en place. Une exploration de l'articulation sous-talienne permettait d'évaluer l'absence de lésion articulaire et de lésion du ligament interosseux. Le plan de l'ostéotomie était ensuite matérialisé. Il débutait environ 1 cm en amont de l'articulation calcanéo-cuboïdienne et se prolongeait entre les facettes articulaires moyenne et postérieure du calcanéum. L'ostéotomie était réalisée à la scie oscillant fine. Elle se prolongeait jusqu'à la corticale médiale du calcanéum sans l'entamer de façon à conserver une charnière interne. L'ouverture de l'ostéotomie était réalisée à l'aide d'un distracteur de Méary et sous contrôle de l'amplificateur de brillance. Une fois un rechaussage du naviculaire sur la tête du talus obtenu un coin de substitut osseux de taille adaptée était façonné et interposé dans le site d'ostéotomie. Une agrafe unicorticale complétait le montage. La fermeture était effectuée sur un drain aspiratif en suturant le retinaculum des extenseurs à la gaine des tendons fibulaires après repositionnement de ceux-ci. La suture cutanée était réalisée par surjet de fils résorbables.

Une chirurgie de l'avant-pied pouvait être réalisée dans le même temps opératoire ou dans un second temps selon les cas.

Une immobilisation pour 6 semaines sans appui était confectionnée avec réfection des pansements au 3e jour postopératoire. Au terme de l'immobilisation, la reprise de l'appui sous couvert de cannes béquilles était effectuée avec reprise des activités habituelles en fonction de la douleur. Une fois la consolidation osseuse documentée le patient était sevré de l'attelle et pouvait reprendre le plein appui et débuter une rééducation l'accompagnant jusqu'à la reprise de ses activités.

Méthodes

L'évaluation des résultats a été réalisée par un observateur indépendant (VN) au cours du second semestre 2009 avec un recul minimum fixé à 2 ans.

Les principaux paramètres évalués à la révision étaient : la fonction du muscle TP, la correction de la déformation du pied et la mobilité de l'articulation sous-talienne. La fonction du muscle TP était évaluée par le test d'élévation monopodale. Une évaluation préalable de la mobilité de l'articulation sous-talienne permettait de s'assurer qu'elle n'était pas enraidie limitant l'évaluation clinique du TP. L'analyse de la déformation du pied était réalisée sur le bilan radiographique en charge obtenu en préopératoire et à la révision. Les critères radiographiques retenus étaient : l'angle de couverture du talus par le naviculaire mesuré sur l'incidence de face dorso-plantaire, l'angle talus – 1er métatarsien sur l'incidence de profil selon la technique de Sangeorzan [12] et l'alignement de l'arrière-pied mesuré selon la technique de Méary [13]. Les autres paramètres évalués étaient le résultat clinique selon le score de l'*American Orthopaedic Foot and Ankle Society* [14] et la consolidation de l'ostéotomie. La pseudarthrose était diagnostiquée devant une douleur du calcanéum associé à une absence de cal osseux pontant le site d'ostéotomie à 6 mois de l'intervention.

Une analyse statistique comparant les différents paramètres quantitatifs a été réalisée à l'aide du test de Student pour données appariées. Le seuil de significativité était fixé à $p < 0,05$.

Résultats

La série

Vingt pieds ont été inclus dans cette série qui comportait 17 patients (15 femmes, 2 hommes). L'âge moyen lors de l'intervention était de 51 ans (± 20,6 ; étendue : 19 à 73 ans). Dans tous les cas sauf 3 pieds, un geste associé a été réalisé sur l'avant-pied : 10 ostéotomies SCARF avec ostéotomie associée de la base de la phalange proximale de l'hallux, 1 arthrodèse de l'articulation cunéo-métatarsienne médiale, 1 ostéotomie d'ouverture dorsale du cunéiforme médial, 1 ostéotomie SCARF associée à des ostéotomies cervicales des 2e et 3e métatarsiens, 1 ostéotomie SCARF associée à une arthroplastie de la 2e métatarso-phalangienne, 1 ostéotomie cervicale du 3e métatarsien et 2 arthrodèses cunéo-métatarsiennes moyenne et latérale. Toutes les ostéotomies ont consolidé. Un cas a présenté des douleurs persistantes de l'articulation sous-talienne attribuées à une décompensation arthrosique pour laquelle une arthrodèse sous-talienne a dû être réalisée à 1 an postopératoire. Ce pied a été considéré comme un échec et n'a pas été revu.

Résultats cliniques

L'évaluation des 19 pieds restants a été réalisée avec un recul moyen de 4 ans ± 16,6 de l'intervention (24 à 76 mois) avec un recul de plus de 3 ans pour 11 pieds. Le score de Kitaoka moyen était de 89/100 (65 à 100). Douze pieds étaient totalement indolores, 13 pieds avaient un périmètre de marche illimité. La mobilité de l'articulation sous-talienne était jugée normale dans tous les cas.

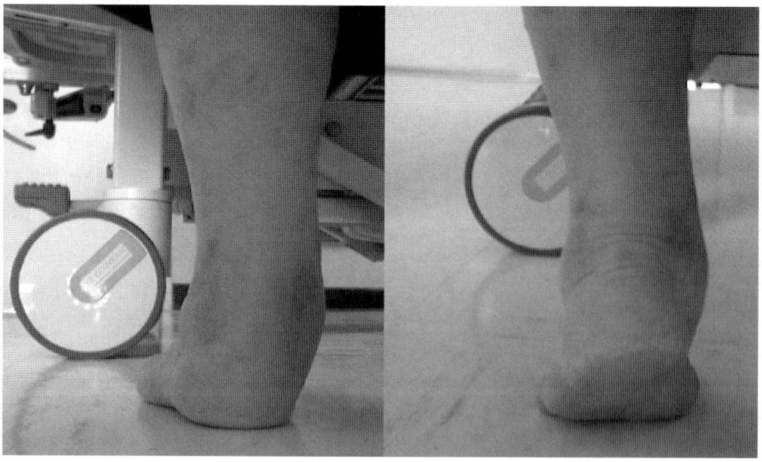

Fig. 1 : *Varisation active du talon lors de l'élévation monopodale sur la pointe du pied observé à la révision.*

Tous les pieds pouvaient réaliser une élévation monopodale lors de la révision et 13 présentaient une inversion active lors de l'élévation du talon (fig. 1). La mobilité de l'articulation sous-talienne était évaluée comme normale pour 13 pieds et modérément enraidie pour 3 pieds. Une douleur modérée de l'articulation sous-talienne était rapportée pour 4 pieds. L'articulation calcanéo-cuboïdienne était indolore et mobile pour tous les pieds.

Résultats radiographiques

Une amélioration significative des paramètres radiographiques a été systématiquement observée (fig. 2) : l'angle de couverture dorsal du talus en préopératoire était en moyenne de 27,3° (17° à 35°) pour 5,9° (0° à 10°) à la révision ($p < 0.001$) ; l'angle talo-métatarsien latéral moyen en préopératoire était de -13,9° (-29° à -3°) pour 1,9° (-2° à 8°) à la révision ($p < 0.001$) ; le valgus de l'arrière-pied étaient en moyenne de 7,6° (4° à 12°) pour 3,7° (1° à 11°) à la révision ($p < 0.001$). Le score clinique AOFAS était de 89 (65 à 100) à la révision. Tous les pieds ont pu reprendre un chaussage normal.

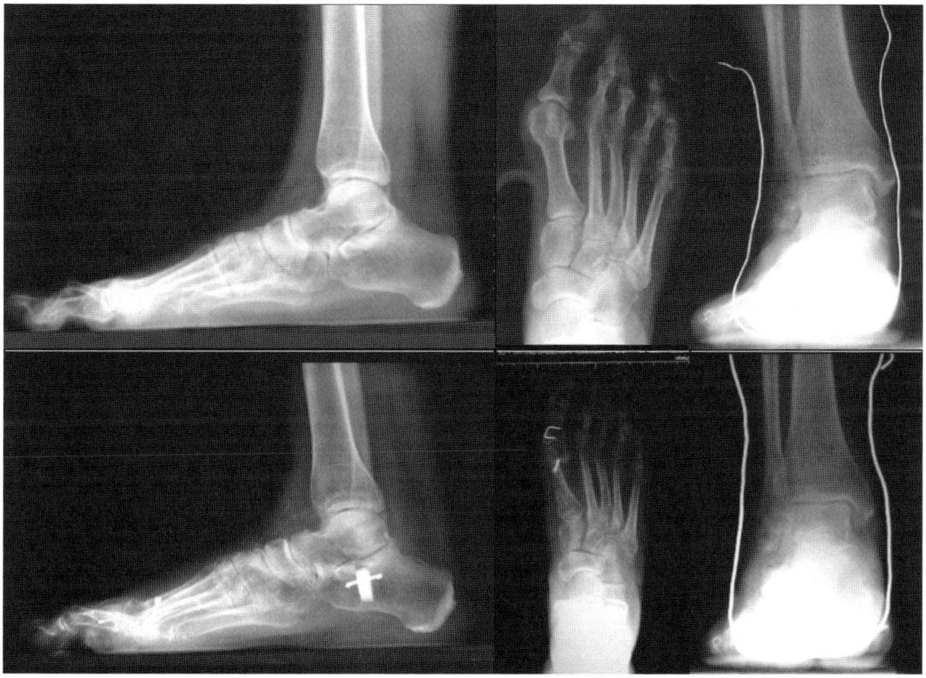

***Fig. 2** : Bilan radiographique préopératoire en haut et à la révision en bas.*

Discussion

L'analyse des données obtenues nous permet de conclure à une récupération fonctionnelle possible du muscle tibial postérieur dans le pied-plat acquis stade 2B après un geste chirurgical conservateur limité à la correction du trouble morphostatique et au rééquilibrage tendineux. Cette récupération observée dans 81 % des cas dans cette étude soulève aussi des questions sur notre compréhension de la physiopathologie du pied-plat acquis et sur l'évaluation clinique de ce dernier.

L'insuffisance du muscle tibial en tant qu'étiologie du pied-plat acquis a été rapportée et théorisée par KA Johnson puis RA Mann dans les années 1980 [15, 16]. Ce n'est que plus tard que l'absence de déformation en pied-plat observée à la suite des transferts isolés du tendon du tibial postérieur pour paralysie du nerf fibulaire commun a fait remettre en question cette théorie [17]. Si la part du tendon du tibial postérieur est certaine dans la physiopathologie du pied-plat acquis, le caractère primitif de l'atteinte du tendon est depuis lors remis en question [18]. L'hypertonie des muscles fibulaires ainsi que les lésions traumatiques ou dégénératives du spring ligament sont désormais retenues comme des étiologies possibles du pied-plat acquis [19]. Récemment Tryfonidis *et al.* ont rapporté sur une courte série des déchirures du spring ligament ayant engendré des pieds-plats acquis sans tendinopathie associée du tibial postérieur [20]. Dans ces cas, comme dans notre série, les patients présentaient une absence de varisation talonnière lors de l'épreuve d'élévation monopodale que les auteurs ont attribué non pas à l'insuffisance du tendon tibial postérieur mais à celle du spring ligament. Il nous semble dès lors possible qu'à un stade précoce de la pathologie (2A, 2B) une chirurgie conservatrice excluant tout geste sur le tendon tibial postérieur permettrait de traiter le trouble morphostatique et d'obtenir la cicatrisation du complexe tendino-ligamentaire postéro-médial [21]. Ceci impose une exploration plus poussée des pieds-plats acquis en préopératoire comportant une imagerie du complexe tendino-ligamentaire postéro-médial que ce soit par IRM ou échographie. Cette iconographie permettrait d'affiner encore le bilan lésionnel des stades précoces de pied-plat acquis (1 et 2) pour adapter les propositions thérapeutiques en conséquence.

Conflit d'intérêt

Aucun conflit d'intérêt.

Références

[1] JOHNSON KA, STROM DE. Tibialis posterior tendon dysfunction. *Clin Orthop 239: 196-206, 1989.*

[2] MANN RA, THOMPSON FM. Rupture of the posterior tibial tendon causing flat foot. Surgical treatment. *J Bone Joint Surg Am. 67: 556-61, 1985.*

[3] WEINRAUB GM, HEILALA MA. Adult flatfoot/posterior tibial tendon dysfunction: outcomes analysis of surgical treatment utilizing an algorithmic approach. *J Foot Ankle Surg 39: 359-64, 2000.*

[4] PINNEY SJ, LIN SS. Current concept review: acquired adult flatfoot deformity. *Foot Ankle Int. 27: 66-75, 2006.*

[5] MOSIER-LACLAIR S, POMEROY G, MANOLI A 2nd Operative treatment of the difficult stage 2 adult acquired flatfoot deformity. *Foot Ankle Clin. 6: 95 119, 2001.*

[6] EVANS D. Calcaneo-valgus deformity. *J Bone Joint Surg Br. 57: 270-8, 1975.*

[7] POMEROY GP, MANOLI AI. A new approach for flatfoot secondary to tibialis posterior tendon insufficiency: a preliminary report. *Foot Ankle Int. 18: 206-212, 1997.*

[8] HINTERMANN B, VALDERRABANO V, KUNDERT HP Lengthening of the lateral column and reconstruction of the medial soft tissue for treatment of acquired flatfoot deformity associated with insufficiency of the posterior tibial tendon. *Foot Ankle Int. 20: 622-9, 1999.*

[9] ALVAREZ RG, MARINI A, SCHMITT C, SALTZMAN CL. Stage I and II posterior tibial tendon dysfunction treated by a structured nonoperative management protocol: an orthosis and exercise program. *Foot Ankle Int. 27: 2-8, 2006.*

[10] LIN JL, BALBAS J, RICHARDSON EG. Results of non-surgical treatment of stage II posterior tibial tendon dysfunction: a 7- to 10-year followup. *Foot Ankle Int. 29: 781-6, 2008.*

[11] AS FLEMISTER, CG NEVILLE, J TORNE, J HOUCK. Pilot study of bracing and strengthening for subjects with stage II posterior tibial tendon dysfunction. *American Orthopaedic Foot and Ankle Society, 23rd Annual Summer Meeting. 23: 75, 2007.*

[12] SANGEORZAN BJ, SMITH D, VEITH R, HANSEN ST Jr Triple arthrodesis using internal fixation in treatment of adult foot disorders. *Clin Orthop 294: 299-307, 1993.*

[13] MEARY R, FILIPE G, AUBRIOT JH, TOMENO B. Functional study of a double arthrodesis of the foot. *Rev Chir Orthop Reparatrice Appar Mot 63: 345-59, 1977.*

[14] KITAOKA HB, ALEXANDER IJ, ADELAAR RS *et al.* Clinical rating systems for the ankle-hindfoot, midfoot, hallux, and lesser toes. *Foot Ankle Int 15: 349-53, 1994.*

[15] JOHNSON KA, STROM DE. Tibialis posterior tendon dysfunction. *Clin Orthop 239: 196-206, 1989.*

[16] MANN RA, THOMPSON FM. Rupture of the posterior tibial tendon causing flat foot. Surgical treatment. *J Bone Joint Surg Am 67: 556-61, 1985.*

[17] MIZEL MS, TEMPLE HT, SCRANTON PE JR, GELLMAN RE, HECHT PJ, HORTON GA, MCCLUSKEY LC, MCHALE KA. Role of the peroneal tendons in the production of the deformed foot with posterior tibial tendon deficiency. *Foot Ankle Int 20: 285-9, 1999.*

[18] YEAP JS, SINGH D, BIRCH R. Tibialis posterior tendon dysfunction: a primary or secondary problem? *Foot Ankle Int. 22: 51-5, 2001.*

[19] BORTON DC, SAXBY TS. Tear of the plantar calcaneonavicular (spring) ligament causing flatfoot. A case report. *J Bone Joint Surg Br. 79: 641-3, 1997.*

[20] TRYFONIDIS M, JACKSON W, MANSOUR R, COOKE PH, TEH J, OSTLERE S, SHARP RJ. Acquired adult flat foot due to isolated plantar calcaneonavicular (spring) ligament insufficiency with a normal tibialis posterior tendon. *Foot Ankle Surg. 14: 89-95, 2008.*

[21] PISANI G, MILANO L. The ligamentous component in dysplasia of the "coxa pedis". *Chir Organi Mov. 68: 717-26, 1982.*

Allongement des os de la partie antérieure du pied par la méthode de l'ostéosynthèse transosseuse selon Ilizarov

A.S. Neretin, E.A. Volokitina

Introduction

Le traitement des patients atteints d'inégalité de longueur congénitale ou post-traumatique des métatarsiens et des phalanges des orteils est un problème compliqué. Outre un défaut esthétique marqué chez les malades porteurs de cette pathologie, il existe un syndrome douloureux et des contractures des articulations voisines associées de luxation de l'articulation métatarso-phalangienne. Actuellement, il existe trois abords principaux dans la prise en charge des malades avec cette pathologie : l'allongement en **un temps** par des ostéotomies glissantes des métatarsiens, l'allongement en **un temps** avec greffe osseuse (auto ou allogreffe), ainsi que l'allongement progressif par l'ostéosynthèse transosseuse selon d'Ilizarov.

La méthode de l'ostéosynthèse de distraction selon d'Ilizarov se distingue des techniques de l'allongement des métatarsiens en un temps, dont l'application est limitée en fonction de critères anatomiques, d'âge, ou d'indications.

La méthode de l'ostéosynthèse de distraction selon d'Ilizarov est indiquée pratiquement pour tous les raccourcissements ou toutes les déformations, à n'importe quel âge, même pour les changements cicatriciels des tissus mous accompagnés de troubles trophiques [1, 5].

Des montages avec d'autres fixateurs, utilisés par certains auteurs pour l'allongement des métatarsiens avec distraction, n'assurent ni la rigidité nécessaire du système, ni la sécurité des tissus mous environnants. Ainsi, par exemple, l'introduction classique des broches en croix à travers des métatarsiens [2, 4], suivie de leur réunion sur l'appui circulaire, comporte un danger de lésion cutanée et vasculo-nerveuse (à la surface plantaire du pied) au cours de la distraction, surtout, dans les allongements importants. Dans notre centre, pour traiter ces pathologies, nous utilisons des techniques et des montages de l'appareil, qui ont été conçus avec la participation de V.I. Shevtsov, A. Kirienko, M.Y. Danilkin, G.R. Ismailov [3, 6], ainsi qu'un mini-appareil qui a été mis au point avec la participation de S.I. Shved, Y.M. Sysenko, S.I. Novichkov, M.Y. Danilkin [8].

Matériels et méthodes

Série

A partir de 1999 à 2009 nous avons traité 58 patients âgés de 12 à 57 ans (92 pieds) avec raccourcissement métatarsiens. Pour 54 patients l'étiologie était congénitale, et pour les 4 autres, acquise.

Technique chirurgicale

Tous les patients ont été traités par la méthode de l'ostéosynthèse transosseuse, caractérisée par l'introduction combinée des broches à console à travers des os courts ou longs du pied du côté dorso-latéral. Cela permet de former deux sous-systèmes de l'appareil : un dynamique et l'autre de base, et ensuite, d'éviter des lésions vasculo-nerveuses et cutanées au cours de la distraction, puis de maintenir une rigidité suffisante lors de la fixation du rayon allongé. Nous avons pratiqué ce schéma de passage des broches et de montage de l'appareil pour le traitement des 52 patients (86 pieds). Chez 6 enfants et adolescents, les métatarsiens et la phalange principale de l'orteil ont été allongés par un mini-appareil de FGU RNC VTO.

Déformations traitées et types de montages

Nous avons classé en 4 groupes les patients en fonction de l'aspect clinico-radiologique :

- Hypoplasie métatarsienne isolée (1 ou plusieurs),
- Hypoplasie phalangienne d'orteils,
- Hypoplasie métatarsienne associée à une hypoplasie des os du médio-pied (ou de l'arrière-pied) avec un pied raccourci,
- Défect osseux métatarsien post-traumatique.

L'introduction des broches et le montage de l'appareil avaient des caractéristiques propres pour chaque groupe.

- **En cas d'hypoplasie d'un métatarsien chez l'adulte** (25 personnes, 46 pieds), nous avons utilisé le montage de l'appareil traditionnel pour ces cas. Il était composé de deux sous-systèmes : de base pour la partie moyenne du pied et dynamique pour fixer le métatarsien allongé. Une tige filetée stabilisante supplémentaire afin d'assurer des conditions optimales de formation du régénérat était montée, réunissant la tige principale de distraction avec un support de base. En outre, pour éviter une contracture secondaire de l'articulation métatarso-phalangienne et une luxation d'un orteil, la fixation du dernier sur la tige de distraction, était réalisée (fig. 1).
(*Exemple clinique: fig. 2-3-4*)

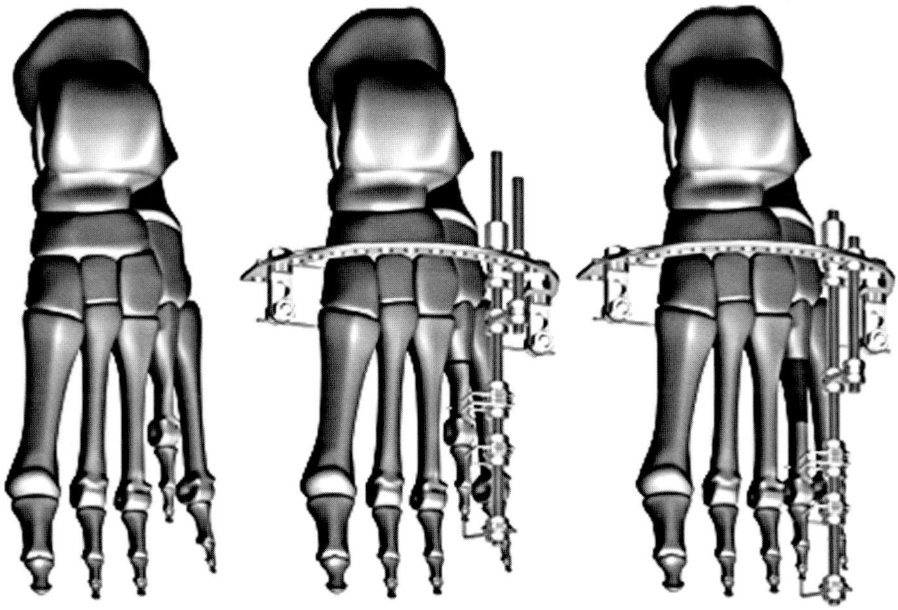

***Fig. 1** : Schéma de l'appareil pour une hypoplasie isolée d'un métatarsien.*

2

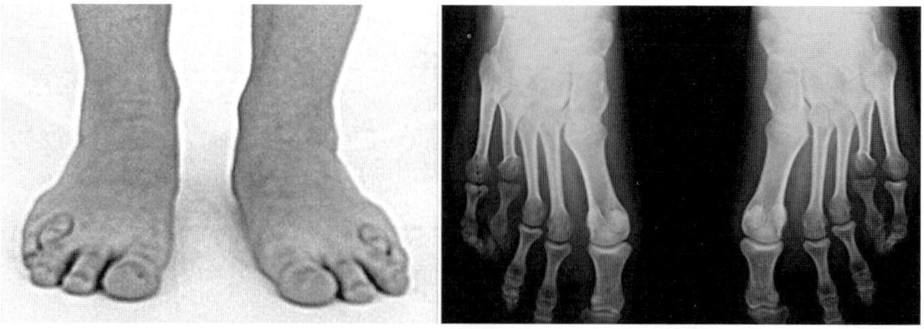

3

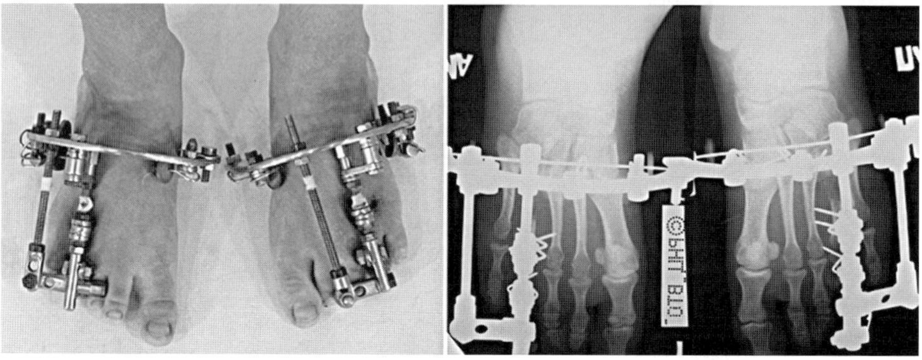

4

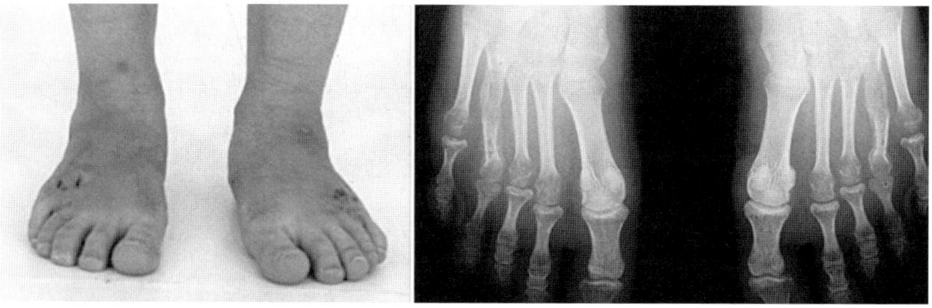

Fig. 2-3-4 *: Patient de 15 ans, ayant une hypoplasie bilatérale du 4e métatarsien (figure 2) Ostéotomie du 4e métatarsien des deux pieds et ostéosynthèse par appareil d'Ilizarov (figure 3). La distraction a été de 28 jours, et la fixation de 43 jours. La forme esthétique du pied a été restaurée (figure 4).*

- **Dans les inégalités de longueur des métatarsiens** chez 18 patients (31 pieds), deux sous-systèmes de l'appareil ont été montés. Pour assurer la fixation stable des métatarsiens voisins au cours de l'allongement, les tiges filetées de distraction ont été reliées entre elles à l'aide de plaques. En outre, l'orteil du rayon allongé a également été fixé (fig. 5).
  (Exemple clinique : fig. 6-7-8)

Fig. 5 : Schéma de l'appareil pour hypoplasie de plusieurs métatarsiens.

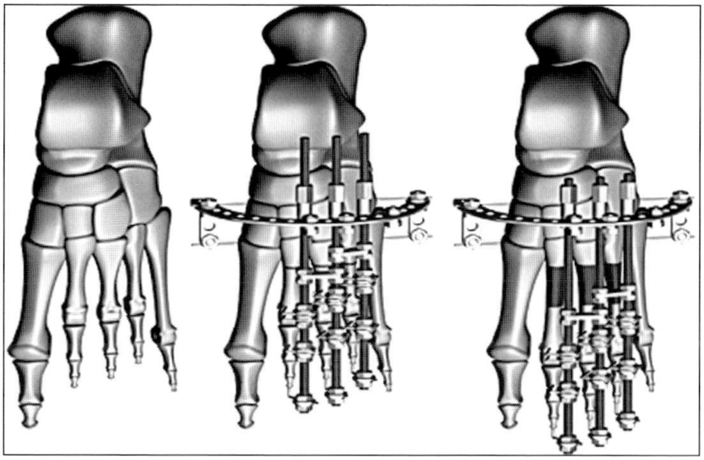

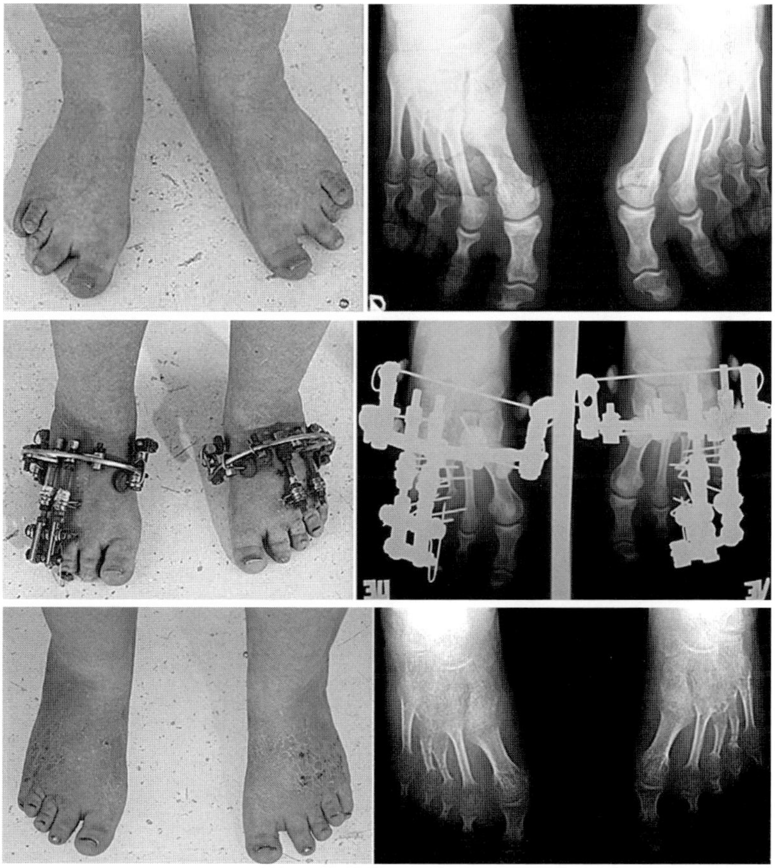

6

7

8

Fig. 6-7-8 : *Patiente de 16 ans, avec une malformation associant hypoplasie des 3e et 4e métatarsien des deux pieds (figure 6). Ostéotomie des 3e et 4e métatarsien des deux pieds associé à un par appareil d'Ilizarov (figure 7). La distraction a été de 22 jours, et la fixation de 30 jours. La forme et la fonction de la partie antérieure du pied ont été restaurées (figure 8).*

• **Pour l'hypoplasie des métatarsiens chez les 3 enfants** (3 pieds) un allongement par mini-appareil du FGU RNC "VTO" a été réalisé (fig. 9).
(Exemple clinique : fig. 10-11-12)

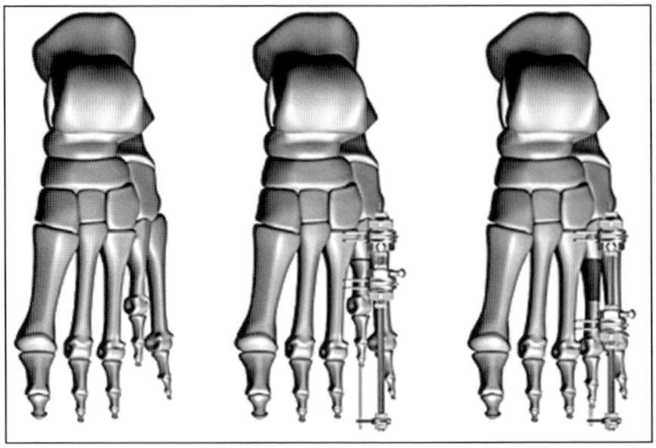

***Fig. 9** : Schéma du mini-appareil pour une hypoplasie d'un métatarsien.*

10

11

12

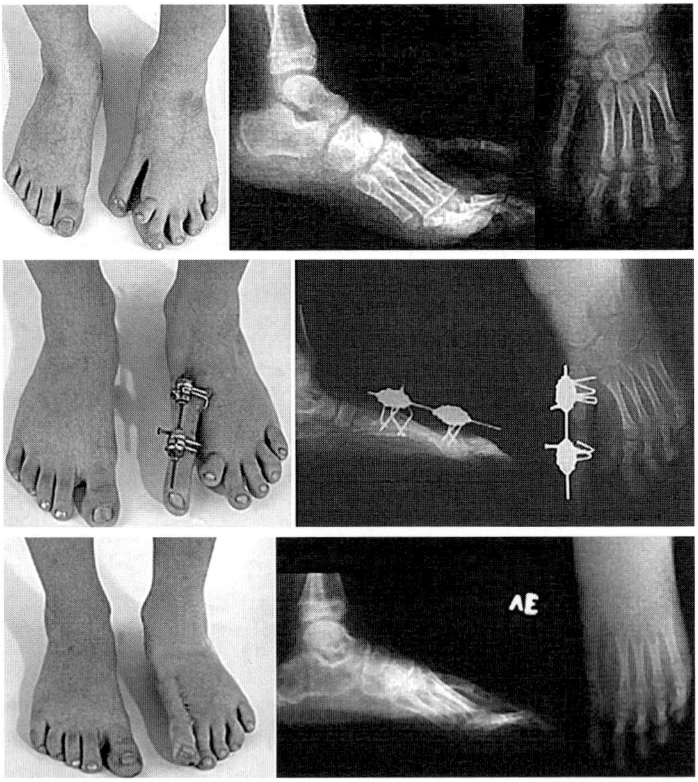

***Fig. 10-11-12** : Enfant de 10 ans, à une hypoplasie du 1er métatarsien et polydactilie du pied gauche (figure 10). Ostéotomie du 1er métatarsien et une ostéosynthèse du pied par mini-appareil du FGU RNC "VTO" (figure 11). La distraction a été de 31 jours, la fixation de 42 jours. Après l'ablation de l'appareil, un orteil surnuméraire a été enlevé et une plastie du premier espace intradigitale associée. L'aspect esthétique du pied a été restauré (figure 12).*

- **Pour l'hypoplasie d'une phalange** chez 3 personnes (3 pieds) un allongement avec application de l'appareil d'Ilizarov a été réalisé. La partie de base de mini-appareil pour ces cas comportait des broches en console introduites à travers de la métaphyse distale du métatarsien et de la métaphyse proximale de la première phalange de l'orteil. La partie dynamique de l'appareil comportait des broches introduites à travers la diaphyse de la première phalange et une broche transfixant la deuxième et troisième phalanges. L'ostéotomie a été réalisée par une incision cutanée de 5 mm au niveau de la métaphyse proximale de la première phalange (fig. 13).
(Exemple clinique : fig. 14-15-16)

- **Dans les cas où un raccourcissement des métatarsiens était associé à un raccourcissement global de pied** (5 patients – 5 pieds opérés), le montage de l'appareil prévoyait une possibilité d'allongement simultané isolé des métatarsiens médians du pied et, en cas de nécessité, du calcaneum. Un système fixait la partie antérieure du pied pour permettre l'allongement simultané des métatarsiens et du médio-pied. Cela permettait un appui de base au niveau de la jambe. Les broches ont été introduites dans le calcanéum et à la partie moyenne du pied, ainsi que des broches en console dans les métatarsiens raccourcis. L'ostéotomie a été réalisée par des voies classiques (voie d'abord dorsale externe – à travers le naviculaire et le cuboïde, et une voie d'abord latérale – à travers la base des métatarsiens raccourcis). En cas de nécessité une ostéotomie oblique du calcanéum par voie d'abord latérale a été associée. Il est à noter, qu'il faut fixer les rayons libres du pied (par les broches en console sur la tige ou par des broches transversales sur dispositifs en plaque) et les orteils des métatarsiens soumis en allongement (fig. 17).
(Exemple clinique : fig. 18-19-20)

- **Dans les pertes de substances osseuses métatarsiennes chez 4 patients** (4 pieds) on a utilisé une technique consistant en une substitution du défect par la distraction suivie de la réalisation d'une arthrodèse entre les fragments de l'os et la restauration de la position normale de l'orteil (fig. 21).
(Exemple clinique : fig. 22)

Méthodes de révisions

Les résultats du traitement ont été évalués, par les scores AOFAS du médio-pied et de l'avant-pied complété par des données radiologiques et l'évaluation esthétique du segment [7].

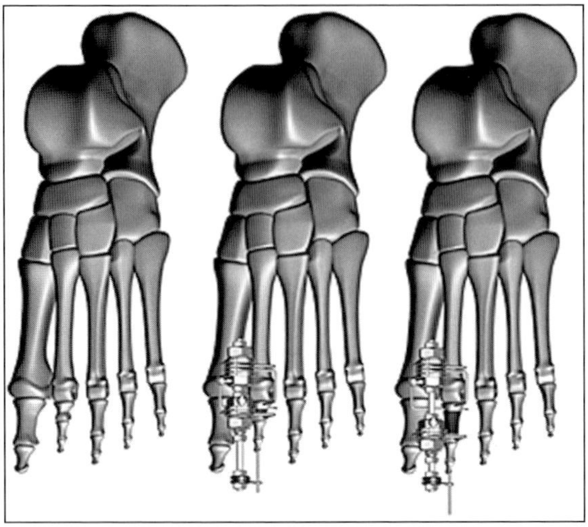

Fig. 13 : Schéma du mini-appareil pour une hypoplasie de première phalange d'un orteil.

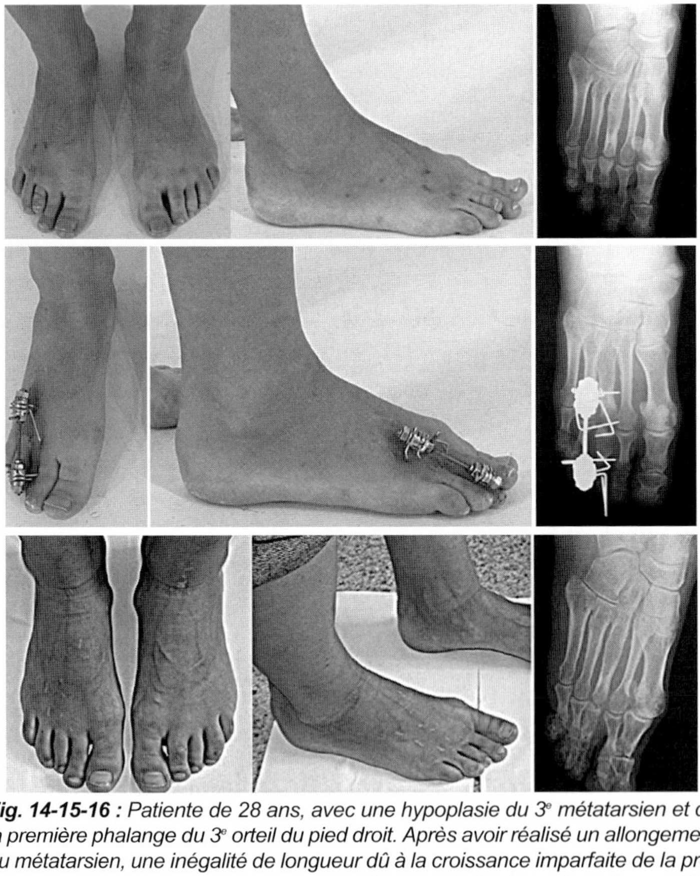

14

15

16

Fig. 14-15-16 : *Patiente de 28 ans, avec une hypoplasie du 3ᵉ métatarsien et de la première phalange du 3ᵉ orteil du pied droit. Après avoir réalisé un allongement du métatarsien, une inégalité de longueur dû à la croissance imparfaite de la première phalange du 3ᵉ orteil est survenue (figure 14). Ostéotomie de la première phalange du pied droit et ostéosynthèse de l'orteil par mini-appareil d'Ilizarov (figure 15). La distraction a été de 14 jours, la fixation de 31 jours. L'orteil a été allongé de 1 cm, l'aspect esthétique du pied a été restauré (figure 16).*

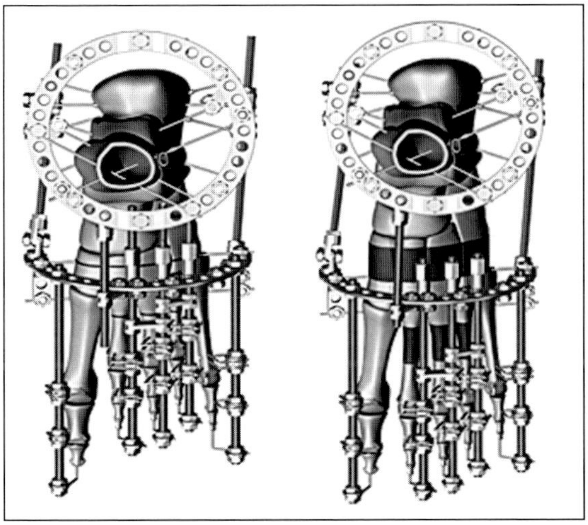

***Fig. 17** : Schéma de l'appareil pour une hypoplasie des métatarsiens associée à un raccourcissement global du pied.*

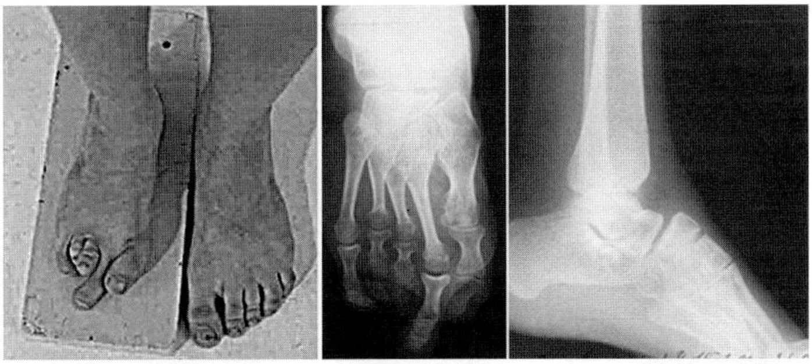

18

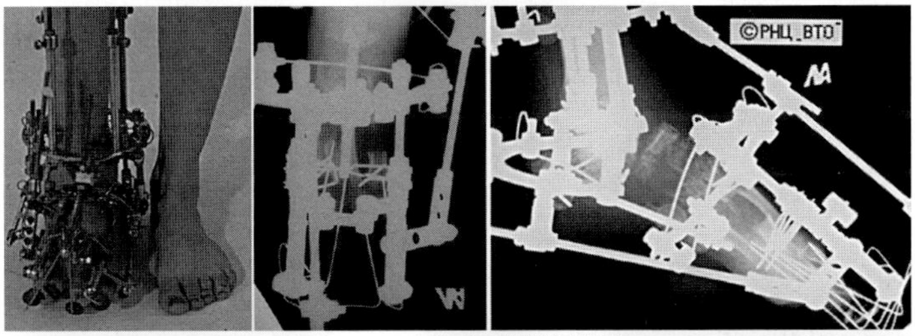

19

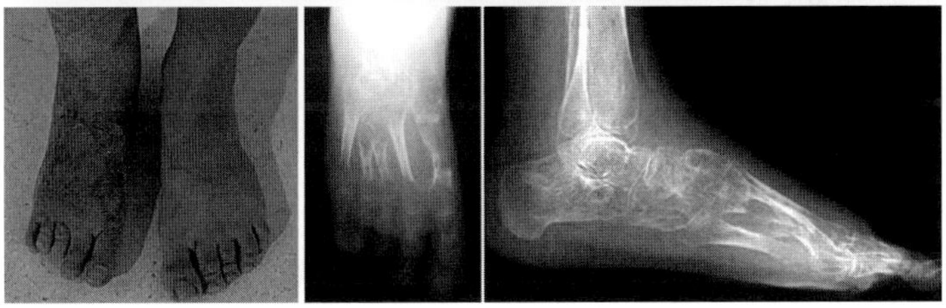

20

***Fig. 18-19-20** : Adolescente de 15 ans, avec une malformation associant une hypoplasie des 1er, 3e, 4e métatarsiens, et un raccourcissement du pied de 3 cm (figure 18). Une ostéotomie des 1er, 3e, 4e os métatarsiens du pied droit, ainsi qu'une ostéotomie des os médian du pied ont été réalisée, associée à une ostéosynthèse de la jambe et du pied par appareil d'Ilizarov (figure 19). La distraction a été de 33 jours, la fixation de 54 jours. La longueur et l'aspect esthétique du pied ont été restaurés (figure 20).*

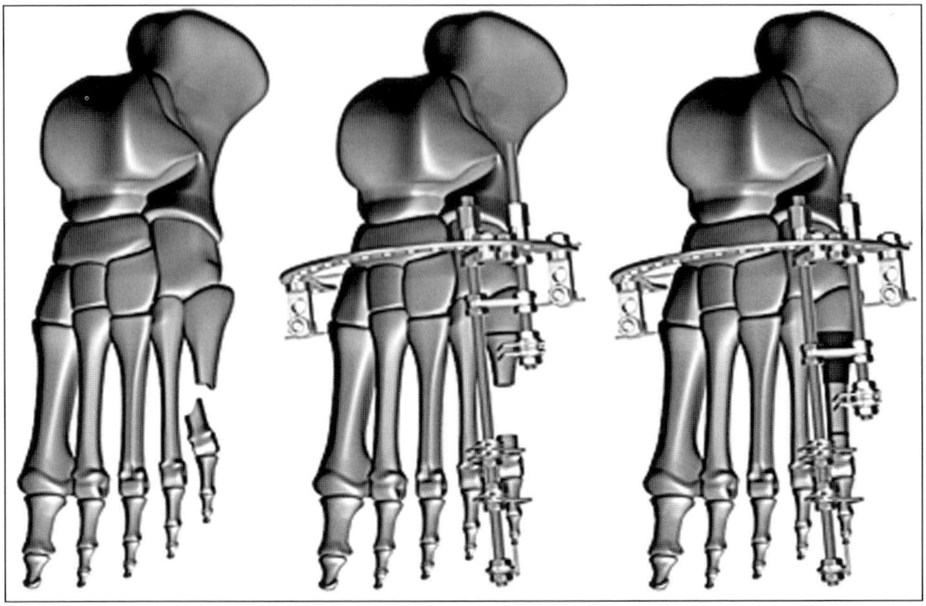

Fig. 21 : *Schéma de l'appareil pour une perte de substance osseuse métatarsienne post-traumatique.*

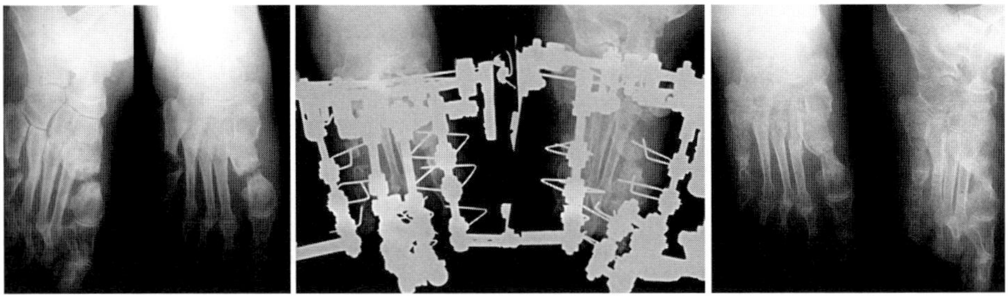

Fig. 22 : *Patiente de 54 ans, avec des séquelles du pied antérieur droit associant à une perte de substance osseuse des 1er et 5e métatarsiens du pied droit, secondaire au traitement d'hallux valgus dans un autre établissement. Une ostéotomie au niveau de la base des 1er et 5e os métatarsiens du pied droit et une ostéosynthèse du pied par appareil d'Ilizarov ont été réalisées. La distraction a été de 27 jours. Après la fin de la distraction, une arthrodèse des fragments des métatarsiens a été réalisée, des broches supplémentaires ont été introduites. La fixation totale a duré 61 jours. L'intégrité des métatarsiens et les indices du pied ont été restaurés.*

Les durées de distraction pour allongement des métatarsiens ont été de 28 ± 4,2 jours ; et pour l'allongement d'une phalange d'orteil de 14 ± 2,1 jours. Pour l'allongement métatarsien afin de ponter une perte de substance : de 32 ± 2,4 jours. La fixation a ensuite été maintenue en moyenne de 36 ± 2,3 jours pour les allongements métatatarsiens, de 28 ± 4,1 jours pour les allongements phalangiens, et de 54 ± 3,8 jours pour les pertes de substances.

L'allongement moyen des métatarsiens a été de 24 ± 5,2 mm, des phalanges des orteils de 9 ± 2,1 mm.

Les complications observées au cours de traitement chez 11 patients (12 %) ont été : une consolidation précoce de l'ostéotomie (2 patients), des lésions cutanées par les broches (3 patients), l'inflammation des tissus mous au passage des broches (4 patients), une migration osseuse des broches (2 patients). Ces complications ont été traitées au cours du traitement sans pénaliser le résultat final.

Pour un malade ayant des séquelles de plaie de l'avant-pied par arme à feu, l'allongement nécessaire n'a pu être réalisé à cause des fragments osseux courts ostéoporotiques et des remaniements cicatriciels sévères des tissus mous. Le résultat du traitement de ce patient a été considéré comme mauvais. Une greffe osseuse libre (autogreffe de péroné) complémentaire a été effectuée secondairement.

Un autre patient a présenté une réaction allergique à un composé métallique, l'appareil a dû être enlevé précocement sans obtenir l'allongement requis. Le résultat a été considéré comme mauvais.

Les résultats à court terme (2 à 8 mois) ont été analysés chez tous les patients. 67,4 % des cas (62 pieds) ont été appréciés comme excellents, 25 % (23 pieds) bons, et 5,4 % (5 pieds) comme acceptables, dans 2,2 % (2 cas) comme mauvais.

Les résultats à moyen et long terme (1 à 7 ans) ont pu être évalués dans 52 % des cas (48 pieds). Dans 31 cas (64,6 %) le résultat a été considéré comme excellent, dans 14 (29,2 %) bon, et dans trois cas (6,3 %) acceptable.

Conclusion

L'efficacité des techniques de l'ostéosynthèse et des montages originaux de l'appareil mis au point dans notre établissement pour traiter les patients avec des inégalités des métatarsiens et des phalanges d'orteils, d'étiologie congénitale ou acquise, a permis de supprimer des manifestations cliniques de ces pathologies, d'augmenter les possibilités fonctionnelles du pied, et d'améliorer la qualité de vie et l'adaptation sociale.

Références

[1] ISMAILOV GR, AI KUZOVKOV. Ostéosynthèse transosseuse contrôlée pour allongement des os courts tubulaires de pied. *Rev. Génie en orthopédie. 1996.-#2-3.-P.42.*

[2] SKVORTSOV AP, CV PLAKSIN Variante de l'allongement des os métatrasiens. Aspects actuels de l'orthopédie et traumatologie : matériels de la réunion. *Kazan, 1994.-P. 43-4.*

[3] SHEVTSOV VI, ISMAILOV AI, KUZOVKOV MY DANILKIN Allongement des os métatarsiens par la méthode de l'ostéosynthèse transosseuse. Préventions, diagnostique et traitement des lésions et maladies de l'appareil locomoteur chez l'enfant : matériels de la réunion. *St-Ptb, 1995.-P. 246-7.*

[4] MP KONUKHOV, CI GOLIANA, NA JARNIKOVA Allongement des pieds chez les enfants : manuel pour médecins/GUNIDOI de G.I. Turner. *St-Ptb, 2003.-35p.*

[5] SHEVTSOV VI, GR ISMAILOV, CM IGNATIEVA Traitement chirurgical à la base de l'ostéosynthèse transosseuse contrôlée chez le malade avec anomalie de pied. *Rev. Génie en orthopédie. 1997.-#4.- P.45-6.*

[6] KIRIENKO A, A VILLA, JH CALHOUN, A KIRIENKO, ILIZAROV A. Technique for complex foot and ankle deformities. *New-York: Marcel Dekker Inc., 2004.- 459c.*

[7] KITAOKA HB, ALEXANDER IJ, ADELAAR RS, NUNLEY JA, MYERSON MS, SANDERS M. Clinical rating systems for the ankle-hindfoot, midfoot, hallux and lesser toes. *Foot Ankle Int. 1994; 15: 349-53.*

[8] ILIZAROV. GA. 1708319, 1708320, 1708321, 1708322 USSR, MKI A 61 B 17/58 Appareil pour compression-distraction N° 4227971/14; demande 13.04.87; Publiée 30.01.92., Bull. N° 4.

Quel traitement pour les sarcomes du pied : conservation ou amputation ?

A propos de 54 tumeurs du pied du GSF-Geto

E. Mascard, P. Rosset, G. Missenard, J. Sales de Gauzy, F. Gouin, C. Glorion

Introduction

Les tumeurs malignes du pied, sarcomes des tissus mous ou du squelette, sont rares et les données de la littérature sont pauvres [1-9]. Il n'existe pas de consensus sur les modalités du traitement local. Certains sont partisans de l'amputation de jambe, d'autres du traitement conservateur ou d'amputations partielles.

Les symptômes cliniques sont trompeurs. Il s'agit au début d'une douleur mise sur le compte d'une cause mécanique. En cas de lésion plantaire, la présentation est évocatrice d'une lésion réactionnelle ou d'une fibromatose. En cas de lésion dorsale, un kyste synovial est souvent évoqué. Dans la littérature et dans notre expérience, un premier geste chirurgical sans diagnostic histologique préalable ni imagerie a souvent déjà été réalisé quand le patient est référé au spécialiste en pathologie tumorale [9].

Le principe de traitement des tumeurs malignes du pied est le même que celle du reste de l'appareil locomoteur. Avant tout geste chirurgical, une imagerie comprenant au moins des radiographies standard et une IRM sont indispensables. Le diagnostic de toute lésion atypique repose sur l'anatomopathologie, soit par ponction-biopsie percutanée, soit par biopsie chirurgicale. Ce n'est qu'une fois ce diagnostic établi avec certitude, le bilan d'extension à distance effectué et l'ensemble du dossier discuté en réunion de concertation pluridisciplinaire que le traitement sera envisagé. Une chimiothérapie néo-adjuvante est indispensable dans les ostéosarcomes et les tumeurs d'Ewing et dans certaines tumeurs des tissus mous. Dans d'autres cas, tumeurs de bas grade, chondrosarcomes et petites tumeurs des tissus mous le traitement est chirurgical d'emblée. La résection doit emporter toute la tumeur sans l'ouvrir, avec une marge de tissus sains en périphérie. On peut compléter le traitement local des sarcomes des tissus mous et des tumeurs d'Ewing par une irradiation postopératoire [5-6]. Du fait de la difficulté et des résultats fonctionnels aléatoires du traitement conservateur, le traitement classiquement préconisé est l'amputation transtibiale. Les résultats fonctionnels en sont excellents à condition que l'appareillage soit adapté. Dans certains cas de tumeurs de l'avant-pied ou du médio-pied, les amputations conservant l'arrière-pied sont également classiques. Les amputations de type Pirogoff, Boyd ou Camilleri qui consistent en une amputation de Chopart avec ablation du talus et fixation du calcanéum au pilon tibial avec résection des deux malléoles permettent la conservation de la peau calcanéenne [10].

Les publications sur le traitement conservateur des tumeurs malignes du pied sont rares portant souvent sur quelques cas isolés ou de courtes séries [11-14]. Des travaux récents semblent montrer qu'actuellement la qualité de vie des patients amputés est inférieure à celle de ceux ayant eu un traitement conservateur [15].

L'un des buts de ce travail était de rapporter de manière rétrospective les résultats du traitement conservateur ou radical de 54 sarcomes du pied, par différentes équipes chirurgicales du GSF-Geto et d'essayer d'en tirer des conclusions pratiques pour améliorer la prise en charge de ces lésions peu connues. L'autre but était d'avoir des données épidémiologiques, mêmes partielles sur ces lésions rares.

Patients et méthodes

La série

Les dossiers de 54 patients opérés d'un sarcome osseux ou des tissus mous du pied ont été retenus. Les tumeurs du tibia distal et du péroné distal ont été exclues de ce travail. Les dossiers sans aucun recul après la chirurgie n'ont pas été retenus.

L'âge moyen des patients au moment du traitement était de 25 ans (4 mois à 77 ans). Il y avait 24 sujets masculins et 30 féminins. Les tumeurs correspondaient à 27 sarcomes des tissus mous, dont 9 synovialosarcomes, 6 rhabdomyosarcomes, 3 liposarcomes, 3 sarcomes à cellules fusiformes, et 6 autres tumeurs plus rares (2 hémangiopéricytomes ou tumeurs fibreuses solitaires, un léyomyosarcome, un fibrosarcome congénital, un sarcome à cellules claires, un hémangioendothéliome épithélioïde, un sarcome fibromyxoïde).

Les 27 tumeurs osseuses primitives se répartissaient en 14 tumeurs d'Ewing, 9 chondrosarcomes et 4 ostéosarcomes.

Les tumeurs étaient localisées aux métatarsiens ou dans les tissus mous entourant des métatarsiens (16 cas), à la plante (12 cas), au calcanéus (12 cas), au talus (4 cas), aux orteils (3 cas), au cuboïde (2 cas), dans le sinus du tarse (1 cas), et aux parties molles de l'arrière-pied (4 cas).

Au moment de la prise en charge dans un service spécialisé dans les tumeurs de l'appareil locomoteur, 13 patients avaient déjà été opérés ailleurs sans biopsie préalable. Ces patients ont été inclus dans l'étude. Les 54 patients ont finalement tous eu un traitement chirurgical à visée curatrice par une équipe spécialisée.

Le traitement chirurgical a consisté en une amputation de jambe dans 7 cas. Dans 14 autres cas une amputation partielle a été réalisée soit : une amputation conservant l'arrière-pied (6 cas), une amputation du cinquième rayon (2 cas), une amputation des rayons médians (4 cas), une amputation d'orteil (2 cas). Les 33 autres patients ont eu un traitement conservateur, dont 18 résections avec reconstruction osseuse et 15 résections sans reconstruction. Les modalités de ces traitements en fonction des localisations sont détaillées dans le tableau I. Parmi les six patients ayant eu une résection complète du calcanéus, trois ont eu une reconstruction par autogreffe de crête iliaque réalisant une double arthrodèse, deux par allogreffe, et un par espaceur au ciment. Sept tumeurs de plusieurs métatarsiens médians ont eu une amputation avec reconstruction par greffe inter-métatarsienne. Dans le cas d'atteinte d'un seul métatarsien médian, la reconstruction a consisté en un rapprochement des métatarsiens voisins.

Tableau I : Modalités de traitement selon les localisations tumorales

Localisation	**N**	**Modalité de traitement**	**N**
Palette métatarsienne	15 (+2)	Amputation de jambe	1
		Amputation rayon latéral	2
		Résection rayons médians + greffe	7
		Amputation un rayon sans greffe	3
		Amputation conservant arrière-pied	2+2
Calcanéus	12	Amputation de jambe	4
		Résection + reconstruction	6
		Résection partielle sans reconstruction	1
		Amputation conservant arrière-pied	1
Talus	4	Résection reconstruction	3
		Amputation de jambe	1
Sinus du tarse ou cuboïde	2	Résection reconstruction	2
Parties molles plantaires	14	Amputation de jambe	1
		Amputation conservant l'arrière-pied	4
		Résection sans reconstruction	9
Parties molles arrière-pied	4	Résection sans reconstruction	4
Orteil	3	Résection sans reconstruction	1
		Amputation d'orteil	2

En plus du traitement chirurgical, 34 patients ont reçu une chimiothérapie, uniquement postopératoire dans 4 cas, pré puis postopératoire dans 30 cas, et 10 ont reçu une radiothérapie.

Méthodes

Les résultats ont comporté l'évaluation histologique des marges chirurgicales sur les pièces de résections, selon la classification de la FNLCC dans les 51 cas où ces données étaient disponibles. L'évaluation de la réponse à la chimiothérapie éventuelle était absente dans 8 dossiers, et sans objet pour 24 patients n'ayant pas reçu de chimiothérapie préopératoire.

Les résultats sur la survie et la fonction des patients ont été évalués rétrospectivement à partir des dossiers personnellement revus par l'auteur principal ou à partir des données transcrites sur une fiche de révision Excel par les différents co-auteurs.

Les résultats fonctionnels ont été évalués selon le sore de la *Muscolo Skeletal Tumor Society* (MSTS), dans 33 cas. Ce score repose sur 6 critères, la douleur, le périmètre de marche, la nécessité d'utiliser des aides de marche, la boiterie, le handicap ressenti et l'acceptation du traitement. Chaque critère est noté sur 5 points, le maximum théorique est donc de 30 points. Ce score est exprimé en pourcentage pour le rendre comparable aux autres scores fonctionnels : total du score divisé par 30 [15]. Il n'a pas semblé pertinent de mener d'étude statistique car les données étaient d'origine disparate avec une grande variabilité dans les histologies, les localisations et les modalités de traitement.

Résultats

Le recul moyen des observations était de 6 ans après la chirurgie (1 à 16,5 ans). Au dernier recul, 31 patients étaient vivants en rémission complète, 9 étaient vivants en deuxième rémission après une récidive, 3 avaient une maladie évolutive et 11 étaient décédés.

Quatre résections étaient macroscopiquement contaminées, laissant un reliquat macroscopique en place (R2), douze avaient des marges microscopiquement contaminées (R1), et 35 avaient des marges saines (R0). La réponse à la chimiothérapie était bonne dans 11 cas, mauvaise dans 11 cas, les autres patients n'ayant pas eu d'évaluation.

Neuf patients (16 %) ont fait une récidive locale, six ont eu une amputation secondaire, et 4 une deuxième résection. Parmi les 9 patients ayant eu une récidive locale, 7 avaient déjà été opérés ailleurs. Un patient, initialement traité ailleurs par curetage, puis amputé de jambe a récidivé dans le moignon d'amputation, justifiant une amputation de cuisse. Les récidives locales se sont produites dans 6 des 27 sarcomes des tissus mous (22 %) et 3 des 27 tumeurs osseuses primitives (11 %).

Il y a eu quatre infections majeures justifiant une reprise chirurgicale, deux fois après calcanéectomie, une fois après ablation du cuboïde et une fois après talectomie. Dans les deux cas d'infection après résection reconstruction du calcanéus, la greffe iliaque ou le bloc de ciment initialement utilisés ont été retirés sans autre reconstruction, les patients marchant avec une orthèse de compensation. Deux reconstructions de l'arrière-pied ont justifié un apport secondaire de greffe autogène. Une nécrose cutanée après résection du cuboïde a nécessité une couverture secondaire et un apport osseux par lambeau composite libre parascapulaire. Un enfant ayant eu une amputation conservant l'arrière-pied à l'âge d'un an, a eu un équin acquis de l'arrière-pied qui a nécessité une arthrodèse en fin de croissance en raison d'un conflit du talus avec la peau plantaire.

Deux patients ont été repris pour défaut de consolidation d'une greffe. Deux autres avaient des douleurs en rapport avec une arthrose tibio-talienne, actuellement en cours de traitement.

Le score MSTS a été évalué complètement une seule fois parmi les 7 patients amputés de jambe. Dans deux autres cas, le score était incomplet, avec des patients qui avaient un périmètre de marche non ou peu limité et pas de douleur. Nous avons détaillé les scores fonctionnels de l'ensemble de patients évalués dans le tableau II. Les patients ayant eu un traitement conservateur avaient une tendance à de meilleurs scores fonctionnels que les patients amputés.

Tableau II : Score fonctionnel MSTS selon le type de traitement chirurgical

Type de traitement	Nombre de cas	N évalués	Score moyen	Extrêmes
Amputation de jambe	7	1	83 %	83 %
Amputation conservant l'arrière-pied	9	7	83 %	70-93 %
Résection d'un rayon latéral	2	2	82 %	80-83 %
Résection et reconstruction	18	11	88 %	60-100 %
Résection sans reconstruction	19	12	95 %	83-100 %
Ensemble des traitements conservateurs	37	23	91,6 %	60-100 %

Nos résultats carcinologiques montrent que le risque de récidive locale est plus important après traitement conservateur qu'après amputation de jambe. A l'inverse, de nombreuses tumeurs malignes ont été traitées avec succès de façon conservatrice. Le traitement conservateur est donc possible d'un point de vue carcinologique mais sa réalisation ne doit pas faire prendre le risque d'une récidive locale.

Ce risque de récidive locale est particulièrement élevé dans les sarcomes des tissus mous surtout quand ils n'ont pas été traités correctement d'emblée. L'anatomie du pied avec ses loges de petite taille et ses nombreux espaces de glissement rend difficile la réalisation d'une résection large. La règle reste comme dans toute chirurgie tumorale la nécessité d'un diagnostic de certitude, donc un diagnostic anatomopathologie avant tout traitement [5-6]. Une résection large, qui risque d'être mutilante ne se justifie que dans le cas de tumeurs agressives. Une résection insuffisante risque, à l'inverse, de rendre impossible un traitement conservateur ultérieur. Une fois le diagnostic certain, il paraît préférable de faire une résection large avec reconstruction éventuelle par lambeau qu'une résection insuffisante qui peut nécessiter une radiothérapie, source de troubles trophiques, et fait de plus courir un risque de récidive locale.

Les résultats fonctionnels des patients ayant eu une résection des métatarsiens médians, avec reconstruction par greffe entre les métatarsiens, sont bons. Hormis l'aspect inesthétique de leur pied, ces patients sont satisfaits de pouvoir se déplacer, faire du sport et se chausser normalement. L'utilisation d'une semelle orthopédique est inconstante. Le bénéfice par rapport à une amputation de l'arrière-pied ou de jambe paraît indiscutable [12]. L'autre solution est la reconstruction des métatarsiens réséqués et leur couverture par un lambeau libre composite ostéo-fascio-cutané de fibula. Cette solution plus anatomique semble donner de bons résultats [13].

Les tumeurs osseuses du médio-pied sont particulièrement rares et sont plus des tumeurs des tissus mous envahissant l'os [7-8]. Quelques très rares cas d'Ewing du cuboïde ou d'un autre os du tarse sont rapportés [4-18]. Des cas isolés d'ostéosarcomes d'histologie particulière sont aussi rapportés [2]. Les résections de tumeurs limitées du médio-pied (cuboïde, naviculaire), ou de la grande apophyse du calcanéus, avec reconstruction osseuse par arthrodèse donnent de bons résultats fonctionnels immédiats, avec un risque de détérioration tardive par souffrance des interlignes voisins, notamment en cas de désaxation [14]. L'intérêt fonctionnel par rapport à une amputation est évident, le problème étant surtout d'ordre carcinologique, l'obtention de marges suffisantes n'étant possible qu'en cas de petites tumeurs strictement intra-osseuses.

Le talus est plutôt le siège de rares tumeurs d'Ewing que d'autres tumeurs malignes, même si ponctuellement des cas d'ostéosarcome ou de chondrosarcome sont décrits [1, 2, 11, 17].

Des cas isolés de traitements conservateurs sont publiés, souvent traités par talectomie et arthrodèse tibio-calcanéenne. [18]. Comme Reiland, nous rapportons un cas où la reconstruction a consisté en une arthrodèse tibio-calcanéenne et du Chopart avec des greffons tibiaux redonnant sa hauteur à l'arrière-pied [14].

Les tumeurs malignes du calcaneus, sont l'indication très classique d'une amputation pour beaucoup d'auteurs, qui partent du principe que le calcaneus est l'os le plus important du pied [5-6]. Hormis l'amputation, un traitement conservateur peut se discuter. Le premier est la calcanéectomie sans reconstruction. C'est une procédure utilisée dans le traitement de l'ostéomyélite chronique du pied diabétique ou le pied du spina avec des résultats meilleurs que ceux d'une amputation [19]. La marche est possible sans calcanéum, souvent avec l'aide d'une orthèse plantaire. L'autre option est la résection du calcaneus avec reconstruction. Le risque d'infection n'est pas mis en avant dans la littérature, mais doit être pris en compte car deux de nos patients pour lesquels une reconstruction avait été réalisée ont été repris pour infection secondaire. Divers procédés de reconstruction ont été proposés. Muscolo *et coll.* proposent d'utiliser une allogreffe de calcanéum [20]. Un greffon de crête iliaque vascularisé est aussi utilisable [21]. Une des difficultés est la fixation de la peau de la coque calcanéenne à l'os et la sensibilité de celle-ci en cas de lésion de la branche calcanéenne du nerf tibial. L'utilité et les modalités d'une reconstruction osseuse restent donc à démontrer.

Il n'y a pas de différence entre les scores fonctionnels des patients amputés et ceux traités de façon conservatrice. Les plus mauvais résultats semblent ceux des amputations d'un rayon latéral de l'avant-pied. Les patients ayant une amputation conservant l'arrière-pied n'ont pas de scores supérieurs aux autres mais sont satisfaits de pouvoir le cas échéant se déplacer en appui sans prothèse, et sans cannes, ce qui est impossible après amputation de jambe. La conservation d'une peau talonnière à la fois sensible et épaisse permet un appui plantaire direct. Chez l'adulte ces amputations ont été faites avec arthrodèse tibio-calcanéenne. Chez l'enfant, il n'est pas recommandé de faire d'arthrodèse de l'arrière-pied avant la fin de croissance. Les amputations conservant l'arrière-pied ont donc été faites sans arthrodèse, et certaines peuvent nécessiter une reprise en fin de croissance pour corriger le cas échéant un équin acquis de l'arrière-pied. Les complications liées à des conflits des moignons dans les prothèses après amputation de jambe n'ont pas été évaluées et sont rarement mentionnées dans les études, sachant que les parties molles des moignons d'amputations de chirurgie tumorale sont de meilleure qualité de celles des amputations pour raison vasculaire ou post-traumatique. Les meilleurs résultats paradoxaux des résections sans reconstruction s'expliquent probablement par la moindre mutilation occasionnée par la résection, ne justifiant alors pas de reconstruction, et non par l'échec des reconstructions.

La grande disparité des dossiers et le faible nombre des observations ne permettent pas d'étude statistique. Les localisations, les histologies et l'âge des patients sont très variables, les traitements ont été variés selon les équipes. A l'inverse cette disparité montre qu'un recensement plus large des dossiers de tumeurs du pied reste à faire. On peut néanmoins tirer des conclusions pratiques à ce travail.

Conclusion

L'étude de cette série nous a montré que les sarcomes du pied pouvaient faire l'objet d'un traitement conservateur. Les résultats fonctionnels sont au moins équivalents à ceux d'une amputation et les patients ont la possibilité de se déplacer sans prothèse. Le risque de récidive locale élevé, d'autant que la prise en charge initiale n'a pas été adéquate, doit faire réserver les traitements conservateurs à des équipes entraînées à la chirurgie carcinologique et ne doit être réservé qu'à des cas sélectionnés et discutés en réunion de concertation multidisciplinaire.

Les auteurs remercient les docteurs et professeurs O. Oberlin, P. Beaudet, G. Missenard, G. Mathieu, F. Chotel, A. Eid, D. Plantaz, P. Wicart, D. Fron, A. Brouchet et les membres du GSF-Geto (www.gsf-geto.org/) sans lesquels le recueil des dossiers n'aurait pu être complet.

Conflits d'intérêt

Pas de conflit d'intérêt.

Références

[1] CASADEI R, FERRARO A, FERRUZZI A, BIAGINI R, RUGGIERI P. Bone tumors of the foot : epidemiology and diagnosis. *Chir Organi Mov. 1991; 76: 47-62.*

[2] CHOONG PF, QURESHI AA, SIM FH, UNNI KK. Osteosarcoma of the foot: a review of 52 patients at the Mayo Clinic. *Acta Orthop Scand 1999; 70: 361-4.*

[3] ADKINS CD, KITAOKA HB, SEIDL RK, PRITCHARD DJ. Ewing's sarcoma of the foot. *Clin Orthop Relat Res. 1997; 343: 173-82.*

[4] PACHTER MR, ALPERT MJ. Chondrosarcoma of the foot skeleton. *J Bone Joint Surg Am 1964; 46: 601-7.*

[5] CASADEI R, RAIMONDI A, DONATI D, MERCURI M. Les tumeurs au niveau du pied in Pathologie du pied et de la cheville Lccmrisjc, Valtin B, *Masson, Paris 2009, pp. 677-707.*

[6] HARRELSON JM. Foot in Surgery for Bone and soft-tissue tumors, Simon MA, *Springfield D ed, Lippincott-Raven New-York Philadelphie, 1997 pp 421-34.*

[7] SCULLY SP, TEMPLE HT, HARRELSON JM. Synovial sarcoma of the foot and ankle. *Clin Orthop Relat Res. 1999, 364 : 220-6.*

[8] KIRBY EJ, SHEREFF MJ, LEWIS MM. Soft-tissue tumors and tumor-like lesions of the foot. An analysis of eighty-three cases. *J Bone Joint Surg Am. 1989 ; 71: 621-6.*

[9] CHOTEL F, UNNITHAN A, CHANDRASEKAR CR, PAROT R, JEYS L, GRIMER R. Variability in présentation os synovila sarcoma in children. *J Bone Joint Surg Br 2008 ; 90-B :1090-6.*

[10] CAMILLERI A, ANRACT P, MISSENARD G, LARIVIÈRE JY, MÉNAGER D. Amputation et désarticulations des membres : membre inférieur. *Encycl Med Chir (Editions scientifiques et Médicales Elsevier SAS, Paris). Techniques chirurgicales. Orthopédie Traumatologie, 44-109, 2000 p.6.*

[11] SAN-JULIAN M, DUART J, DE RADA PD, SIERRASESUMAGA L. Limb salvage in Ewing's sarcoma of the distal lower extremity. *Foot Ankle Int. 2008; 29: 22-8.*

[12] MATHIEU G, MASCARD E, WICART P, DUBOUSSET JF. Forefoot reconstruction after lesser intermediate metatarsal bone resection for aggressive or malignant tumors in children: report of three cases. *Foot Ankle Int. 2007 Sep; 28(9): 1011-6.*

[13] TOMA CD, DOMINKUS M, PFEIFFER M, GIOVANOLI P, ASSADIAN O, KOTZ R. Metatarsal reconstruction with use of free vascularized osteomyocutaneous fibular grafts following resection of malignant tumors of the midfoot. A series of six cases. *J Bone Joint Surg Am. 2007; 89: 1553-64.*

[14] REILAND Y, DUMONT CE, BODE-LESNIEWSKA B, EXNER GU. Extra-articular en bloc resection of the talocrural and the talo-calcaneo-navicular joints for primary malignant synovial tumour (myxoinflammatory fibroblastic sarcoma). *Scand J Plast Reconstr Surg Hand Surg. 2008; 42: 211-4.*

[15] AKSNES LH, BAUER HC, JEBSEN NL, FOLLERÅS G, ALLERT C, HAUGEN GS, HALL KS. Limb-sparing surgery preserves more function than amputation: a Scandinavian sarcoma group study of 118 patients. *J Bone Joint Surg Br. 2008; 9: 786-94.*

[16] ENNEKING WF, DUNHAM W, GEBHARDT MC, MALAWAR M, PRITCHARD DJ. A system for the functional evaluation of reconstructive procedures after surgical treatment of tumors of the Muscoloskeletal system. *Clin Orthop Relat Res. 1993 Jan;(286): 241-6.*

[17] GOLDSMITH JR, LEE TH. High-grade intramedullary osteosarcoma of the talus: case report. *J Foot Ankle Surg. 2007; 46: 480-3.*

[18] CASADEI R, MAGNANI M, BIAGINI R, MERCURI M. Prognostic factors in Ewing's sarcoma of the foot. *Clin Orthop Relat Res. 2004 ; 420: 230-8.*

[19] GEERTZEN JH, JUTTE P, ROMPEN C, SALVANS M Calcanectomy, an alternative amputation? Two case reports. *Prosthet Orthot Int. 2009; 33: 78-81.*

[20] MUSCOLO DL, MIGUEL AA, APONTE-TINAO A. Long-term results of allograft replacement after total calcanectomy. *J Bone Joint Surg Am 2000; 82: 109-12.*

[21] KURVIN LA, VOLKERING C, KESSLER SB. Calcaneus replacement after total calcanectomy via vascularized pelvis bone. *Foot Ankle Surg. 2008; 14: 221-4.*

Lambeau à pédicule distal de l'artère sural superficiel à propos de 15 cas

C. Derdous, N. Khernane, A. Gaziz, H. Makhloufi

Introduction

Peu d'attention a été prêtée aux artères accompagnant les nerfs sensitifs superficiels des membres inférieurs quant à leur rôle dans la vascularisation de la peau. Les travaux de Masquelet *et al.* [1] ont démontré l'anastomose entre ces artères et le tissu sus aponévrotique. Ce dernier a été bien étudié par Shafer [2] et bien avant lui, par Salomon [3]. L'importance de ce réseau représente la base anatomique essentielle du lambeau fascio cutané. L'artère surale, constante, nait d'une branche issue de l'artère poplitée ou d'une artère jumelle. Tout le long de sa course, elle livre des branches cutanées qui vascularisent la peau adjacente. A 5 cm au-dessus de la pointe de la malléole latérale, ce réseau artériel s'anastomose avec l'artère péronière. Le lambeau sural a été décrit pour la première fois par Ponten en 1981 [4]. Depuis, il a été largement utilisé dans différentes indications. Ce lambeau permet la couverture de la partie distale de la jambe, de la cheville, du talon et de la face dorsale du pied.

Le but de cette étude rétrospective est d'évaluer nos résultats, et de déterminer les limites de l'indication du lambeau.

Matériel et méthodes

Patients

Notre série comportait 12 adultes (11 hommes, 1 femme) dont l'âge moyen était de 35 ans (23 ans-70 ans) et 3 garçons âgés de 5, 6 et 7 ans, tous traités de 2005 à 2009. Le lambeau a été utilisé dans 9 fractures ouvertes, 2 pertes de substance cutanée dues au traumatisme, 2 escarres du talon ; un cas est représenté par tumeur bénigne infectée, qui a nécessité une résection totale, suivie d'un lambeau en un temps. Enfin, le dernier cas est une perte de substance cutanée siégeant au tiers inférieur de la jambe sur ostéomyélite chronique en phase sèche (Vs et CRP normales).

Le site récepteur était représenté par une extrémité inférieure de la jambe (face antéro-médiale), 5 chevilles (face antéro-médiale : 3 cas, face antéro-latérale : 1 cas, face postérieure : 1 cas), 3 malléoles médiales, 2 malléoles latérales, 2 talons, 2 pieds (face dorsale). La superficie moyenne du lambeau chez les enfants était de 32 cm^2, alors qu'elle était de 24 cm^2 (6 x 4 cm) à 108 cm^2 (12 x 9 cm) chez les adultes.

Gestes chirurgicaux

Pour les lésions post-traumatiques, le lambeau a été réalisé en moyenne au 5e jour (du 3e au 10e jour). Bien sûr, préalablement, il y eut parage et stabilisation des foyers de fracture. La technique du lambeau a été largement décrite par plusieurs auteurs [1, 5, 6, 7] ; et quelques points méritent d'être soulignés : garrot à mi-cuisse ; le lambeau est soulevé avec l'aponévrose musculaire progressivement de proximal à distal (fig. 1, 2), le pédicule, bien entouré par le tissu sous-cutané, est visible par transparence à travers le fascia ; le nerf et la veine sont identifiés, ce repérage va guider le prélèvement du pédicule. L'hémostase se fait par ligature, elle n'est jamais électrique. Le point de pivot du pédicule se situe à 5 cm de la pointe de la malléole laté-

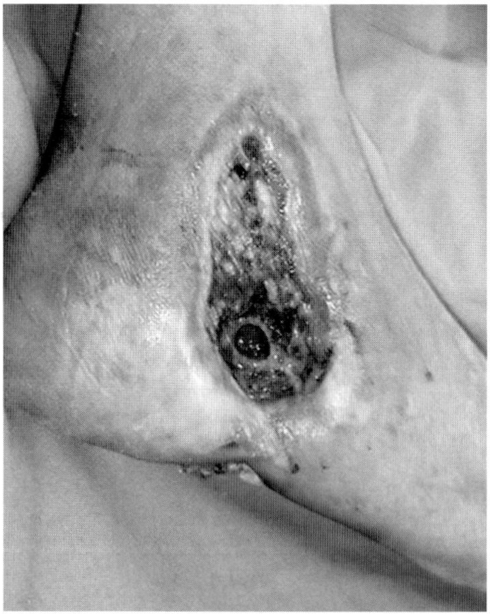

Fig. 1 : *Perte de substance post-traumatique de la face latérale de la cheville.*

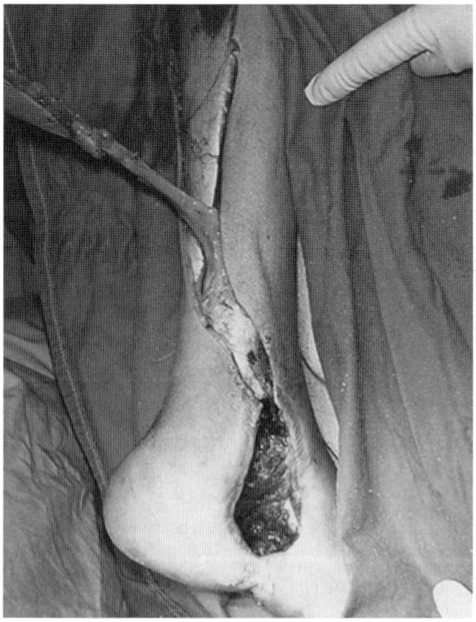

Fig. 2 : *Soulèvement du lambeau de proximal en distal.*

rale, et à 4 cm chez l'enfant. La limite proximale des lambeaux a été distante de 2 cm au moins de l'extrémité distale du creux poplité. Ce qui avait conduit à réaliser un tunnel sous-cutané pour le passage du lambeau de la région postérieure vers la partie médiale et antérieure de la cheville et du pied. L'absence de recoloration immédiate du lambeau, après lâchage du garrot, ne doit pas inquiéter. Le site donneur fut fermé de première intention chez les enfants avec des incisions de décharge. Par contre, chez les adultes, elle n'a pas été toujours possible (fig. 3). Les soins postopératoires ont consisté au surélevèvement du membre, et au traitement médical. L'appui est interdit jusqu'à cicatrisation du lambeau.

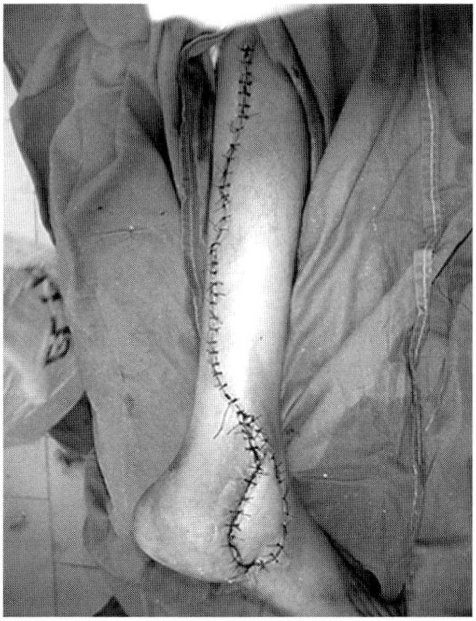

Fig. 3 : *Fermeture en un seul temps.*

Méthodes de révision

Les contrôles de nos patients ont été réguliers à partir du 1er jour postopératoire. Ces contrôles étaient basés essentiellement sur éventuellement la recherche de complications immédiates, la cicatrisation et son délai, la qualité esthétique du lambeau et les troubles sensitifs du lambeau.

Résultats

Les 15 patients ont été revus, avec un recul moyen de 17 mois (6 à 48 mois).

Chez 8 patients, le résultat est considéré excellent, en raison de l'absence de toute complication, d'une cicatrisation parfaite et sans le moindre trouble sensitif. 4 lambeaux ayant présenté des nécroses partielles (périphériques ou superficielles) sont classés : bons résultats.

Trois lambeaux ont nécrosé. Le 1er concernait l'un des 2 lambeaux talonniers ; le 2e était survenu au lambeau s'étalant de la cheville à la base des orteils ; la 3e nécrose avait concerné l'unique lambeau de la face postérieure de la cheville. Par ailleurs, 3 lambeaux ont été le siège de nécrose partielle et distale : le 1er était survenu chez l'enfant de 7 ans, intéressant la face dorsale du pied au niveau des métatarso-phalangiennes, avec présence de chéloïde et hyperextension du 2e orteil ; le 2e fut celui recouvrant la face antéro-médiale de la cheville et du pied ; la nécrose siège au niveau du bord médial du pied débordant sur la voûte plantaire (fig. 4, 5, 6) ; La 3e nécrose périphérique était survenue sur le lambeau recouvrant la face antéro-latérale de la cheville, plus précisément à son bord latéral.

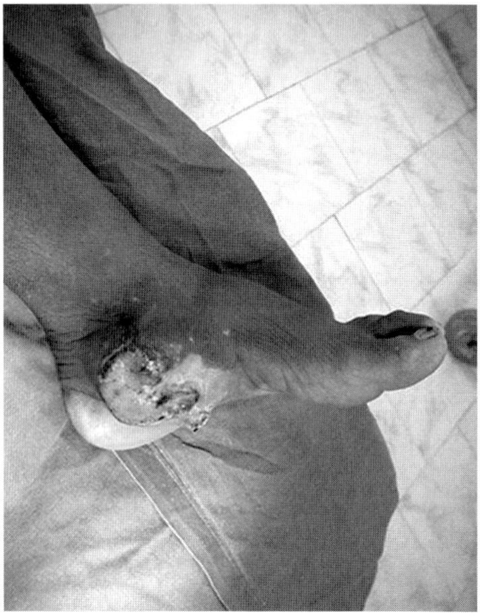

Fig. 4 *: Tumeur bénigne chez une femme de 70 ans.*

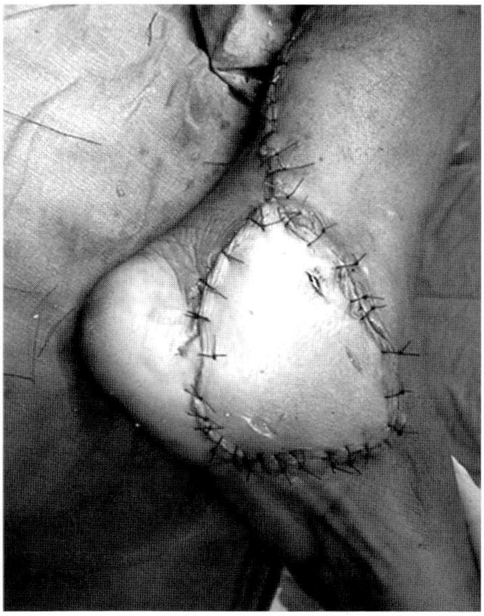

Fig. 5 *: Résection de la tumeur et couverture de la perte de substance médiale de la cheville.*

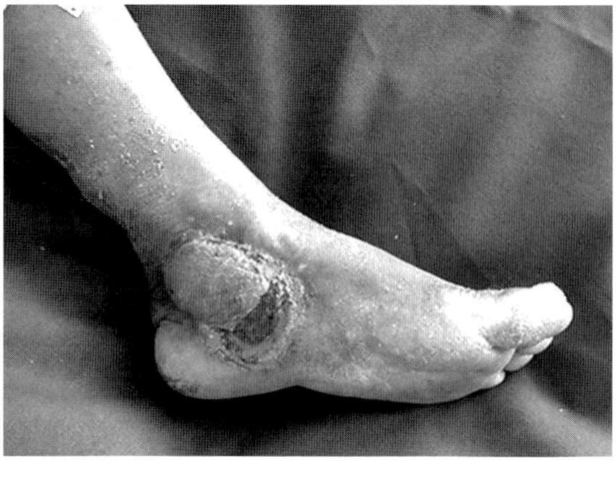

Fig. 6 *: Nécrose distale du lambeau en regard du bord médial du pied.*

L'unique nécrose cutanée classée superficielle a été observée sur le second lambeau talonnier, rétablie grâce à une greffe cutanée.

La congestion veineuse a été observée sur 5 lambeaux, dont 2 ont répondu favorablement au traitement médical et aux moyens physiques. Alors que les 3 autres sont ceux qui furent victimes de nécrose périphérique. L'hypoesthésie du bord externe du pied a été observée chez 4 patients. Les lambeaux n'ont pas nécessité de dégraissage. On n'a pas noté de réveil infectieux chez le patient présentant une ostéomyélite chronique.

Discussion

La couverture des pertes de substance au niveau du tiers inférieur de la jambe, de la cheville, du talon, et du dos du pied représente un véritable challenge pour les chirurgiens orthopédistes et les plasticiens. Ces pertes de substances sont souvent secondaires à des lésions traumatiques ; même si on en a observé après une résection de tumeur et sur une ostéomyélite. Le lambeau fascio cutané sural est une solution de couverture de ces pertes de substances. A la 1re utilisation de ce lambeau [4], le ratio longueur sur largeur était de 4/1. Depuis, les auteurs prélèvent des lambeaux de dimensions variables. Ainsi, celles des lambeaux d'Akhtar [7] sont de dimension moyenne de 5 à 15 cm de longueur et 4 à 12 cm de largeur ; celles des lambeaux d'Ayyappan [8] ont atteint 17 x 16 cm. Behan [9] préconise un ratio longueur/largeur de 5/1. Quand à Fabre *et al.* [10], la superficie moyenne de leurs lambeaux est de 80 cm^2. Un des lambeaux d'Hasegawa [6], mesurant 13 x 17 cm fut le siège de nécrose périphérique. Pour notre part, les mesures moyennes des lambeaux, chez l'adulte, sont de 11 x 7 cm ; alors que la superficie moyenne chez l'enfant est de 32 cm^2. Notons que le prélèvement du lambeau doit se faire après nettoyage et mesure précise du site receveur. Sa dimension doit être plus grande en raison de sa rétraction postopératoire.

Le relèvement du lambeau doit se faire avec délicatesse, sans trop tirer sur lui. Le pédicule est bien enveloppé par le tissu sous-cutané. La coagulation électrique est proscrite, en raison de la chaleur nocive pour l'artère surale et pour les collatérales provenant de l'artère péronière. Le relèvement de nos lambeaux comprend le fascia profond ; même si Hasegawa [6] rapporte un cas sans fascia et qui n'avait pas nécrosé.

Le point de pivot de nos lambeaux se situe à 5 cm pour l'adulte, et à 4 cm pour l'enfant de la pointe de la malléole latérale ; ce que préconisent plusieurs auteurs [1, 5, 6, 11, 12]. Par contre, l'étude de Zhang *et al.* [13], portant sur 30 cadavres frais, explore un nouveau point de pivot. Ses résultats montrent que l'artère péronière terminale se divise en 2 branches : l'une postéro-latérale, malléolaire ; et l'autre latérale, calcanéenne. Elles sont situées respectivement à 3 et à 1 cm de la pointe de la malléole latérale. Une anastomose entre la veine saphène et la veine péronière concomitante a été observée. Cet auteur préconise un centre de pivot à 1,5 cm de la pointe de la malléole latérale. Rappelons que Mainard [14] en 1989, lors de sa double utilisation du lambeau pour la couverture de la perte de substance en 2 temps de la cheville et du talon, a disséqué à 1-2 cm au-delà des repères théoriques.

La tunnellisation sous-cutanée, pratiquée chez 4 patients, nous a permis de faire gagner 1 à 2 cm de course au lambeau. Nous avions eu recours à ce procédé dans les pertes de substance situées à la face antéro-médiale de la cheville. Le tunnel doit être large pour éviter la strangulation du paquet. Ce risque a amené Fabre [10] à le proscrire. Pour d'autres auteurs [7, 11], il est utilisé avec précaution. Dans les autres cas, la bande cutanée est sectionnée, et le pédicule est laissé exposé ; d'où l'intérêt de le soulever entouré d'un épais tissu sous-cutané. Les 3 nécroses périphériques sont situées à la partie distale du lambeau, au-delà des bords médial et latéral du pied chez 2 adultes et à l'articulation métatarso-phalangienne chez l'enfant. Yilmaz [15] rapporte 12 % de nécrose distale, Akhtar [7] en rapporte 16,5 %. Vergara a observé [12] 3 cas de congestion veineuse sans nécrose distale. Ce qui nous conduit à considérer que le caractère partiel et distal de la nécrose serait le résultat de la combinaison de 2 facteurs : les limites physiologiques du lambeau et la congestion veineuse postopératoire. Celle-ci a été démontrée par certains auteurs [16, 17]. Cette congestion veineuse est due à une souffrance du retour veineux à contre-courant. Pour augmenter la fiabilité de ce retour veineux, Belmahi *et al.* [16] proposent de transformer le flux veineux rétrograde, assuré par la veine saphène externe, en flux physiologique. Ils anastomosent celle-ci à la veine saphène interne ou à une de ses branches sur le site receveur. Ils n'ont noté ni de congestion veineuse, ni de nécrose distale de ses lambeaux où les pertes de substances sont situées au niveau du talon et la partie inférieure de la jambe. Ils ne rapportent pas de cas de perte de substance au niveau de la partie latérale de la cheville dont l'anastomose serait difficile, voire impossible. Quand à Servant [17] en 1990 utilisait cette technique, mais sur les lambeaux fascio-cutanés hétéro-jambiers. Il anastomose la veine du lambeau à la veine saphène interne, sur le site receveur. Les résultats étaient excellents.

Les cas de nécrose totale de notre série : la 1re intéresse la partie antéro-latérale de la cheville et du pied. Nous avions voulu couvrir la perte de substance qui aboutit jusqu'à l'articulation métatarso-phalangienne. Or, la course du lambeau ne le permettait pas. La nécrose serait due à des manipulations intempestives sur le lambeau. Par ailleurs, il existe des modifications techniques qui peuvent élargir l'arc de rotation du lambeau, lui permettant d'atteindre les articulations métatarso-phalangiennes. C'est le cas du lambeau sural péninsulaire proposé par Oberlin *et al.* [18]. Il est à pédicule très distal avec un point de pivot situé dans la gouttière rétro-malléollaire. L'autre procédé consiste à prélever en proximal, dans la région poplitée avec cependant le risque de nécrose distale [6, 19], technique utilisée chez un de nos enfants, sans nécrose. Le 2e cas de nécrose concerne le lambeau du talon où le patient, fumeur, n'a pas respecté le protocole postopératoire préalablement établi. Quand au 3e cas, l'hypothèse de sa survenue serait la plicature du paquet, puisque le site receveur se situait à la face postérieure de la cheville, sur le même axe que le pédicule du lambeau. Nous insistons sur la difficulté à juger de la vitalité du lambeau dans les 1res heures postopératoires. En effet, le lambeau sural se recolore lentement [5] ; et la majorité de nos lambeaux étaient pâles en fin d'intervention ; la recoloration n'était visible que le lendemain. Le sacrifice du nerf sural n'entraîne pas de gène [12, 20]. Nos patients présentant des séquelles sensitives n'exprimaient pas de plainte fonctionnelle.

Ce lambeau peut être utilisé à tout âge, d'indications multiples et de technique facile. Néanmoins, il est utile d'en préciser les limites : les bords latéral et médial de la cheville et du pied, l'articulation de Lisfranc chez l'adulte, et les têtes des métatarsiens chez l'enfant. Au-delà, la nécrose partielle ou totale du lambeau est fréquente.

Conclusion

L'extrémité inférieure de la jambe, la cheville, le talon, et la face dorsale du pied sont des sièges fréquents de perte de substance. A ce niveau, la cicatrisation est difficile. Le lambeau sural y trouve ses indications.

Conflits d'intérêt

Les auteurs déclarent qu'il n'y a aucun conflit d'intérêt dans ce travail.

Références

[1] MASQUELET AC, ROMANA MC, WOLF G. Skin island flaps supplied by the vascular axis of the sensitive superficial nerves: anatomic study and clinical experience in the leg. *Plast Reconstr Surg. 1992 Jun; 89(6): 1115-21.*

[2] SCHÄFER K. The subcutaneous vascular system (lower extremity): studies on micro-preparations. *Gegenbaurs Morphol Jahrb. 1975; 121(4): 492-514.*

[3] SALOMON M. Les artères de la peau. *Masson, Paris, 1936.*

[4] PONTÉN B. The fasciocutaneous flap: its use in soft tissue defects of the lower leg. *Br J Plast Surg. 1981 Apr; 34(2): 215-20.*

[5] MASQUELET AC, GILBERT A. Atlas des lambeaux de l'appareil locomoteur. *Suramps Médical 2003.*

[6] HASEGAWA M, TORII S, KATOH H, ESAKI S. The distally based superficial sural artery flap. *Plast Reconstr Surg. 1994 Apr; 93(5): 1012-20.*

[7] AKHTAR S, HAMEED A. Versatility of the sural fasciocutaneous flap in the coverage of lower third leg and hind foot defects. *J Plast Reconstr Aesthet Surg. 2006; 59(8): 839-45.*

[8] AYYAPPAN T, CHADHA A. Super sural neurofasciocutaneous flaps in acute traumatic heel reconstructions. *Plast Reconstr Surg. 2002 Jun; 109(7): 2307-13.*

[9] BEHAN FC, TERRILL PJ, ASHTON MW. Fasciocutaneous island flaps for orthopaedic management in lower limb reconstruction using dermatomal precincts. *Aust NZJ Surg. 1994 Mar; 64(3): 155-66.*

[10] FABRE A, LEVADOUX M, BAUER B, VAN GAVER E, RIGAL S. Place du lambeau neurocutané sural distal dans la stratégie de reconstruction des pertes de substance du 1/3 inférieur de la jambe : à propos de 16 cas. *Revchirorth 2005; 91: 132.*

[11] RUDIG LL, GERCEK E, HESSMANN MH, MÜLLER LP. The distally based sural neurocutaneous island flap for coverage of soft-tissue defects on the distal lower leg, ankle and heel. *Oper Orthop Traumatol. 2008 Sep; 20(3): 252-61.*

[12] VERGARA-AMADOR E. Distally-based superficial sural neurocutaneous flap for reconstruction of the ankle and foot in children. *J Plast Reconstr Aesthet Surg 2009 Aug; 62(8): 1087-93.*

[13] ZHANG F, LIN S, SONG Y, ZHANG G, ZHENG H. Distally based sural neuro-lesser saphenous venofasciocutaneous compound flap with a low rotation point: microdissection and clinical application. *Ann Plast Surg. 2009 Apr; 62(4): 395-404.*

[14] MAINARD D, WÉPIERRE G, CRONIER B, DELAGOUTTE JP. Double utilisation du lambeau fascio-cutané sural à pédicule distal pour couvrir une perte de substance cutanée de la cheville et du talon. *Revue chir orth 1994; 80; 73-77.*

[15] YILMAZ M, KARATAS O, BARUTCU A. The distally based superficial sural artery island flap: clinical experiences and modifications. *Plast Reconstr Surg. 1998 Dec; 102(7): 2358-67.*

[16] BELMAHI A, OUFKIR A, FEJJAL N. Sécurisation des lambeaux fasciocutanés de la jambe à pédicule distal par l'anastomose saphène externe-saphène interne. A propos de 15 cas cliniques. *Ann Chir Plast Esthét 2007; 52 89-95.*

[17] SERVANT JM, REVOL M. Les lambeaux cutanés. *Encycl Med Chir Chirurgie Plastique reconstructive et esthétique. Paris : Edition scientifiques et médicales Elsevier, 1990, 45-090.*

[18] OBERLIN C, AZOULAY B, BHATIA A. The posterolateral malleolar flap of the ankle: a distally based sural neurocutaneous flap-report of 14 cases. *Plast Reconstr Surg. 1995 Aug; 96(2): 400-5; discussion 406-7.*

[19] BELFKIRA F, FORLI A, PRADEL P, GUINARD D, MOUTET F. Expérience clinique et adaptations techniques du lambeau neurocutané sural à pédicule distal. A propos de 60 cas. *Ann Chir Plast Esthét 51 (2006) 199-209.*

[20] RAJACIC N, DARWEESH M, JAYAKRISHNAN K, GANG RK, JOJIC S. The distally based superficial sural flap for reconstruction of the lower leg and foot. *Br J Plast Surg. 1996 Sep; 49(6): 383-9.*

Un registre national pour le recueil des poses de BMP en orthopédie

A. Courvoisier, F. Sailhan, O. Laffenêtre, L. Obert
et le Groupe de travail et d'étude sur les BMP en orthopédie

Introduction

Les dispositifs biologiques en orthopédie sont peu nombreux. Les BMP font partie des protéines ostéoinductrices ayant prouvé leur efficacité sur l'amélioration de la consolidation osseuse dans certaines conditions locales défavorables [1-4]. Ces études multicentriques prospectives ont été à l'origine des autorisations de mise sur le marché (AMM) de 2 types de BMP recombinantes, la BMP 2 (Medtronic) et la BMP 7 (Stryker), dans les cadres cliniques définis par les conclusions de ces études.

On recense environ 1500 poses de BMP par an en France. Il devient évident, au regard de la littérature abondante sur le sujet et de la pratique courante, que les indications qui entrent dans le cadre *stricto sensu* de l'AMM sont en réalité peu nombreuses. La majorité des poses effectives de BMP 2 ou 7 en pratique clinique quotidienne est hors AMM. L'efficacité clinique des BMP est appréciée en clinique mais est confrontée au cadre restrictif de l'AMM. Par ailleurs, de plus en plus d'études montrent les effets secondaires de l'utilisation des BMP dans certaines localisations [5-9].

Plusieurs questions viennent alors :
- Ces indications sont-elles justifiées ou abusives ?
- Comment les poses de BMP hors AMM sont-elles délivrées ? Sur quels arguments ?
- Comment les poses de BMP hors AMM sont-elles remboursées ?
- Comment contrôler/évaluer les poses de BMP en France ?

L'orthopédiste et son pharmacien ont peu de réponses sur le sujet dans la littérature. Par ailleurs, les arcanes du contrat de bon usage des médicaments sont obscurs pour la plupart des chirurgiens. Il devient donc difficile pour un chirurgien de savoir pourquoi et surtout comment prescrire de la BMP à son patient.

Le Groupe de Travail et d'Etude sur les BMP en Orthopédie (GTEBO) a été créé en 2008 dans le but de mieux comprendre, recenser et évaluer l'utilisation des BMP en France. Les objectifs de ce travail sont de clarifier les méthodes de prescription des BMP en orthopédie et de montrer l'intérêt d'un recueil prospectif multicentrique des poses de BMP en France.

Matériel et méthodes

Le Groupe de Travail et d'Etude sur les BMP en Orthopédie a été créé en 2008. Il s'agit d'une association loi 1901. Ce groupe comprend des orthopédistes, des pharmaciens et des chercheurs.

Ce groupe est sous le parrainage de la Société Française de Recherche en Orthopédie et Traumatologie elle-même société fille de la Société Française de Chirurgie Orthopédique et Traumatologique.

Un site internet a été créé en 2008, www.gtebo.eu, selon les critères de la CNIL, comportant un espace accessible au public et un espace membre réservé aux professionnels de santé (fig. 1). Ce site comprend un espace grand public permettant à chacun d'avoir une introduction sur l'utilisation et la pertinence des BMP en orthopédie. Un espace membre réservé aux professionnels de santé tels que les chirurgiens et les pharmaciens permet un accès à deux bases de données (fig. 2).

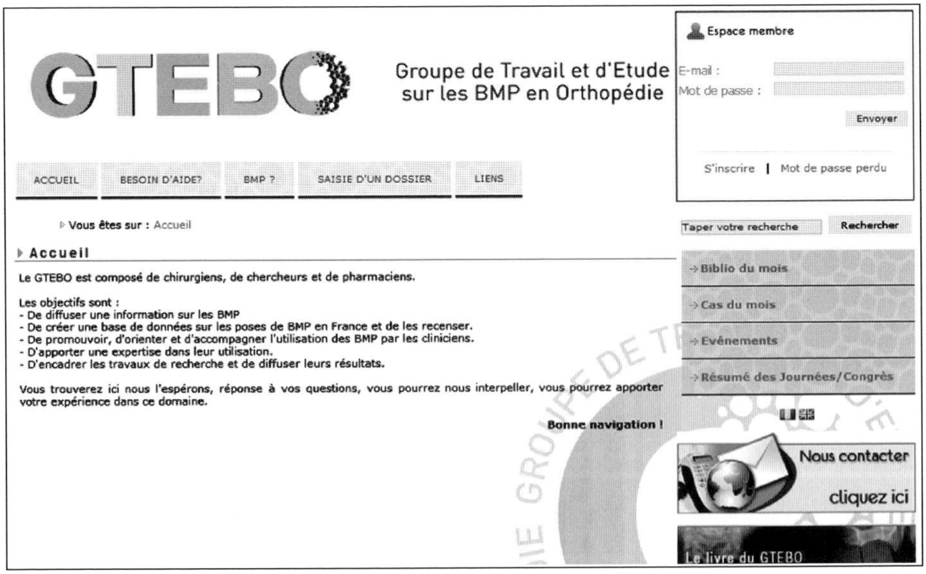

Fig. 1 : Extrait du site internet www.gtebo.eu. Page d'accueil du site.

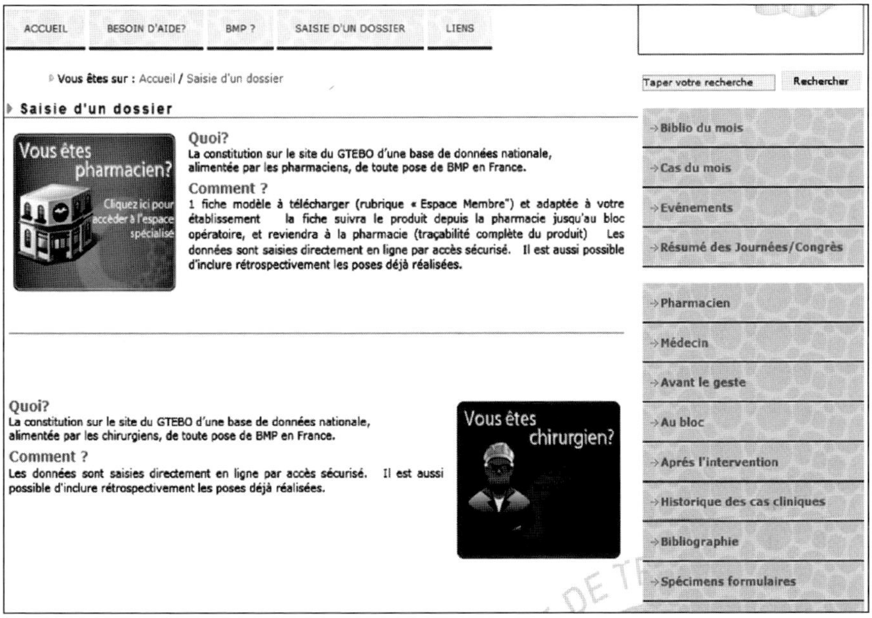

Fig. 2 : *Extrait du site internet www.gtebo.eu. Accueil des professionnels de santé au sein de l'espace membre. Un chirurgien ou un pharmacien peut accéder respectivement à la base de données clinique ou au Registre National.*

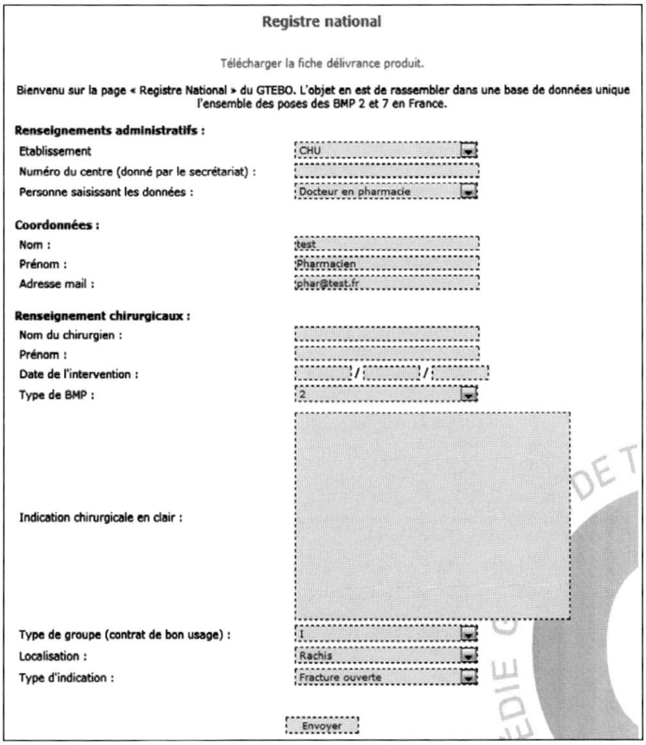

Fig. 3 : *Extrait du site internet www.gtebo.eu. Recueil des données pour le Registre National.*

Une base de données réservée aux pharmaciens, le Registre National, permet le recensement des lots de BMP délivrés en France (fig. 3). Une base de données clinique permet au chirurgien de recenser les indications et de préciser le suivi et les complications (fig. 4).

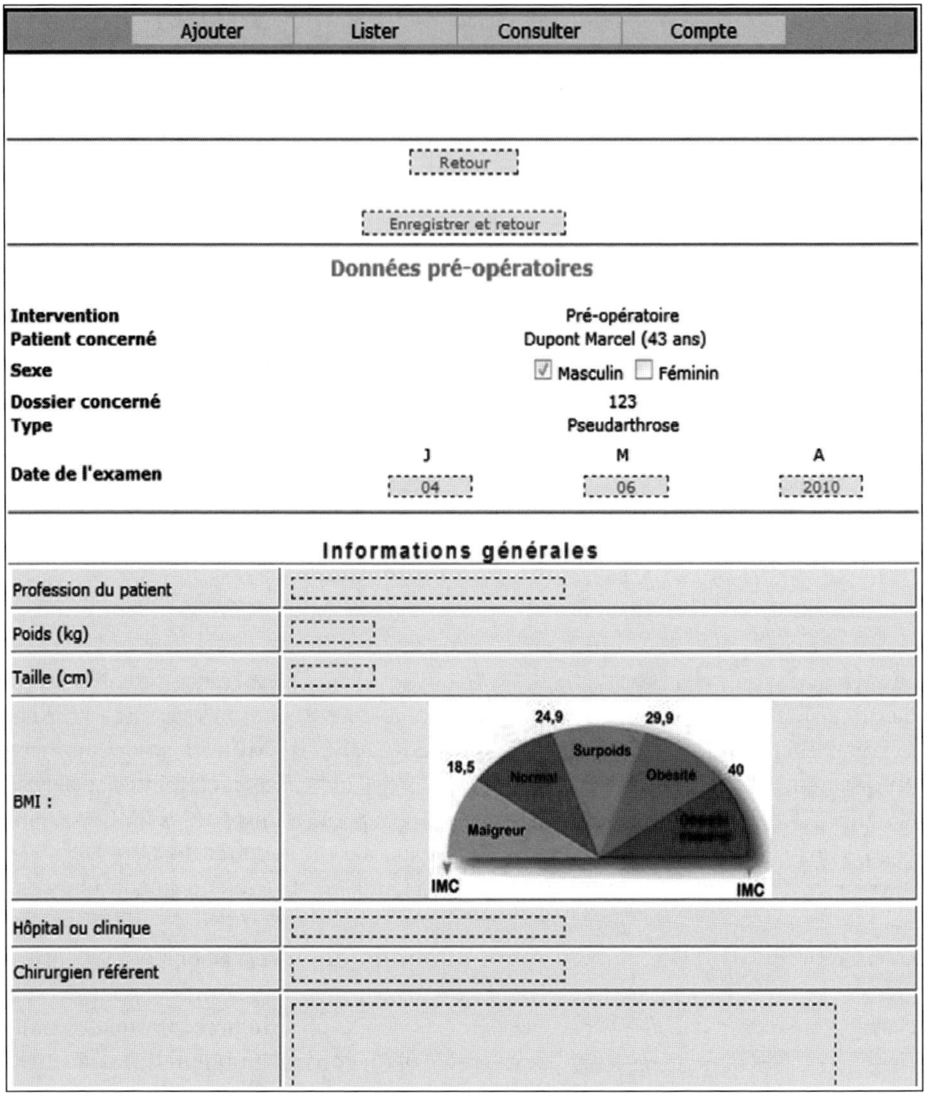

Fig. 4 : *Extrait du site internet www.gtebo.eu.*
Extrait du recueil des données pour la base de données clinique.

Les données issues de ces fiches informatisées sont analysées par le GTEBO.

Résultats

250 cas de pose de BMP ont pu être recensés dans le registre national et 200 dans la base de données cliniques depuis 2008. Les centres qui ont participé à la saisie des fiches sont Bordeaux, Paris (Cochin) et Besançon, Lyon.
La BMP 2 a représenté 80 % des poses de BMP en France et la BMP 7 20 %.

Les sites d'implantations ont été :
- *Au membre supérieur :* humérus (12 %), ulna (5 %), scaphoïde (8 %) pour des pseudarthroses.
- *Au membre inférieur :* fémur (7 %), tibia (12 %), pied/cheville (8 %), pour des pseudarthroses.
- *Rachis :* (60 %), arthrodèse intersomatique lombaire par voie antérieure (ALIF) (90 %), scolioses (5 %), pseudarthroses (5 %).
- *Pédiatrie :* (3 %), pseudarthrose congénitale de jambe (PHRC - Pr Kohler).

Discussion

Le recueil de données prospectives sur les poses de BMP en France et leur analyse par un groupe de travail indépendant nous semble le premier pas vers une meilleure compréhension des mécanismes d'action des BMP. Les BMP sont soumises à une Autorisation de Mise sur le Marché (AMM) pour des indications restreintes et parfois éloignées de la pratique clinique courante. Or les publications sur les BMP se multiplient dans la littérature internationale montrant à la fois l'intérêt des BMP dans des indications hors AMM et à la fois des effets secondaires dans certaines localisations.

La création du GTEBO a permis le rapprochement des pharmaciens et des chirurgiens autour de la thématique des BMP. Le fruit de cette collaboration a permis une clarification et une meilleure connaissance des méthodes de prescription des BMP. Depuis l'établissement en 2005 par décret [10] du contrat de bon usage des médicaments, un établissement de santé :
"S'engage à améliorer et à sécuriser le circuit du médicament et des produits et prestations au sein de l'établissement et à favoriser et garantir au sein de l'établissement, lorsque justifiés les pratiques pluridisciplinaires ou en réseau et le respect des référentiels de bon usage des médicaments, des produits et prestations.
En contrepartie du respect des engagements souscrits par l'établissement de santé, un taux de remboursement de 100 % de la part prise en charge par les régimes obligatoires d'assurance maladie pour les spécialités pharmaceutiques et les produits et prestations mentionnés à l'article L. 162-22-7 du code de la sécurité sociale est garanti à l'établissement."

Plusieurs groupes de prescription sont identifiables par leurs indications.

- *Le groupe 1* correspond à l'AMM. Le chirurgien est en face d'un patient dont la pathologie entre dans le cadre stricto sensu de l'AMM.
- *Le groupe 2* correspond à des indications hors AMM. Il s'agit d'indications pour lesquelles il existe un faisceau d'arguments important dans la littérature pour rendre l'utilisation dudit médicament autorisée dans ces indications. L'Agence française de sécurité sanitaire des produits de santé, la Haute Autorité de santé ou l'Institut national du cancer identifient et recensent ces indications dans des Référentiels nationaux de bon usage des médicaments et des produits et prestations. Le groupe 2 correspond à la phase précédente à l'AMM. La création de ces référentiels est longue et nécessite des études prospectives, multicentriques et randomisées. Il n'existe pas de référentiels pour les BMP.
- *Le groupe 3* correspond aux condre-indications. Le médicament ne peut pas être délivré et, s'il l'est, il ne sera pas remboursé.
- *Le groupe 4* correspond aux indications d'ordre compassionnel, au cas par cas. Le chirurgien doit fournir un argumentaire solide au pharmacien accompagné d'une revue de la littérature justifiant l'utilisation du médicament pour son patient. L'indication et l'argumentaire doivent être clairement exprimés dans le dossier clinique du patient. Si l'indication est justifiée, le médicament est alors délivré et remboursé.

La délivrance des médicaments doit être rigoureuse. Les contrôles par la Sécurité Sociale du respect du contrat de bon usage des médicaments existent. Les contrôles passent par une revue des indications et des dossiers cliniques. "En cas de non-respect par l'établissement de santé des engagements souscrits au titre d'un exercice, le taux de remboursement de la part prise en charge par les régimes obligatoires d'assurance maladie de ces produits, pour l'année suivante, peut être réduit pour l'établissement considéré" [10].

Nous avons voulu à travers ce travail, exposer la réalité de la prescription d'une BMP. Il est évident que le processus devient plus fluide et dans les structures hospitalières où la prescription des BMP est affaire courante. Certains centres produisent des dossiers pour une indication donnée s'apparentant à des référentiels de groupe 2. Un chirurgien plus isolé doit pouvoir avoir en main les outils nécessaires pour prescrire de la BMP s'il lui semble que son patient doit en bénéficier. Le GTEBO travaille à l'élaboration d'argumentaires alimentés par l'expérience, le registre national et la littérature récente afin de faciliter la prescription de BMP dans des indications hors AMM (groupe 4). L'établissement de groupes 2 semble une tâche hors de portée à l'heure actuelle.

Les BMP 2 et 7 commercialisées à l'heure actuelle ont été évaluées dans les études prospectives multicentriques [2-4]. A l'heure actuelle, voici l'intitulé des AMM en France :

La BMP-2 recombinante (Inductos® - Medtronic) a l'AMM :
- En alternative à l'autogreffe osseuse pour l'arthrodèse lombaire antérieure sur un niveau chez les adultes présentant une discopathie dégénérative et ayant suivi un traitement non chirurgical pour cette pathologie pendant au moins 6 mois.
- Dans le traitement des fractures ouvertes de tibia chez l'adulte en tant que complément au traitement standard comprenant la réduction et la fixation par un enclouage centromédullaire.

La BMP-7 recombinante (Osigraft®, OP-1 – Stryker) à l'AMM :
- Dans le traitement des fractures non consolidées (pseudarthroses) du tibia datant d'au moins 9 mois, secondaires à un traumatisme, chez des adultes, dans les cas ou un traitement antérieur par autogreffe a échoué ou quand l'utilisation d'une autogreffe est impossible.

On se rend compte que le cadre de l'AMM est très restreint et très éloigné de la pratique clinique courante. On comprend mal l'utilisation d'une BMP en première intention dans la prise en charge d'une fracture ouverte de jambe alors qu'il faut selon l'AMM attendre un échec d'autogreffe pour utiliser une BMP dans une pseudarthrose de jambe. C'est au regard de la littérature internationale qu'on se rend compte que la plupart des auteurs utilisent les BMP hors du cadre de l'AMM.

Le GTEBO a récemment fait l'état de la littérature et de son expérience de l'utilisation des BMP hors du cadre de l'AMM [11]. Que ce soit au membre supérieur, pour l'humérus ou le scaphoïde ou au membre inférieur pour le fémur, le tibia, la cheville et le pied, les BMP semblent apporter des solutions. Toutefois, il faut se méfier des études et bien comprendre que les BMP ne peuvent palier à un défaut de fixation ou d'une mauvaise prise en charge. Les orthopédistes ou les lecteurs pressés ont cru, un instant, avec l'arrivée sur le marché des inducteurs osseux que le problème des pseudarthroses diaphysaires était réglé. En effet, ils ont extrapolé les études animales à leurs futurs patients [11].

Nous voyons apparaître dans la littérature récente des effets secondaires néfastes des BMP sur de la consolidation osseuse. Il est maintenant admis que l'utilisation des BMP pour les arthrodèses cervicales antérieures n'est pas recommandable. Des réactions allergiques importantes ont été rapportées [7-9]. Il apparait, mais sans preuve formelle à ce jour, que les BMP provoquent une réaction inflammatoire locale qui se développe de manière plus ou moins importante selon les localisations.

La dose ainsi que le mode d'administration doivent certainement être modulés selon la localisation. Par exemple, des phénomènes d'ostéolyse vertébrale transitoire ont été rapportés lors de l'utilisation de BMP dans les arthrodèses intersomatiques lombaires [12] mais qui n'ont pas compromis la fusion intersomatique. Une concentration trop élevée de BMP semble être à l'origine de ces phénomènes d'ostéolyse [5]. Toutefois, de nombreux auteurs ont fait part d'une non-infériorité des BMP par rapport à l'autogreffe dans cette indication avec néanmoins l'avantage de l'absence de prise de crête iliaque pour les BMP [4, 13, 14].

Les BMP sont des facteurs de croissance. Par principe de précaution, il est contre-indiqué de les utiliser en cas d'antécédent de tumeur. Aucune tumeur osseuse développée après une utilisation de BMP n'a été rapportée à ce jour. Ce principe de précaution est également valable en pédiatrie. Or certains auteurs ont utilisé, avec des succès variables, des BMP dans des cas de pseudarthroses congénitales de jambe [11, 15, 16].

Avec la possibilité d'utiliser des cellules ou des protéines inductrices, il faut prendre le temps d'analyser précisément les échecs et les consolidations obtenues en essayant de rendre à chaque acteur de la consolidation osseuse sa responsabilité. A ce jour, la littérature manque cruellement d'études cliniques de niveau de preuve suffisant pour définir clairement la place des BMP dans chacune des situations citées plus haut. Cependant, nous arrivons, grâce à une analyse systématique de la littérature et grâce à l'évaluation de nos patients, à mieux comprendre ce qu'il faut faire et surtout ne pas faire.

Un travail prospectif est nécessaire afin de mieux évaluer l'intérêt des BMP et voir apparaître de nouvelles AMM. Ce travail repose sur le recueil le plus exhaustif possible des poses de BMP. C'est le rôle du registre national et de la base de données cliniques. Nous avons recensé à l'heure actuelle sur le site 250 cas de poses de BMP au sein du registre national et 200 cas dans la base de données cliniques. Nous sommes loin de l'exhaustivité. Il convient à chacun de poursuivre cet effort de recueil.

Par ailleurs, ce travail de recueil combiné au travail de veille bibliographique permettra une légitimité et une meilleure transparence de l'utilisation des BMP au regard de l'AFSSAPS. Des efforts pédagogiques sont nécessaires pour améliorer la compréhension des indications, la qualité des prescriptions et surtout l'évaluation de nos malades.

Conflits d'intérêts

Aucun conflit d'intérêt.

Références

[1] SAILHAN F. Les matériaux ostéo-inducteurs. Paper presented at: *Conférences d'enseignement de la SOFCOT, 2008.*

[2] FRIEDLAENDER GE, PERRY CR, COLE JD, *et al.* Osteogenic protein-1 (bone morphogenetic protein-7) in the treatment of tibial nonunions. *J Bone Joint Surg Am. 2001; 83-A Suppl 1(Pt 2) :S151-8.*

[3] GOVENDER S, CSIMMA C, GENANT HK, *et al.* Recombinant human bone morphogenetic protein-2 for treatment of open tibial fractures: a prospective, controlled, randomized study of four hundred and fifty patients. *J Bone Joint Surg Am. Dec 2002; 84-A(12): 2123-34.*

[4] BURKUS JK, GORNET MF, SCHULER TC, KLEEMAN TJ, ZDEBLICK TA. Six-year outcomes of anterior lumbar interbody arthrodesis with use of interbody fusion cages and recombinant human bone morphogenetic protein-2. *J Bone Joint Surg Am. May 2009; 91(5): 1181-9.*

[5] TOTH JM, BODEN SD, BURKUS JK, BADURA JM, PECKHAM SM, MCKAY WF. Short-term osteoclastic activity induced by locally high concentrations of recombinant human bone morphogenetic protein-2 in a cancellous bone environment. *Spine. Mar 15 2009; 34(6): 539-50.*

[6] WYSOCKI RW, COHEN MS. Ectopic ossification of the triceps muscle after application of bone morphogenetic protein-7 to the distal humerus for recalcitrant nonunion: a case report. *J Hand Surg [Am]. May-Jun 2007; 32(5): 647-50.*

[7] VAIDYA R, CARP J, SETHI A, BARTOL S, CRAIG J, LES CM. Complications of anterior cervical discectomy and fusion using recombinant human bone morphogenetic protein-2. *Eur Spine J. Aug 2007; 16(8): 1257-65.*

[8] SMUCKER JD, RHEE JM, SINGH K, YOON ST, HELLER JG. Increased swelling complications associated with off-label usage of rhBMP-2 in the anterior cervical spine. *Spine. Nov 15 2006; 31(24): 2813-9.*

[9] SHIELDS LB, RAQUE GH, GLASSMAN SD, *et al.* Adverse effects associated with high-dose recombinant human bone morphogenetic protein-2 use in anterior cervical spine fusion. *Spine. Mar 1 2006; 31(5): 542-7.*

[10] Décret n° 2005-1023 relatif au contrat de bon usage des médicament et des produits et prestations mentionné à l'article L.162-22-7 du code la sécurité sociale. *Journal officiel de la république française. 2005.*

[11] OBERT L, LAFFENÊTRE O, SAILHAN F, COURVOISIER A, (GTEBO) GDTEDESLBEO. Bone Morphogenetic Protein (BMP) et reconstruction osseuse des membres: *Sauramps médical; 2009.*

[12] MEISEL HJ, SCHNORING M, HOHAUS C, *et al.* Posterior lumbar interbody fusion using rhBMP-2. *Eur Spine J. Dec 2008; 17(12): 1735-44.*

[13] GEIBEL PT, BOYD DL, SLABISAK V. The use of recombinant human bone morphogenic protein in posterior interbody fusions of the lumbar spine: a clinical series. *J Spinal Disord Tech. Jul 2009; 22(5): 315-20.*

[14] DAWSON E, BAE HW, BURKUS JK, STAMBOUGH JL, GLASSMAN SD. Recombinant human bone morphogenetic protein-2 on an absorbable collagen sponge with an osteoconductive bulking agent in posterolateral arthrodesis with instrumentation. A prospective randomized trial. *J Bone Joint Surg Am. Jul 2009; 91(7): 1604-13.*

[15] RICHARD B, JOHNSTON CE, SHRADER MW, WELCH RD. Use of rhBMP-2 in congenital pseudarthrosis of the tibia. *J Child Orthop. 2008; 2(Suppl 1): S24.*

[16] DOHIN B, FASSIER F, HAMDY RC. Utilisation de la rhBMP 7 dans le traitement de la pseudarthrose congénitale du tibia chez l'enfant. *Rev Chir Orthop. 2008; 94(suppl 7):S 257.*

Fixation par ancre sur la base du cinquième métatarsien de l'hémi-transfert du muscle tibial antérieur dans le traitement du pied varus équin de l'adulte hémiplégique

N. Gasse, D. Lepage, P. Sergent, B. Parratte, L. Obert

Introduction

Le patient hémiplégique adulte présente une évolution neuro-fonctionnelle fréquemment entravée par le développement d'une spasticité gênante du côté atteint. Les causes les plus fréquentes d'hémiplégie sont vasculaires (accidents vasculaires cérébraux) et traumatiques (hématomes intra-crâniens), puis tumorales, inflammatoires (sclérose en plaque), infectieuses (abcès cérébral) et anoxiques (infirmités motrices cérébrales à l'âge adulte). Les schémas spastiques sont relativement bien identifiés, tant au niveau des membres supérieurs qu'au niveau des membres inférieurs. Ainsi, au niveau du membre inférieur déficitaire, l'attitude du pied en équin dynamique plus ou moins associée à un varus de l'arrière-pied est une déformation fréquente. La qualité de l'appui et de la marche de ces patients est pénalisée par cette déformation, ce qui nécessite, pour améliorer leur déplacement, de recourir à des aides techniques et à des appareillages souvent encombrants et inesthétiques. La spasticité ainsi que le déficit de la commande volontaire des muscles du segment jambier et du pied sont à l'origine de la déformation. Les thérapeutiques physiques et les traitements anti-spastiques permettent de réduire cette atteinte.

Cependant, l'apparition de rétractions sur les muscles spastiques impose souvent le recours à un traitement chirurgical pour permettre d'améliorer les appuis au sol du pied atteint et le retour à une marche moins conflictuelle. C'est une chirurgie neuro-orthopédique fonctionnelle. L'indication chirurgicale est posée au cas par cas lors d'une consultation pluridisciplinaire le plus souvent, associant des médecins de médecine physique et de réadaptation et des chirurgiens neuro-orthopédistes. L'objectif de cette consultation est d'évaluer cliniquement le patient, de définir et de proposer la meilleure stratégie thérapeutique en fonction de ses attentes. C'est un "contrat" qui est passé entre le patient et l'équipe médico-chirurgicale [1]. Les gestes chirurgicaux décrits sont nombreux. Ils ont pour premières cibles les parties molles, avec le plus souvent un premier temps d'allongement du tendon calcanéen, suivies d'un hémi-transfert du muscle tibial antérieur. Des gestes ostéo-articulaires peuvent parfois être nécessaires.

Une consultation pluridisciplinaire existe depuis 2004 au CHU de Besançon. Nous avons revu tous les patients ayant bénéficié de cette consultation et d'une intervention pour pied varus équin d'origine neurologique centrale avec hémi-transfert du muscle tibial antérieur. Le but de cette étude était d'évaluer un mode de fixation original de l'hémi-transfert du muscle tibial antérieur, par ancrage sur la base du cinquième métatarsien, ainsi que d'évaluer les résultats de ces interventions, à la fois objectifs (analyse de la diminution des déformations, des appuis et de la marche) et subjectifs (satisfaction du patient), afin d'améliorer notre pratique.

Matériel et méthodes

Critères d'inclusion

Il s'agissait d'une étude rétrospective, réalisée de juillet 2004 à novembre 2008. Les critères d'inclusions rassemblaient les patients d'un âge supérieur à 15 ans, ayant bénéficié d'un suivi en consultation pluridisciplinaire de neuro-orthopédie et d'une intervention chirurgicale pour pied varus équin d'origine centrale avec un geste d'hémi-transfert du muscle tibial antérieur. La révision a été effectuée par un seul évaluateur, de décembre 2008 à février 2009.

Technique opératoire

L'intervention se déroulait toujours selon les mêmes modalités : le patient était installé en décubitus dorsal, sous anesthésie générale.

L'intervention débutait par un premier temps d'allongement du muscle triceps sural. Il s'agissait en fonction du degré de rétraction, soit d'un allongement du tendon calcanéen par une ténotomie en "Z" décrite par White [2], soit d'un allongement des chefs du muscle gastrocnémien selon Baker [3]. L'allongement était réglé à la demande par une flexion dorsale de la cheville.

Le second temps était l'hémi-transfert du muscle tibial antérieur. Une incision d'environ 2 centimètres était effectuée en regard de l'os naviculaire et de la base du premier métatarsien afin de dégager l'insertion distale du tendon du muscle tibial antérieur (fig. 1). La moitié latérale du tendon était ensuite libérée de son attache osseuse au bistouri froid et amarrée à l'aide d'un fil. Une contre-incision 5 centimètres au-dessus de la cheville permettait de retrouver cet hémi-tendon à la jonction tendino-musculaire après passage en un tunnel sous le rétinaculum des extenseurs (fig. 2). Une troisième et dernière incision était faite en regard de la base du cinquième métatarsien, lieu de fixation de l'hémi-transplant. A partir de cet abord, un tunnel sous-cutané était alors créé à l'aide d'un long clamp, jusqu'à la seconde incision afin de saisir l'extrémité distale de l'hémi-transplant, et de la ramener en regard de la base du cinquième métatarsien (fig. 3). La base du métatarsien était ensuite dégagée à la rugine. Le transfert était fixé à l'aide d'une ancre en titane de diamètre 2 mm implantée sur cette base (fig. 4). Après vérification de la qualité de l'ancrage osseux, le tendon était fixé à cette ancre (fil polyester) (fig. 5). Afin de régler correctement la tension du transfert tendineux, le pied était maintenu, lors de la fixation, en position neutre dans le plan frontal, en corrigeant le varus de repos induit par l'anesthésie. Les trois abords étaient refermés sans drainage par des points séparés de fil bio-résorbable. Le pansement compressif était renforcé par une attelle plâtrée postérieure pour 2 jours, suivis d'un plâtre suro-pédieux sans appui pendant 21 jours. Ce plâtre était ensuite remplacé par une botte de marche en résine pour les 21 jours suivants.

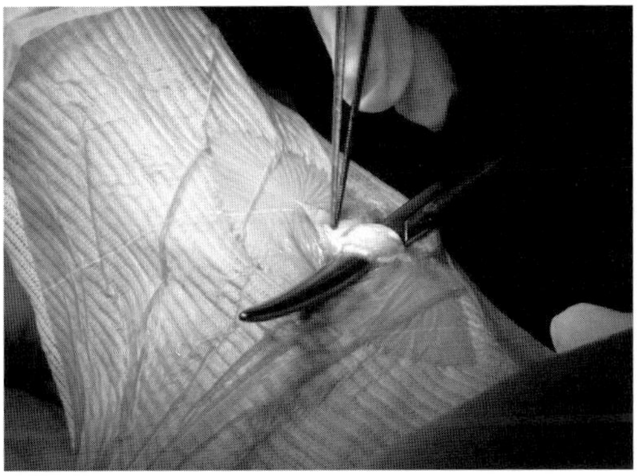

Fig. 1 : *Repérage du tendon de muscle tibial antérieur au niveau de son insertion distale.*

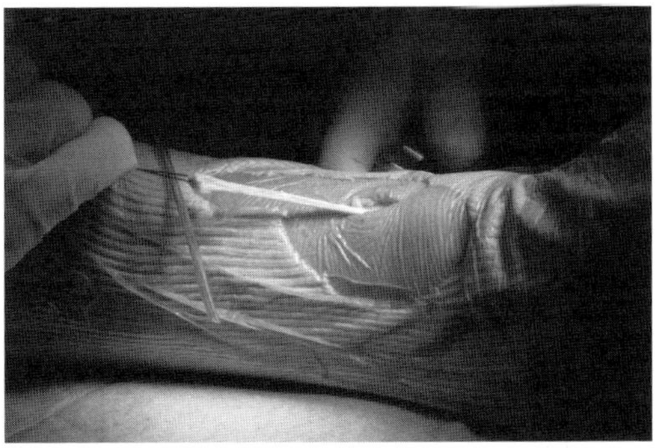

Fig. 2 : *Récupération de l'hémi-transplant de muscle tibial antérieur à 5 cm au-dessus de la cheville au niveau de la jonction musculo-tendineuse.*

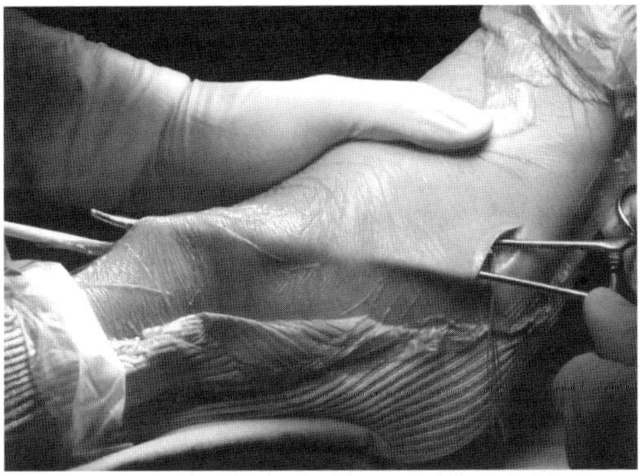

Fig. 3 : *Création d'un tunnel sous-cutané à l'aide d'un long clamp, afin de récupérer l'hémi-transplant et le guider vers la base du cinquième métatarsien.*

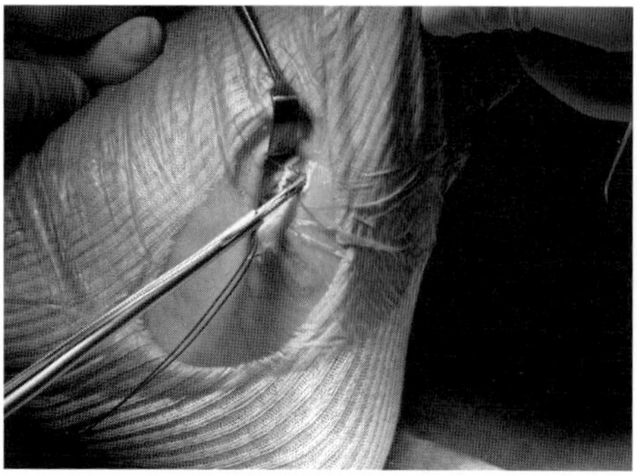

***Fig. 4** : Insertion d'une ancre en titane au niveau de la base du cinquième métatarsien.*

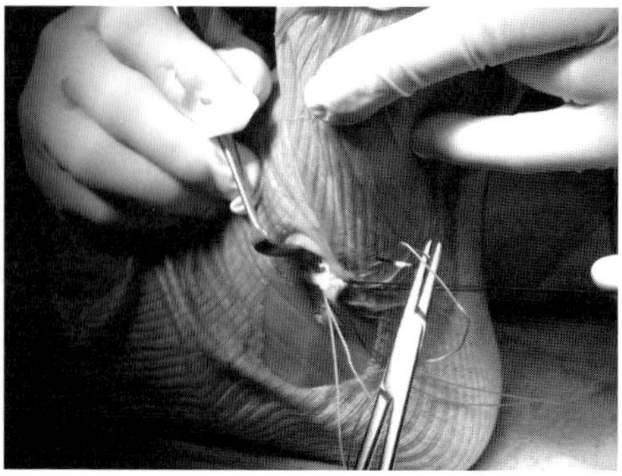

***Fig. 5** : Suture de l'hémi-transplant tendineux à l'aide des fils de l'ancre.*

Méthodes d'étude

Les données préopératoires relevées étaient l'âge, le sexe, les antécédents, l'étiologie de l'atteinte, le côté atteint et les objectifs de l'intervention, fixés en consultation pluridisciplinaire. Les données postopératoires relevées étaient les complications et les éventuelles reprises.

Les données colligées à la révision étaient : la satisfaction mesurée sur une échelle à quatre items (très insatisfait, insatisfait, satisfait, très satisfait), l'adéquation entre les objectifs et les résultats par le patient, ainsi que des données comparatives : la douleur (évaluée à l'aide de l'Echelle visuelle analogique (E.V.A.), la possibilité de marche, la flexion dorsale de cheville (mesurée à l'aide d'un goniomètre, en extension puis en flexion du genou), le périmètre de marche, l'autonomie (évaluée à l'aide de l'échelle fonctionnelle de marche et de déambulation modifiée (FACm) [4], qui classe les patients en neuf groupes en fonction de leur indépendance à la marche, quelle que soit l'aide technique qu'ils utilisent), et enfin la présence d'appareillage (orthèse) et d'aides techniques (canne, déambulateur).
L'analyse statistique a été faite à l'aide d'un test de Wilcoxon signé.

Résultats

Présentation de la série

La série comportait 22 patients (10 hommes et 12 femmes) avec un âge moyen de 39,9 ans (17-76).
Les étiologies de l'atteinte centrale étaient des accidents vasculaires cérébraux (14 patients), des traumatismes crâniens graves (4 patients) et des infirmités

motrices cérébrales (4 patients). Les objectifs de l'intervention étaient pour 19 patients la marche pied nu à plat, pour 13 patients le sevrage d'une orthèse et pour 5 patients la diminution des douleurs.
Le délai moyen à la révision était de 21 mois (3-54).

Complications

Deux complications ont été relevées : un retard de cicatrisation sur la voie d'abord du tendon calcanéen avec résolution spontanée et un arrachement de l'ancre à 6 mois de l'intervention, lors d'un accident de la voie publique. Cet arrachement n'a pas été responsable d'une récidive de la déformation.

Résultats subjectifs

90 % des patients ont estimé que le contrat fixé en consultation pluridisciplinaire avait été rempli et 100 % des patients étaient satisfaits (41 %) ou très satisfaits (59 %) de l'intervention. La douleur moyenne est passée sur l'E.V.A. de 5,6 [3-8] à 1,9 (0-5). Deux patients ont réacquis la marche après l'intervention.

Résultats objectifs

Il existait un gain moyen statistiquement significatif de flexion dorsale de cheville de 12,8° genou en extension ($p < 0,0001$) et de 11,8° genou en flexion ($p < 0,0001$). Le périmètre de marche moyen est passé de 0,7 kilomètre (0-5) à 1,9 kilomètre (0,05-5) ($p < 0,0001$). La mesure moyenne de l'autonomie par la FACm est passée d'un score de 5,23 (0-7) à 6,26 (5-7). Sur 13 patients au départ, un seul a conservé son orthèse en postopératoire, soit un taux de sevrage de l'appareillage de 92,3 %. Le taux de sevrage de l'aide technique était de 25 %.

Discussion

Analyse et critiques

Cette étude montre que les objectifs fixés en consultation pluridisciplinaire sont remplis (satisfaction, restauration de la flexion dorsale de cheville, gain significatif du périmètre de marche, augmentation de l'autonomie, diminution des douleurs et de la lourdeur de l'appareillage). Néanmoins la méthodologie est sans doute critiquable. En effet, il s'agit d'une étude rétrospective avec un effectif relativement faible. De plus, les étiologies et les tableaux cliniques sont multiples et variés chez ces patients, ce qui rend compliqué une comparaison de sous-groupes.

Concernant le traitement chirurgical des rétractions musculo-tendineuses, la réalisation de tous les gestes en un seul temps est désormais admise pour toutes les équipes. Les avantages pour les patients sont nombreux : une seule hospitalisation, suivie d'une seule immobilisation et d'un seul réapprentissage du nouveau schéma de marche. L'intervention chirurgicale est une coupure dans la vie des patients, qui entraîne un retentissement psychologique important. L'immobilisation postopératoire rend parfois impossible le maintien à domicile et impose un séjour en maison de convalescence. D'un point de vue plus théorique, il semble logique d'agir en même temps sur les muscles agonistes et antagonistes afin d'éviter tout déséquilibre.

Le choix des gestes chirurgicaux réalisés est guidé par les conclusions de la consultation pluridisciplinaire. Ces gestes sont en accord avec les recommandations émises par Denormandie *et al.* [1] : "adapter les voies d'abord pour permettre des gestes complémentaires secondaires, en particulier en cas de récidive spastique nécessitant la réalisation de gestes de neurotomie ; éviter la réalisation de gestes définitifs faisant perdre d'éventuelles possibilités fonctionnelles du muscle ; on privilégiera plutôt les gestes conservateurs à type d'allongement suture ; ne pas affaiblir (neurotomie, ténotomie) des muscles qui pourraient être transférés secondairement".

Fixation du transplant

Le choix d'une fixation osseuse à l'aide d'une ancre a été fait pour les 22 hémitransferts tendineux réalisés. C'est un mode de fixation original pour ce type d'indication. En effet, certains auteurs tels que Roper *et al.* [5] Waters *et al.* [6] et Vogt [7], suivent la technique décrite par Mooney *et al.* [8], c'est-à-dire la réalisation d'un tunnel transosseux à travers l'os cunéiforme latéral, et une suture du transplant sur lui-même après passage dans ce tunnel. Tracy [9], Pinzur *et al.* [10] et Asencio *et al.* [11] réalisent ce même tunnel, mais fixé par un bourdonnet transplantaire. Keenan *et al.* [12] et Hosalkar *et al.* [13] préfèrent une fixation à l'aide d'une vis d'interférence. Dans une étude réalisée sur cadavre, Fenell *et al.* [14] comparent la résistance d'une fixation par tunnel transosseux avec suture du transplant sur lui-même, avec celle d'une fixation par une ancre sur une série de 26 pieds. Les auteurs montrent une différence significative en termes de résistance, en faveur de la fixation par ancre. En revanche, sur une série de 15 pieds de cadavre, Nunez-Pereira *et al.* [15] montrent une différence significative en faveur de la fixation par vis d'interférence, comparée à l'ancre. Il semble que la fixation par ancre soit plus simple de réalisation, moins traumatique pour l'os qu'un tunnel transosseux et moins traumatique pour la plante du pied qu'un bourdonnet transplantaire.

Le site de fixation est également variable en fonction des séries, l'os cunéiforme latéral étant le site préféré [5-7, 9, 11]. Le choix d'une fixation sur la base du cinquième métatarsien s'est fait pour plusieurs raisons :

- sa simplicité de réalisation ; ce site est en effet facilement palpable en sous-cutané sur le bord latéral du pied,
- la recherche d'une action valgisante la plus importante, en fixant le transplant le plus loin possible afin d'avoir un meilleur bras de levier,
- l'absence de conflit au chaussage.

Enfin, ce mode de fixation a l'avantage de ne pas modifier le chaussage des patients.

Comparaison des résultats avec les données de la littérature

Avec deux complications minimes et résolutives, on peut considérer que les résultats tant objectifs que subjectif avec ce type de fixation sont comparables aux autres techniques utilisées. On retrouve en moyenne selon les séries environs 5 % de vis d'interférence ou de transplant fixés par un tunnel transosseux arraché [7, 10, 11, 13].

Ce type d'intervention apporte un réel bénéfice chez les patients, les buts de l'intervention (améliorer l'autonomie, supprimer l'orthèse, faciliter le chaussage), étant régulièrement atteints. Les données subjectives (amélioration globale de la marche, satisfaction du patient, adéquation entre objectifs et résultats de l'intervention) sont rarement analysées dans la littérature. Seul le critère "satisfaction du patient" est retrouvé [11, 16], avec des résultats proches de 80 % de satisfaction, mais sans spécification du mode d'évaluation.

La donnée objective la plus retrouvée dans la littérature est le pourcentage de sevrage de l'appareillage [5, 7, 9-13, 16, 17] (fig. 6). C'est une donnée fiable qui reflète bien l'amélioration apportée par le traitement, même si tous les patients ne portent pas forcément d'orthèse en préopératoire.

Le taux de sevrage de l'aide technique à la marche (25 %) est beaucoup plus faible que celui de l'appareillage dans cette série. Cet écart est également retrouvé dans la littérature chez Asencio *et al.* [11], Hosalkar *et al.* [13] et Roper *et al.* [5]. Seul Morita *et al.* [17] et Keenan *et al.* [12] retrouvent un taux de sevrage de l'aide technique plus important. La capacité de sevrage d'une canne ou d'un déambulateur semble en effet plus compliquée pour les patients, ce qui peut s'expliquer par la persistance des troubles de l'équilibre. Ces aides restent un moyen d'éviter les chutes et d'avoir une marche plus assurée, surtout lors des déplacements en dehors du domicile. Nombreux sont les patients qui n'utilisent leurs cannes ou leur déambulateur qu'en dehors de leur domicile.

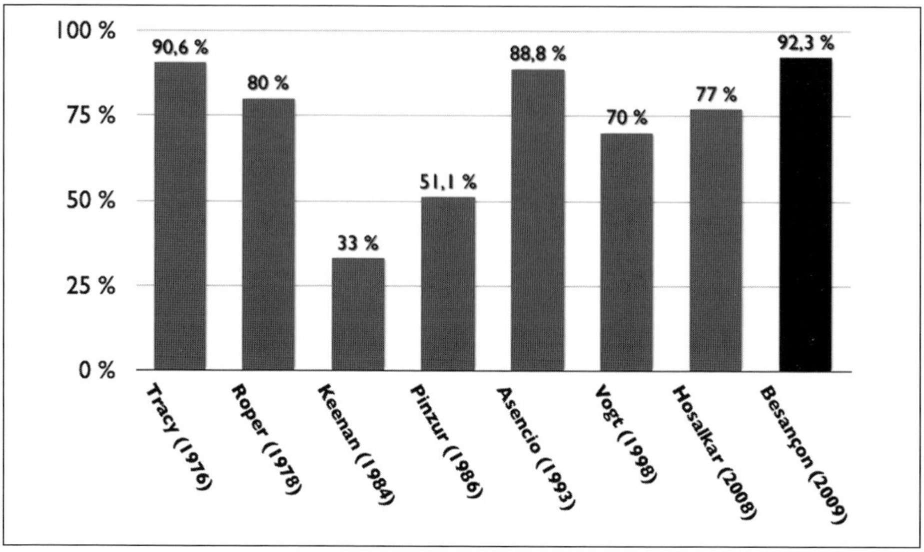

***Fig. 6** : Taux de sevrage de l'appareillage des principales séries publiées*

Conclusion

Cette série montre des résultats subjectifs très satisfaisants. Les résultats objectifs le sont également mais sont plus difficiles à évaluer de façon rétrospective. Pour ce type de chirurgie, l'évaluation préalable des patients en consultation pluridisciplinaire de neuro-orthopédie est essentielle afin de poser les meilleures indications thérapeutiques. La fixation par ancre apparaît simple, reproductible et fiable, au prix de peu de complications. Il faudrait la confronter aux autres techniques par une étude *in-vivo* sur un large effectif avant d'en affirmer la supériorité. La fixation distale sur la base du cinquième métatarsien permet de régler le problème fréquent du réglage de la tension des transferts tendineux.

Conflits d'intérêt

Aucun.

Références

[1] DENORMANDIE P, KIEFER C, MAILHAN L, EVEN-SCHNEIDER A, SORRIAUX G, MARTIN JN. *et al.* Surgical treatment of orthopedic deformities due to spasticity in the lower limb. *Neurochirurgie 2003; 49: 339-52.*

[2] WHITE J. Torsion of the Achilles tendon: its surgical signifiance. *Arch Surg 1943; 46: 784-7.*

[3] BAKER L. A rational approach to the surgical needs of the cerebral palsy patient. *J Bone Joint Surg Am 1956; 38: 313-23.*

[4] BRUN V, MOUSBEH Z, JOUET-PASTRE B, BENAIM C, KUNNERT J, DHOMS G. *et al.* Evaluation clinique de la marche de l'hémiplégique vasculaire : proposition d'une modification de la Functionnal Ambulation Classification (FAC). *Ann Readapt Med Phys 2000; 43: 1-48.*

[5] ROPER BA, WILLIAMS A, KING JB. The surgical treatment of equinovarus deformity in adults with spasticity. *J Bone Joint Surg Br 1978; 60: 533-5.*

[6] WATERS RL, PERRY J, GARLAND D. Surgical correction of gait abnormalities following stroke. *Clin Orthop Relat Res 1978; 131: 54-63.*

[7] VOGT JC. Split anterior tibial transfer for spastic equinovarus foot deformity: retrospective study of 73 operated feet. *J Foot Ankle Surg 1998; 37: 2-7.*

[8] MOONEY V, PERRY J, NICKEL VL. Surigical and non-surgical orthopaedic care of stroke. *J Bone Joint Surg Am 1967; 49: 989-1000.*

[9] TRACY HW. Operative treatment of the plantar-flexed inverted foot in adult hemiplegia. *J Bone Joint Surg Am 1976; 58: 1142-5.*

[10] PINZUR MS, SHERMAN R, DIMONTE-LEVINE P, KETT N, TRIMBLE J. Adult-onset hemiplegia: changes in gait after muscle-balancing procedures to correct the equinus deformity. *J Bone Joint Surg Am 1986; 68: 1249-57.*

[11] ASENCIO G, PELISSIER J, PRIVAT JM, BERTIN R, MEGY B, LEONARDI C. La chirurgie du pied équin chez l'adulte hémiplégique. *Rev Chir Orthop 1993; 79: 41-8.*

[12] KEENAN MA, CREIGHTON J, GARLAND DE, MOORE T. Surgical correction of spastic equinovarus deformity in the adult head trauma patient. *Foot Ankle 1984; 5: 35-41.*

[13] HOSALKAR H, GOEBEL J, REDDY S, PANDYA NK, KEENAN MA. Fixation techniques for split anterior tibialis transfer in spastic equinovarus feet. *Clin Orthop Relat Res 2008; 466: 2500-6.*

[14] FENNELL CW, BALLARD JM, PFLASTER DS, ADKINS RH. Comparative evaluation of bone suture anchor to bone tunnel fixation of tibialis anterior tendon in cadaveric cuboid bone: a biomechanical investigation. *Foot Ankle Int 1995; 16: 641-5.*

[15] NUNEZ-PEREIRA S, PACHA-VICENTE D, LIUSA-PEREZ M, NARDI-VILARDAGA J. Tendon transfer fixation in the foot and ankle: a biomechanical study. *Foot Ankle Int 2009; 30: 1207-11.*

[16] YAMAMOTO H, OKUMURA S, MORITA S, OBATA K, FURUYA K. Surgical correction of foot deformities after stroke. *Clin Orthop Relat Res 1992; 282: 213-8.*

[17] MORITA S, MUNETA T, YAMAMOTO H, SHINOMIYA K. Tendon transfer for equinovarus deformed foot caused by cerebrovascular disease. *Clin Orthop Relat Res 1998; 350: 166-73.*

Technique arthroscopique de réparation des ruptures chroniques du tendon d'Achille

J. Vernois, S. Bendall, D. Redfern

Introduction

La rupture du tendon d'Achille est une pathologie fréquente, à la fois chez l'athlète et le sportif occasionnel. Prise en charge rapidement, son traitement permet la restitution de la longueur du tendon d'Achille, clef de la garantie d'un résultat fonctionnel optimal, qu'il soit fonctionnel ou chirurgical. Malheureusement, son diagnostic peut être méconnu, 20 % pour Padanilam [1].

Si elle est négligée, son traitement sera plus difficile pouvant faire appel à des techniques diverses :

1) *La technique de Bosworth :* reconstruction par un lambeau d'aponévrose tricipitale pédiculé et retourné.
2) *L'utilisation de transplants autologues :* fléchisseur commun, fléchisseur propre de l'hallux, court fibulaire, plantaire grêle, tendon rotulien.
3) *L'emploie d'allogreffe ou de ligaments artificiels*

Chaque technique présente ses avantages et ses inconvénients. Il n'existe actuellement aucun consensus sur la prise en charge d'une rupture chronique négligée du tendon d'Achille. Les complications de ses procédures ne sont pas exceptionnelles, 9 % dans la littérature, comportant désunions et infections.

1) *La technique de Bosworth* nécessite un large abord, source de complications cutanée et infectieuse.
2) *Les allogreffes* sont délicates d'utilisation exposant au risque de contamination virale.
3) *Les transplants*, muscle ou un tendon, abandonnent leur rôle initial. Ce détournement peut perturber la biomécanique. Lorsqu'il est libre, il se pose le problème de la morbidité au niveau du site donneur.

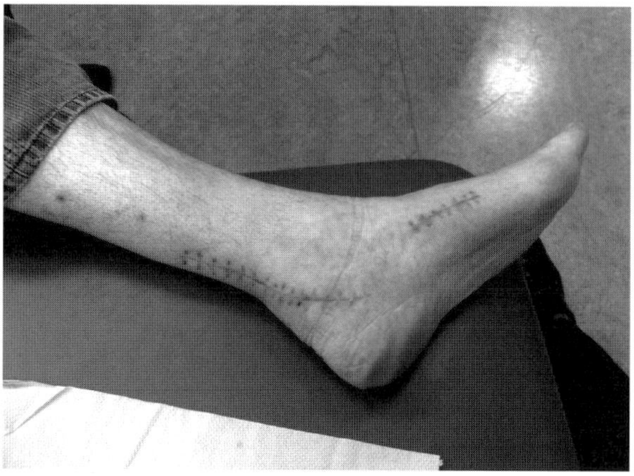

Fig. 1 : Voie d'abord extensive pour la réparation d'une rupture chronique du tendon d'Achille.

Du fait de la rétraction des 2 berges du tendon, il est souvent impossible de réaliser une suture bord à bord. Lorsque la distance est trop importante, supérieure à 6 cm, certains auteurs proposent un transfert du long fléchisseur de l'hallux.

Soucieux de minimiser les risques cutanés (fig. 1), chez des patients fragiles peu demandeurs physiquement, nous nous sommes tournées vers cette technique. Notre première expérience s'est faite à ciel ouvert grâce à un petit abord latéral au tendon d'Achille. L'arthroscopie postérieure faisant partie de notre pratique quotidienne, nous avons décidé de réaliser ce transfert sous arthroscopie.

Technique chirurgicale

Comme pour toute arthroscopie postérieure, le patient était installé en décubitus ventral. Le membre opéré était surélevé et le pied dépassait à l'extérieur de la table (fig. 2). Il est indispensable de s'assurer que le pied controlatéral ne gêne pas. Le garrot était positionné au niveau de la cuisse. Son utilisation n'était pas systématique. Une arthro-pompe facilitait l'intervention. On utilisait un optique classique 4,5 mm orientés à 30°. La procédure chirurgicale, comme au niveau du genou lors de la ligamentoplastie d'un ligament croisé, comportait plusieurs étapes : la préparation du site receveur, le prélèvement du transplant et sa fixation.

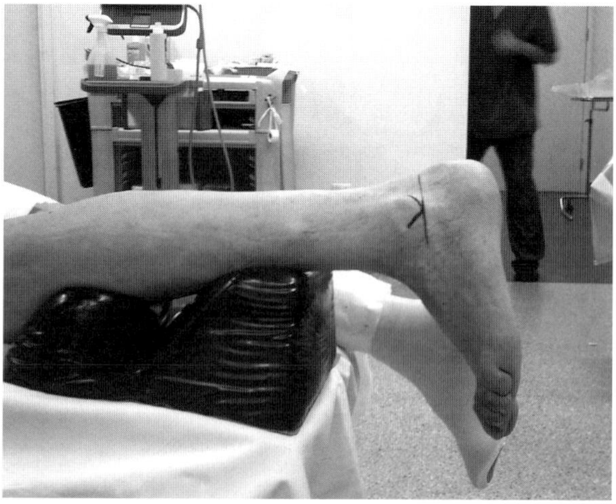

Fig. 2 : Installation du patient.

Les voies d'abords étaient para-achilléennes médiale et latérale, préalablement repérées et dessinées sur la peau, comme décrites par N. van Dijk [2]. L'arthroscope était toujours introduit latéralement en direction du 1er espace interdigital. Les instruments utilisaient la voie médiale.

Le premier temps opératoire consistait à nettoyer le carrefour postérieur afin d'individualiser le tendon du long fléchisseur de l'hallux sur la face médiale du talus. Des manœuvres de flexion-extension de l'hallux étaient utiles à son identification. Repéré, il était progressivement libéré en distal, dans la gouttière rétro et sous-malléolaire, et en proximal autour de sa partie musculaire. A l'aide d'un passe-fils courbe, un fil Monocril de gros diamètre était passé autour du tendon pour autoriser sa mobilisation (fig. 3).

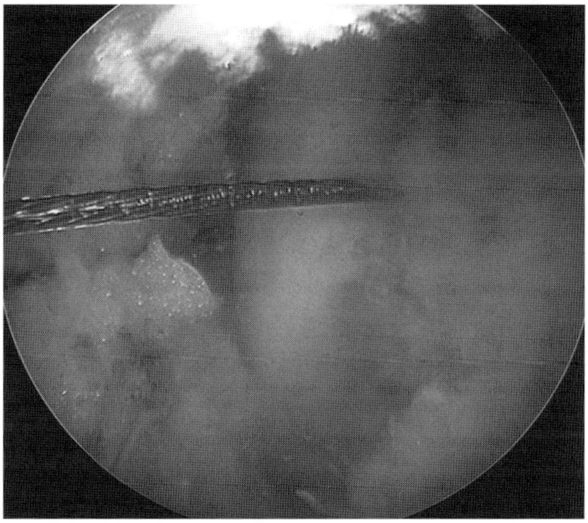

Fig. 3 *: Mobilisation arthroscopique du tendon du long fléchisseur de l'hallux.*

Lors du second temps, le tendon était suivi distalement. Puis, par transillumination, sa localisation était repérée sous la malléole interne. Afin d'en prélever une longueur suffisante, l'hallux et la cheville étaient maintenus en flexion plantaire. Une traction sur le Monocril permettait sa mise en tension. Grâce à une courte incision, sa section pouvait ainsi être réalisée (fig. 4). La partie proximale du tendon était alors extériorisée par l'une ou l'autre des voies postérieures et surfilé (fig. 5) par un fil tracteur. Son diamètre était alors mesuré.

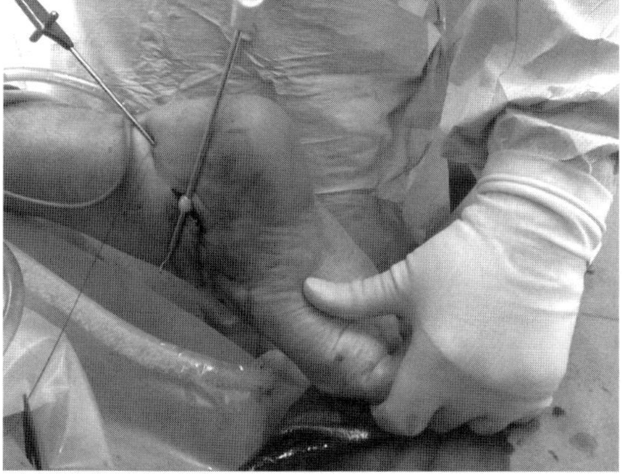

Fig. 4 *: Section distale du tendon du long fléchisseur de l'hallux.*

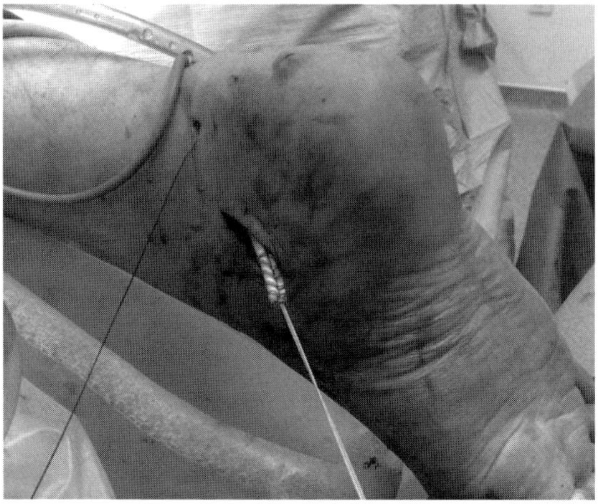

Fig. 5 : Mise en place d'un fil tracteur.

Le tendon prêt, nous réalisions la fixation, dernier temps de cette chirurgie. La zone d'insertion du transplant était préachilléenne. Elle nécessitait le nettoyage de la face dorsale du calcanéum. Puis, une broche guide de 2 mm était introduite par une troisième voie trans-achilléenne proximale, au niveau de la grosse tubérosité de haut en bas et d'arrière en avant à travers le calcanéum. Elle permettait la réalisation d'un tunnel dont le diamètre et la longueur étaient adaptés au transplant. Par un système de va-et-vient, le tendon était descendu sous contrôle arthroscopique dans le tunnel par le fil tracteur. Le pied était alors positionné à 20° de flexion plantaire. Grâce à une vis d'interférence, nous obtenions une fixation définitive stable (fig. 6). Un contrôle fluoroscopique a facilité la visée du tunnel osseux et vérifié la position de la vis (fig. 7). La solidité du montage était vérifiée par une mobilisation en flexion dorsale de la cheville.

La fermeture des voies d'abord se faisait par un fil résorbable. L'intervention était complétée par une immobilisation en équin soit par botte en résine soit par botte de marche et talonnette.

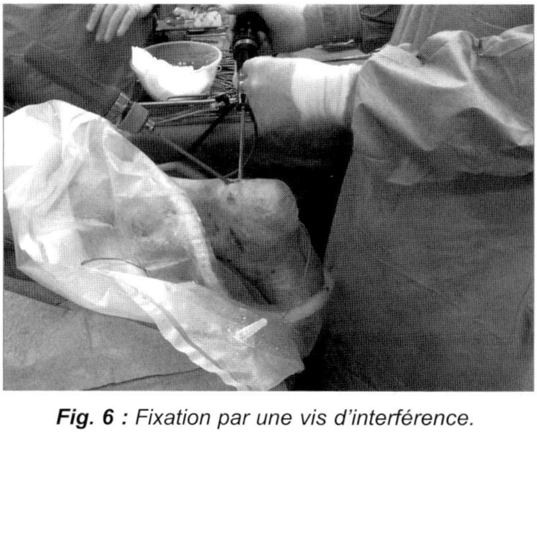

Fig. 6 : Fixation par une vis d'interférence.

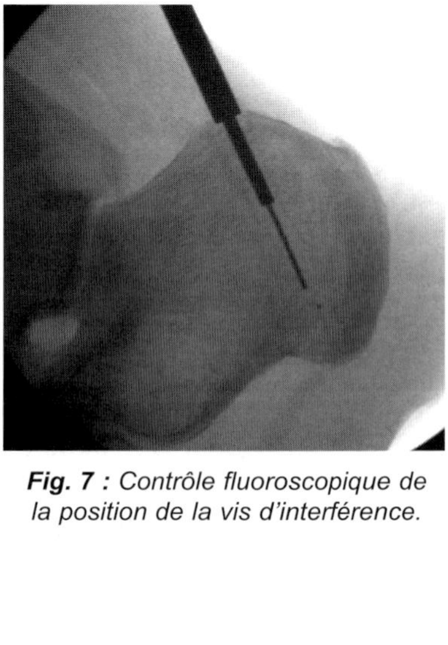

Fig. 7 : Contrôle fluoroscopique de la position de la vis d'interférence.

Série préliminaire

Nous avons ainsi réalisé, cette année, 7 reconstructions.

Nos patients étaient sélectionnés selon plusieurs critères. Il s'agissait de patients âgés (âge moyen 65 ans) ou inactifs, sédentaires, n'ayant pas d'activité sportive. Le délai de prise en charge après le traumatisme initial était d'au moins 6 mois. L'état trophique et cutané était peu favorable à une chirurgie extensive. L'examen clinique retrouvait un défaut de montée unipodale sur la pointe du pied, une marche talonnante, une augmentation de la flexion dorsale de la cheville et une amyotrophie tricipitale. L'espace entre les 2 extrémités du tendon était toujours estimé préopératoirement supérieur à 6 cm, en résonance magnétique, alors qu'il était toujours minimisé par la palpation. Les patients étaient classés au stade 3 dans la classification de Myerson ou au type 4 pour Kuwada.

L'intervention était réalisée sur une courte hospitalisation (36 heures). Le retour à domicile a toujours été possible. Les suites étaient simples.

Aucune complication n'était relevée. La douleur était évaluée faible par les patients. L'immobilisation était maintenue 6 semaines dont 4 en équin. A la révision (moyenne 6 mois), tous les patients se disaient satisfaits avec une reprise de leurs activités habituelles (patient sédentaire).

Discussion

Lorsque la distance entre les 2 fragments du tendon est supérieure à 6 cm ou que la qualité du revêtement cutané est limite, la reconstruction d'un tendon d'Achille n'est pas sans risque. Sa prise en charge n'a pas trouvé de consensus. Le traitement chirurgical est le seul moyen de redonner une fonction satisfaisante. L'utilisation du long fléchisseur de l'hallux ne fait pas l'unanimité. Il lui est reproché d'entraîner une perte de la flexion plantaire et une diminution de la pression d'appui pulpaire de l'hallux pouvant engendrer des métatarsalgies de transfert. Notre série est limitée par le nombre de cas inclus et par le faible recul pour pouvoir nous disculper de ces remarques. Néanmoins, ce type de transplant nous semble intéressant pour plusieurs raisons mécaniques. C'est le tendon le plus puissant après le muscle triceps sural. Sa course ainsi que son action lors de la marche est proche de celle du tendon d'Achille. Sa morbidité est faible comme le montre les séries [3-5]. Le long fléchisseur de l'hallux est le plus souvent utilisé pour renforcer la suture du tendon d'Achille, mais nécessite alors un prélèvement très distal. Récemment différentes équipes [6, 7] ont montré que sa fixation dans le calcanéum par une vis d'interférence était suffisante, permettant de simplifier le prélèvement. Nous ne réalisons pas la suture et réparation directe du tendon d'Achille. Celle-ci ne nous paraît pas indispensable lorsque la demande physique du patient est limitée ou lorsqu'il existe un risque cutané majeur. Le développement de l'arthroscopie postérieure de cheville permet au prix d'une faible rançon fonctionnelle le prélèvement du long fléchisseur et son transfert dans le calcanéum avec un minimum de risque cutané et septique. Nous avons montré que sa réalisation semblait fiable et reproductible tant dans la technique que la fixation. Nous pensons que cette technique peut être d'une grande aide dans le traitement d'une rupture négligée chez un patient peu actif avec des conditions locales peu encourageantes.

Il s'agit d'une petite série avec un court recul. Mais ses résultats sont prometteurs. Nous continuerons donc à l'utiliser.

Conflit d'intérêt

Aucun.

Références

[1] PADANILAM TG. Chronic achilles tendon ruptures. *Foot Ankle Clin, 2009; 14: 711-28.*

[2] C NIEK VAN DIJK, PETER E SCHOLTEN, ROVER KRIPS A. 2-portal endoscopic approach for diagnosis and treatment of posterior ankle pathology, Arthroscopy: *The Journal of Arthroscopic & Related Surgery 2000; 16: 871-6.*

[3] ROBROY L MARTIN An outcome study of chronic Achilles tendinosis after excision of the Achilles tendon and flexor hallucis longus tendon transfer, *Foot & Ankle International/American Orthopaedic Foot and Ankle Society [and] Swiss Foot and Ankle Society 2005; 26: 691-7.*

[4] RODERICK COULL, ROBERT FLAVIN, MICHAEL M STEPHENS Flexor hallucis longus tendon transfer: evaluation of postoperative morbidity, *Foot & Ankle International/American Orthopaedic Foot and Ankle Society [and] Swiss Foot and Ankle Society 2003; 24: 931-4.*

[5] BRYAN D DEN HARTOG Flexor hallucis longus transfer for chronic Achilles tendonosis, *Foot & Ankle International/American Orthopaedic Foot and Ankle Society [and] Swiss Foot and Ankle Society 2003; 24: 233-7.*

[6] WILLIAM T DECARBO ET CHRISTOPHER F HYER. Interference screw fixation for flexor hallucis longus tendon transfer for chronic Achilles tendonopathy, *The Journal of Foot and Ankle Surgery: Official Publication of the American College of Foot and Ankle Surgeons 2008; 47: 69-72.*

[7] RAGHU RAMAN ET NICHOLAS J. HARRIS Interference screw fixation of flexor hallucis longus tendon transfer to calcaneus, *Foot and Ankle Surgery 2003; 9: 179-81.*

louisjean IMPRIMEUR

59, Av. Émile Didier
05003 Gap Cedex
Tél. 04 92 53 17 00
Dépôt légal : 295
Octobre 2010
Imprimé en France

IMPRIM'VERT

Toutes les encres et les vernis utilisés sont certifiés d'origine végétale.
Les eaux de mouillage des machines, les plaques, les produits de développement et les chutes de papier sont recyclés.

Imprimerie certifiée IMPRIM'VERT.